日本音響学会 編

The Acoustical Society of Japan

音響サイエンスシリーズ 17

聞くと話すの脳科学

廣谷定男

編著

筧　一彦　　辰巳　格

皆川泰代　　持田岳美

渡辺眞澄

共著

コロナ社

刊行のことば

音響サイエンスシリーズは，音響学の学際的，基盤的，先端的トピックについての知識体系と理解の現状と最近の研究動向などを解説し，音響学の面白さを幅広い読者に伝えるためのシリーズである。

音響学は音にかかわるさまざまなものごとの学際的な学問分野である。音には音波という物理的側面だけでなく，その音波を受容して音が運ぶ情報の濾過処理をする聴覚系の生理学的側面も，音の聴こえという心理学的側面もある。物理的な側面に限っても，空気中だけでなく水の中や固体の中を伝わる周波数が数ヘルツの超低周波音から数ギガヘルツの超音波までもが音響学の対象である。また，機械的な振動物体だけでなく，音を出し，音を聴いて生きている動物たちも音響学の対象である。さらに，私たちは自分の想いや考えを相手に伝えたり注意を喚起したりする手段として音を用いているし，音によって喜んだり悲しんだり悩まされたりする。すなわち，社会の中で音が果たす役割は大きく，理科系だけでなく人文系や芸術系の諸分野も音響学の対象である。

サイエンス（science）の語源であるラテン語の *scientia* は「知識」あるいは「理解」を意味したという。現在，サイエンスという言葉は，広義には学問という意味で用いられ，ものごとの本質を理解するための知識や考え方や方法論といった，学問の基盤が含まれる。そのため，できなかったことをできるようにしたり，性能や効率を向上させたりすることが主たる目的であるテクノロジーよりも，サイエンスのほうがすこし広い守備範囲を持つ。また，音響学のように対象が広範囲にわたる学問分野では，テクノロジーの側面だけでは捉えきれない事柄が多い。

最近は，何かを知ろうとしたときに，専門家の話を聞きに行ったり，図書館や本屋に足を運んだりすることは少なくなった。インターネットで検索し，リストアップされたいくつかの記事を見てわかった気になる。映像や音などを視聴できるファンシー（fancy）な記事も多いし，的を射たことが書かれてある記事も少なくない。しかし，誰が書いたのかを明示して，適切な導入部と十分な奥深さでその分野の現状を体系的に著した記事は多くない。そして，書かれてある内容の信頼性については，いくつもの眼を通したのちに公刊される学術論文や専門書には及ばないものが多い。

音響サイエンスシリーズは，テクノロジーの側面だけでは捉えきれない音響学の多様なトピックをとりあげて，当該分野で活動する現役の研究者がそのトピックのフロンティアとバックグラウンドを体系的にまとめた専門書である。著者の思い入れのある項目については，かなり深く記述されていることもあるので，容易に読めない部分もあるかもしれない。ただ，内容の理解を助けるカラー画像や映像や音を附録CD-ROMやDVDに収録した書籍もあるし，内容については十分に信頼性があると確信する。

一冊の本を編むには企画から一年以上の時間がかかるために，即時性という点ではインターネット記事にかなわない。しかし，本シリーズで選定したトピックは一年や二年で陳腐化するようなものではない。まだまだインターネットに公開されている記事よりも実のあるものを本として提供できると考えている。

本シリーズを通じて音響学のフロンティアに触れ，音響学の面白さを知るとともに，読者諸氏が抱いていた音についての疑問が解けたり，新たな疑問を抱いたりすることにつながれば幸いである。また，本シリーズが，音響学の世界のどこかに新しい石ころをひとつ積むきっかけになれば，なお幸いである。

2014年6月

音響サイエンスシリーズ編集委員会

編集委員長　平原　達也

まえがき

音声はいうまでもなく人間のコミュニケーションにおける最も重要なメディアの一つである。最近の情報処理技術と機器の進歩によって文字・画像メディアによる伝達・表示が容易になり盛んに使われるようになってきているが，音声がコミュニケーションの中心であることに変わりはない。音声コミュニケーションにおいては「話す」と「聞く」を一連の過程としてとらえることが必要となる。「話す」過程では人が伝えたい意図は脳から始まり音声の形をとって空間に放射され，「聞く」過程ではそれを聴覚器官で受けて脳情報処理によって理解される。この途中の音声という形態は一連の過程の中で容易に観測，記録され，また刺激としての操作も簡単に実現されるため，これまでほとんどの音声研究（特に工学的音声情報処理）では，音声信号を中心として，「生成（合成)」と「知覚（認識)」を個別に扱ってきた。

これまでも音声知覚に関して，1960年代から運動理論（the motor theory of speech perception）という生成と知覚を結びつけた説が提唱されたが，具体的内容を欠いたために一種の哲学ととらえられ，1990年代以降は風化しかけていた。しかし，脳科学の進展によりミラーニューロンが発見され，再び運動理論が注目を集めている。

また，音声生成に関して，「話す」ことは自らの音声を「聞く」ことが含まれるため，ロンバード効果や遅延聴覚フィードバックなど，知覚が生成に影響を及ぼすことが古くから知られている。しかし近年，音声信号処理技術の進歩により，リアルタイムに音声を変換することが可能となり，音声生成における聴覚フィードバックの研究に再び注目が集まっている。

当然ながら，脳は「話す」と「聞く」の両方に対して中心的役割を果たしている。これらをふまえ，本書では，「生成」と「知覚」を一体化し，脳を中心とする見方で音声研究を記述することを目指した。その構成は以下のようになっている。

1章は，まず音声生成と知覚の仕組みについて述べた。この分野を専門としない人でも2章以降の理解が容易となるように生成と知覚の機構についての基本的な解説を行うとともに，調音器官への神経指令および聴覚末梢系より高次の神経機構について述べた。また，音声知覚の課題とそれらがどのように解決されるべきかについての考え方を解説した。

2章は，音声知覚の運動理論とその根拠となる両耳分離聴，正弦波音声，マガーク効果などの知覚現象について，聴覚説と対比しつつ説明した。また，ミラーニューロンや脳機能計測による活動部位と知覚の関係について述べた。

3章は，発話時の自己音声のモニタリングシステムが，発話に与える影響について，遅延聴覚フィードバック（DAF），変形聴覚フィードバックなどがもたらす効果から発話経路と知覚の関係を論じた。

4章は，言語獲得段階にある乳幼児の発話と聴覚の発達の関係から発話機能と知覚の関係について解説した。音声言語の獲得にはある程度の時間を要する。獲得過程を知ることは，音声の生成・知覚系の解明にとって重要である。

5章は，加齢による聴覚機能の低下と音声知覚特性を解説した。また，失語症における脳内の言語情報処理ルートのモデルについて述べた。

6章は，今後の音声科学，特に脳科学が果たしうる役割とこれからの展望を論じた。

本書では，最新の音声脳科学の研究成果を多く取り上げ，これらに共通のメカニズムを論じることに努めた。50年以上続く人間の「話す」と「聞く」のメカニズムの解明においては，この10年で大きな進展が見られたが，いまなお道半ばである。今後のさらなる発展に向けて，本書が役に立てば幸いである。

2017年9月

著者一同

執筆分担

廣谷定男	1章，2章，3章，6章
筧　一彦	1章，2章
辰巳　格	5章
皆川泰代	4章
持田岳美	3章
渡辺眞澄	5章

目　　　次

第1章　音声生成と知覚の仕組み

第2章　発話から音声知覚へ

第3章　音声生成における聴覚フィードバック

第4章　乳幼児の発達における音声知覚生成相互作用

第5章　脳における音声の知覚と生成
―言語の加齢変化と失語症―

第6章　音声脳科学研究の課題と今後の展望

第1章 音声生成と知覚の仕組み

1.1 音声生成と知覚研究の流れ

ネットワークを介した種々のコミュニケーションの手段が盛んに使われているものの，日常のコミュニケーションは音声が主体であることに変わりはない。このとき相手にどのようなことを伝えるか，相手の意図はなにかについては意識されていても，発話動作や相手の言葉を聞き取ることについてはほとんど意識することなくコミュニケーションが行われている。

ところが外国語を話す・聞くということになると多くの場合母語と異なり相当の意識的努力が必要である。また，脳血管障害などによりいわゆるウェルニッケ野やブローカ野などの脳の部位に障害が起きた場合には，話す，聞く，読む，ことばの理解といったことに困難が生じる。このようなことからも明らかなように，音声生成に直接関わる発話器官と音声知覚に関わる聴覚器官とともに，話すこと，聞くことについては脳が中心的役割を果たしている。

このような音声コミュニケーションについての研究はどのように行われてきたのであろうか。言語の科学に関する分野では音声学といえるものが古くから存在し，音声の聞こえとその記述，符号化といったことに関わり，音韻論は対象とする言語における言語音声の記述と，そこに内在する規則に関わる研究を行ってきた。

そもそも言語の文字表記ができる過程は，音声学の起源であるともいえる。言語の表記にはアルファベットのような表音文字と漢字のような表意文字がある。表音文字を作るためには多くの試みが行われたものと考えられる。サンスクリット語を表記するために使われた悉曇（しったん）（梵字）は日本には8世紀頃に伝えられたといわれる。調音に関する知識に基づき「あいうえお」50音図は作られている。表意文字についてはその読み方を指定する必要があり，古くから中国でその方法が検討されてきた。その結果古い時代の漢字の読み方を推定することが可能で，万葉仮名を用いて表記された古代の日本語についてもその音形を推定することができる。

言語を使いこなす能力は人間に限られているので，その脳活動にせまるための手法はきわめて限られる。近年になって非侵襲で脳活動を観測できる **fMRI**（functional magnetic resonance imaging，機能的磁気共鳴画像法），**MEG**（magnetoencephalography，脳磁図），**EEG**（electroencephalography，脳波）あるいは直接脳活動に働きかけることができる **TMS**（transcranial magnetic stimulation，経頭蓋磁気刺激法）の使用が可能となってきたが，それ以前は音声生成器官の運動により産出される音声信号と，その聞こえを中心とした研究が展開されてきた。その関連する研究領域は主として音声学（言語学），聴覚心理学，言語発達・学習，神経科学，神経心理学，認知科学，音響学，音声情報工学など広い分野にわたる学際的分野である。

1章の内容を紹介するにあたって，話の筋を簡単にするために音声学の分類に沿って話を進める。音声学はおおよそ**調音音声学**，**聴覚音声学**，**音響音声学**の三つに分けられる。

調音音声学は，主として発話時の音声と調音運動の関係を主観的にとらえて音形記述を行うもので，古くから研究されてきたが，種々の発話器官運動の観測方法の進展により客観的な記述が可能となってきた。それらはパラトグラフに始まり，レントゲン（X線透過映像），X線マイクロビーム，超音波エコー，磁気センサシステム，MRIなどがある。この結果に基づいて発話器官の運動・形状によってどのような音声が生成されるかを計算によって推定することが可能となった。**EMG**（electromyography，筋電図）に関する研究も行われているが，脳からの運動指令についてはよくわかっていないことが多い。

聴覚音声学は，音声の音形と知覚の関係を求めるものである。音響音声学は口より空間に放射された音声信号を分析してその性質を調べるところにあるが，サウンドスペクトログラムに始まる音声の分析技術は，その後の音声信号処理技術の進展と計算機能力の著しい向上とがあいまっておおいに発展し，調音運動と生成された音声信号の関係を明らかにした。このような知見と技術をもとに種々の音声信号刺激を作成することができるようになり，広義の調音音声学は発展した。また，一般の音響信号や音声を操作・変形し，種々の環境条件で聞かせることが容易となったため，聴覚の機能について多くのことが判明した。脳の聴覚野へ至る神経系についてもよくわかっていない点が多い。

このように音声科学としては多くのことが明らかになってきたにもかかわらず，音声信号が与えられたときの知覚について具体性のある脳科学的モデルは存在していないといってよい。最近の音声情報処理技術の進歩により機械（自動）音声認識や音声合成の性能は向上しているが，その性能は単純に正答率や自然性の側面で品質を比較してみても人間には及ばない。

音声知覚についてのこれまでの取り組みは実験室的環境で得られる「きれいな」音声に対する音素系列を求めることが焦点となっていた。しかし，現実的な環境では，音声聴取に必要とされる**聴覚情景分析**（auditory scene analysis）の考え方やたとえ「きれいな」音声を対象としたとしても調音結合など解決されるべき課題に着目する必要がある。その点をふまえると，一般の音響信号と同様に音声も処理されるという**聴覚説**とコミュニケーション，すなわち音声生成と知覚を一体としてとらえる**運動理論**（motor theory）の枠組みが重要となる。

本章では，音声生成と知覚の仕組み，特性とそのモデル化について述べる。さらに，音素の弁別素性，音素特徴，調音結合，音素修復現象について説明し，時間的に分散して存在する音素特徴の知覚的統合や母語による知覚的制約について述べる。

1.2 音声生成機構

1.2.1 音 声 器 官

音声は，肺，気管，喉頭，咽頭腔，口腔，鼻腔などにより構成される音声器官から空気の振動として生成される（**図 1.1**）。肺は音源生成のために空気を押し出す役割を果たす。押し出された空気は喉頭にある声帯（**図 1.2**）を通り，母音生成時には，声帯にある左右のヒダが接近し，肺からの空気がヒダを震わせて声帯振動が生じ，ブザー音のような音源を生成する。このブザー音の基本周波数が母音における**基本周波数**（声の高さ，F_0）となる。一般に，声帯のヒダの長さは男性の方が女性よりも長いため，男性の声の高さは女性よりも低い。声帯は甲状軟骨に付着しており，甲状軟骨を回転させることにより，声の高さを変えることができる。つまり，音声におけるイントネーションやアクセントは喉頭が作り出している。一方，摩擦子音や破裂子音生成時には，左右のヒダが広がることにより，声帯振動が生じず，声帯から多くの空気を通す。

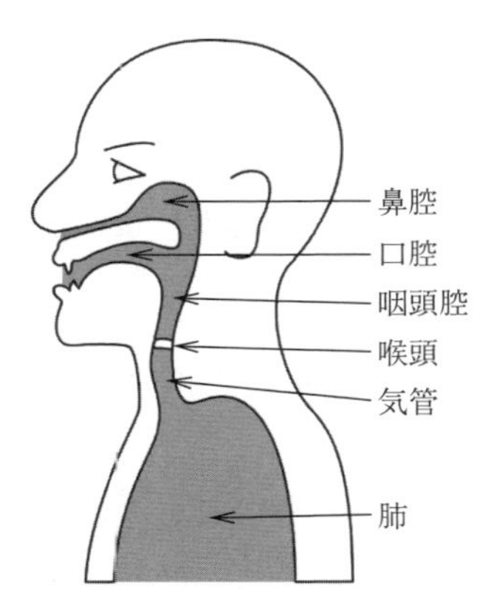

図 1.1　音 声 器 官

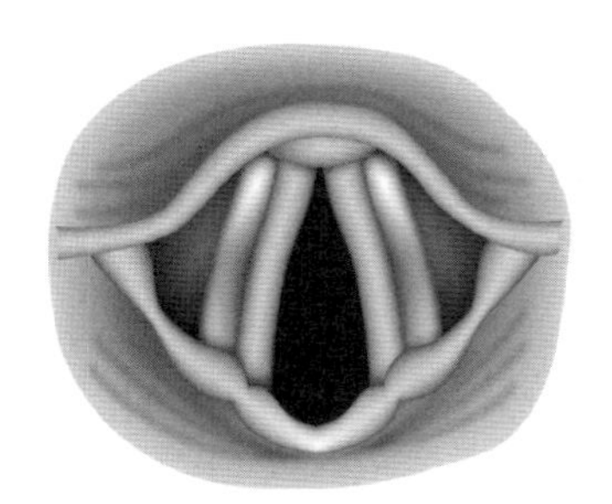

図 1.2　上から見た声帯

咽頭腔，口腔，鼻腔は合わせて声道と呼ばれ，音源が筒状の空間である声道を共鳴させることで音声が生成される。声道は，舌，顎，唇，軟口蓋などの動かすことのできる調音器官と，硬口蓋，咽頭壁などの動かすことのできない声道壁で囲まれた空間で，非常に複雑な三次元形状である。意図的に変えることができない声道形状（例えば梨状窩（りじょうか））は，音声の個人性と関連していると考えられている。声道の長さも一般に女性よりも男性の方が長く，成人男性で約17 cm，成人女性で約14 cm である。声道の共鳴周波数はフォルマント周波数とも呼ばれ，周波数が低い方から順番に**第1フォルマント周波数**（$\mathbf{F_1}$），**第2フォルマント周波数**（$\mathbf{F_2}$）のように呼ぶ。調音器官を動かすことで，声道の形状が変わり，母音 /a/ や /i/ などに対応した音響的特徴（フォルマント周波数）が生まれる。音源は，母音では声帯振動によるブザー音であるが，摩擦子音では口腔内の狭めによる乱流雑音であり，破裂子音では口腔内における閉鎖と開放による破裂性の雑音である。これら音声器官はいずれも筋肉を収縮，弛緩することにより制御される。より詳細な情報は文献 1)[†]を参考のこと。

1.2.2 音声の生成過程

〔1〕 **母　音**　**母音**は，声帯振動により作られるブザー音のような音源が声道を通ることにより生成される。声道の形状を変えることで，音源の特定の周波数（フォルマント周波数）が強められ，母音 /a/ や /i/ などに対応した音声スペクトルが作り出される。母音の音声スペクトルにおいて，櫛の歯先が F_0 とその倍音，山のピークがフォルマント周波数を表している（**図1.3**）。

フォルマント周波数と声道形状の間には母音四角形として知られる密接な関係がある。舌の高さと第1フォルマント周波数，舌の前後方向の位置と第2フォルマント周波数の間にそれぞれ相関があり，例えば，口を開けると第1フォルマント周波数が高くなり，舌を前に出すと第2フォルマント周波数が高くなる。第1フォルマント周波数と第2フォルマント周波数は母音を特徴づける重要なパラメータである。**図1.4** に日本語5母音の第1フォルマント周波数と第2フォルマント周波数の分布を示す[2)]。第1フォルマント周波数と第2

† 肩付数字は各章末の引用・参考文献番号を表す。

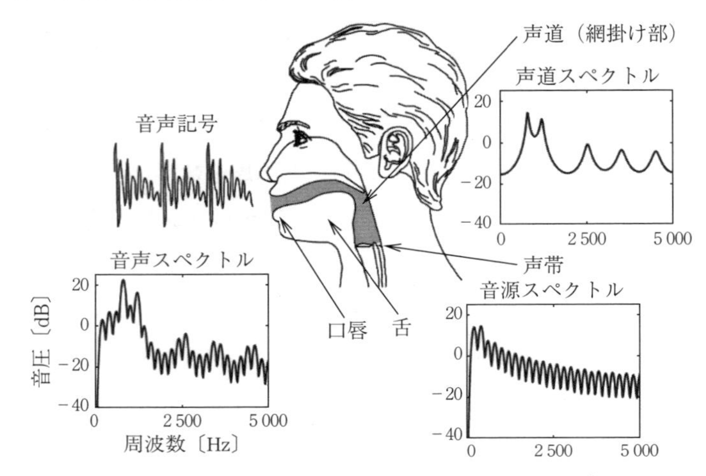

図 1.3　母音の音声生成過程と周波数スペクトル[39]

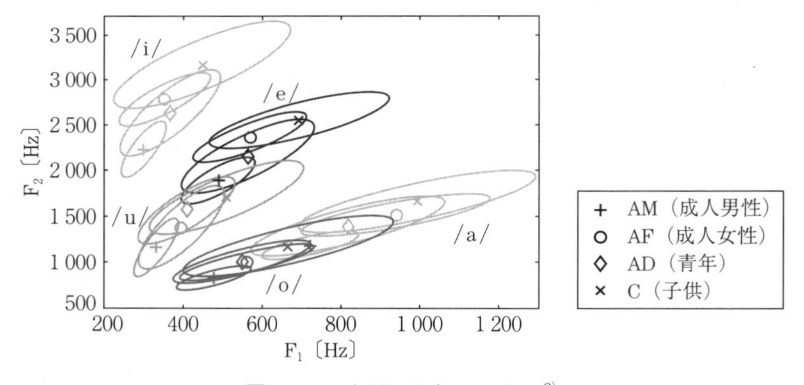

図 1.4　日本語 5 母音の F_1 と F_2[2]

フォルマント周波数の分布が母音を分類できることがわかる。母音の音声スペクトルは傾斜があり，低い周波数ほど振幅が大きい。このことからも，低次のフォルマント周波数が重要であるといえる。

〔2〕　**破裂（閉鎖）子音**　　一般的に**子音**は，舌，唇などを使って，声道の空気の流れをせき止める，あるいは制約することで生成される。**破裂子音**は，声道に完全な閉鎖を作り，それを開放することで生成される。破裂子音の種類は，閉鎖が作られる位置によって決まり，/p/ と /b/ は唇，/t/ と /d/ は舌

先，/k/ と /g/ は舌背で閉鎖を作る。破裂子音は，声道の開放時点で声帯振動が生じている有声音と，声道の開放後に声帯振動が生じる無声音に分けることができる。/b/，/d/，/g/ は有声音であり，/p/，/t/，/k/ は無声音である。有声音と無声音の違いは **VOT**（**voice onset time**，有声開始時間）に現れる。VOT は声道の開放時点と声帯振動の開始時点の間の時間で定義される。有声音では，声道の開放時点で声帯振動が生じているため VOT の値が小さいが，無声音では大きい。ところで有声音において，声道の閉鎖位置における子音の違いは，音響的には第 2 フォルマント周波数のフォルマント遷移に現れる。言い換えると，破裂子音の音響的特徴は VOT や第 2 フォルマント周波数のフォルマント遷移により連続的に変化させることができる。そのため，破裂子音は 2.2.2 項のカテゴリー知覚のための実験に多く用いられている。

〔3〕 **摩 擦 子 音**　**摩擦子音**は，声道内に狭めを作り，空気がその狭めを通過することで発生する乱流雑音により生成される。摩擦子音［s］は［ʃ］よりも舌の狭めの位置が前寄りで狭めが強い。そのため，［s］のスペクトル重心は 6 kHz 付近であり，［ʃ］の 4 kHz よりも高い。

ローマ字（ヘボン式）で日本語の「し」を書くと，ほかのサ行の音で用いられている“s”ではなく“sh”が用いられている。これは，「し」以外のサ行の音の摩擦子音の音声記号が［s］であるのに対して，「し」が［ʃ］だからである。ちなみに英単語の“see”と“she”では，前者の摩擦子音の音声記号は［s］，後者は［ʃ］である。したがって，日本語母語話者が日本語で「しー」と発話すると“she”に近い音になる。つまり，“see”は日本語母語話者にとってなじみのない発話であるため，上手に発話するためには，日本語の「しー」とは異なる調音運動を実現する必要がある。

〔4〕 **英語の /r/ と /l/**　英語の /r/ と /l/ は，いずれも声道内で乱流雑音が生じない程度に狭めを作ることで生成される。音源は声帯振動である。/r/ は接近音と呼ばれ，舌の中央部に隙間を作ることで生成される。一方，/l/ は側面接近音と呼ばれ，舌の側面に隙間を作ることで生成される。/r/ と /l/ の音響的な違いは第 3 フォルマント周波数（F_3）に現れる。英

語の /r/ と /l/ に対応するような音はいずれも日本語には存在しないため，これらの発話および聞き分けは日本語母語話者にとって難しいことが知られている。

1.2.3　音声生成の神経基盤

音声は，発話したいことばを脳でイメージし，それを実現するような筋指令（**運動指令**）を作り，音声器官の運動を経て，空気の振動として生成される。古典的な音声生成の神経基盤では，意味情報が**ブローカ野**に送られ，**運動前野**にて筋指令の運動計画を行い，運動野から音声器官に筋指令を送り，音声器官の運動により音声が生成されると考えられている（**図 1.5**）。当然，自らの音声はリアルタイムに聴覚器官に届き，自らの**聴覚野**が活動する。また，自らの

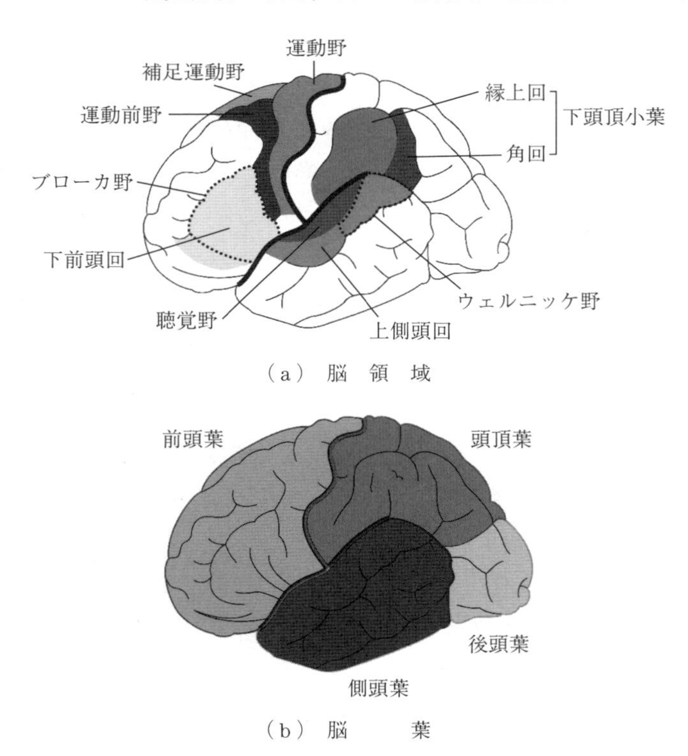

（a）脳 領 域

（b）脳　葉

図 1.5　音声生成と音声知覚に関与する脳領域と脳葉（左脳）

音声器官の動きも体性感覚を通じてリアルタイムに監視されているため，自らの**体性感覚野**が活動する。つまり，音声生成のための運動前野および運動野の活動と，音声生成の結果得られる聴覚野および体性感覚野の活動の間には関係が存在する。このことから，音声生成においては，運動と感覚の情報が脳内で結びついていると考えられる。

図1.5は，音声生成と音声知覚に関与するおもな脳領域と脳葉を示す。側頭葉などの脳葉での表現は，4章と5章で登場するが，脳領域と脳葉の関係性を理解しやすいよう二つの図を並べた。

このような音声生成における運動と感覚の結びつきを示すために，3章では音声生成における**聴覚フィードバック**の重要性について紹介する。また，5章では近年の**脳機能計測**に基づく音声生成の神経基盤および失語症の研究について紹介する。

1.3 聴 覚 の 機 構

1.3.1 聴覚器官の構造

聴覚器官は大きく外耳，中耳，内耳の三つの部分に分けられる。**図1.6**に

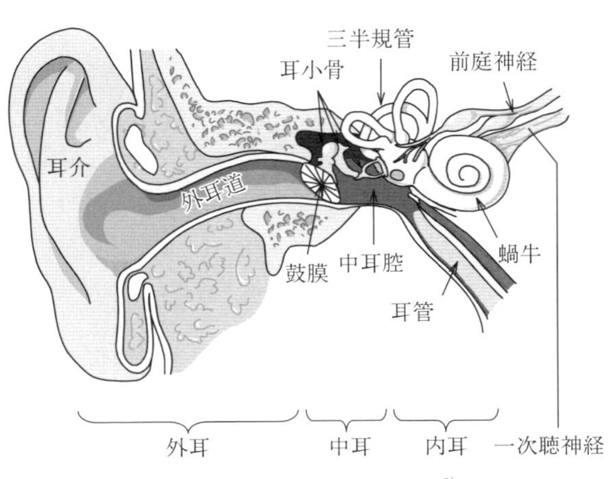

図1.6　聴覚器官全体の概要[3)]

示すように外耳は耳介と外耳道より構成され，鼓膜によって中耳と分けられている。耳介は音の方向定位，特に頭部の前後，上下の方向判断に重要な役割を果たしている。外耳道は耳孔の開口部から鼓膜に至る音の通路で，その共振特性により 3 ～ 4 kHz のところに伝送特性のピークを持つ。その結果外耳道入口と鼓膜上での音圧比は，低周波部分に比較し 10 dB 程度大きくなっている。

中耳は鼓膜から蝸牛に至るまでの振動伝搬の経路である。**図 1.7** に示すように鼓膜によって外耳道を経由してきた音波は振動に変換される。鼓膜の機械的振動は，三つの**耳小骨**（ツチ骨，キヌタ骨，アブミ骨）によって蝸牛の前庭窓に伝えられる。耳小骨は筋肉および靭帯により支持されている。鼓膜と内耳に振動を伝えるアブミ骨底の面積比は，17：1 であり，中耳は音波を能率よく内耳に伝えるためのインピーダンスマッチングの役割を持っている。また，過大な音に対しては耳小骨を支える筋肉の反射により低域の音の伝達効率を低下させる。

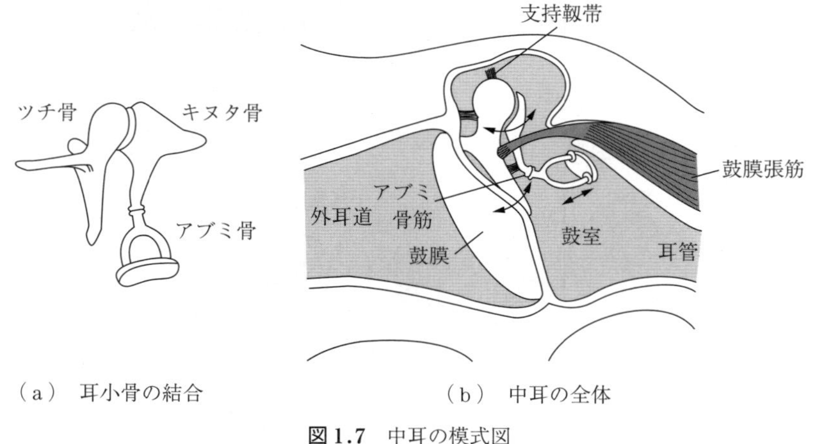

（a） 耳小骨の結合　　（b） 中耳の全体

図 1.7　中耳の模式図

内耳は**蝸牛**と呼ばれる。その名のようにカタツムリに似たらせん状の形をしている。その管の内部は振動特性の側面から見ると基底膜によって上下に区切られた 2 層構造をなしている。アブミ骨底が 2 層構造の上の部分にある**前庭窓**を駆動すると内部に満たされた液体に圧力の変化が起き，これが進行波となって蝸牛頂の方へ伝わり，蝸牛孔を介して下側の鼓室階に伝わる。

周波数によって**基底膜**の振動の振幅が最大となる位置が異なる。最初の1巻目が高域，2巻目が中域，蝸牛頂部に至る3巻目が低域の周波数でよく振動する。この基底膜の長さは35 mm程度であるので，蝸牛自体のサイズはごく小さいものである。一般に聴覚器官の模式図では，蝸牛が相対的に大きく描かれているので注意が必要である。

1.3.2 機械的振動から神経信号への変換

基底膜の振動を神経信号に変換する部分は蝸牛の中のコルチ器と呼ばれる部分にある。蝸牛管の断面を**図1.8**に示す。コルチ器は基底膜の上に乗っている。コルチ器には蝸牛が巻いている内側に**内有毛細胞**，外側に**外有毛細胞**があり，その上を蓋膜が覆っている。聴覚器官の有毛細胞には不動毛がある。不動毛それ自身は固く，曲がったりしないが，付け根は動くので力が加わると傾く。基底膜が振動すると蓋膜に覆われた部分の容積が変動してできる液体の流れや蓋膜との接触により有毛細胞の不動毛が動く。これにより有毛細胞の電位変化が起こり，有毛細胞からの神経インパルス（発火）が求心性神経により脳へ向かって送り出される。

発火は，有毛細胞の不動毛が長い方向（不動毛は高さが高い方から順次低い

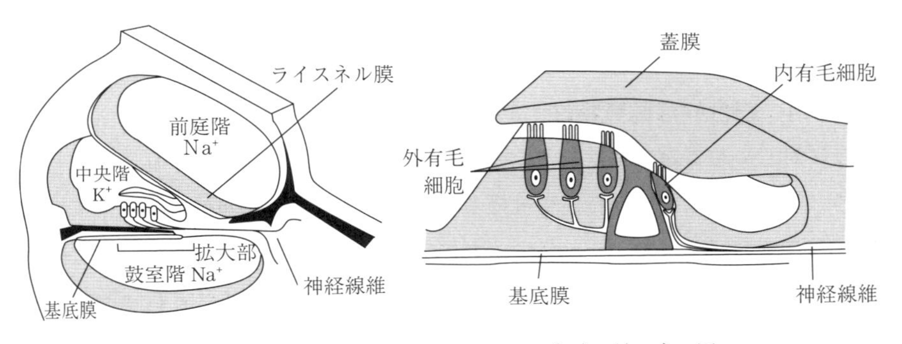

（a） 蝸牛断面の模式図　　（b） 拡 大 図

図1.8 蝸牛管の断面

方へと並んでいる）に傾いたときにのみ起こるので，発火は音波の半波整流波形に対応していることになる。内有毛細胞は基底膜の上に蝸牛底（入口）から蝸牛頂まで3 500個程度並んでいるので，基底膜振動の場所と時間の情報を脳に伝えることができる。有毛細胞は時間応答特性を持ち，4 kHz以上の速い振動の時間情報に対応した応答をすることができない。

外有毛細胞の役割は，遠心性の神経から受ける刺激により基底膜の振動を助け，小さい音に対する耳の感度を増す役割を持っている。

1.3.3　音声知覚の神経基盤

蝸牛で生成された神経信号は，脳幹に送られ，両耳間時間差や両耳間レベル差などを用いて音源の方向知覚のための情報処理が行われる。これにより，音源が同定され，聞きたい音声の聴取が実現される。そして視床の内側膝状体から聴放線を経由して大脳の一次聴覚野へと送られる。大脳における音声知覚の神経基盤は，古典的には，**聴覚野**で音声の時間–周波数分析（F_0，フォルマント，VOTなど），**ウェルニッケ野**で音韻処理や語彙処理が行われ，脳内に分散するさまざまな部位で意味情報を抽出し，音声を理解していると考えられている（図1.5）。しかしながら，2，4，5章で述べるように，脳機能計測技術の進展により，音声知覚はこのように単純な脳情報処理では説明できず，複数の脳部位が関与していることが明らかになってきた。

1.3.4　総合的な聴覚特性（心理物理的特性）

音に対して起こる感覚は脳内での情報処理の結果であるので，耳に到来した信号に対する聴覚機構の特性や神経ネットワークによる情報処理のすべてが反映されたものになっている。音の入力信号と生ずる感覚の関係を調べたものが心理物理的特性である。その内容はいくつもの専門書に対応する分量があるが，ここではこれ以降の内容を理解するためのステップとして，音声知覚に強く関係する項目のみを取り挙げて簡単に説明を加えておく。

（1）　音の3属性　　**音の大きさ**（loudness，ラウドネス），**音の高さ**

(pitch, ピッチ), **音色** (timbre, タンバー (ティンバーともいう)) である。音色は, 音の大きさと高さが同じでも生じている感覚の相違という定義であるから, 非常に広い範囲のものを含んでいる。音韻性もこの音色に含まれる。ここで注意すべきは, この3属性は主観量であって物理量ではない。物理量である**音の強さ** (sound intensity) と音の大きさ, 周波数 (frequency) と音の高さは, 異なるということである。心理量の尺度とそれに関係する物理量について**表1.1**に概略を示す。

表1.1　音に関する心理量と物理量

心理量		関係する物理量（〔　〕内は単位　影響の大きさの順に表記）
名　称	単　位	
音の大きさ（ラウドネス）	ソーン〔sone〕	音の強度（音圧レベル〔dB〕), 周波数など
音の高さ（ピッチ）	メル〔mel〕	周波数, 音の強度など
音色	—	スペクトル構造, 音圧波形包絡の時間的変化など
音声の明瞭性	単音明瞭度（〔%〕ほか） 単語了解度（〔%〕ほか） 文章了解度（〔%〕ほか）	信号対雑音比（SN比〔dB〕), 妨害音のスペクトルなど

（2） **感度周波数特性**　聞こえる音の周波数範囲と音圧レベルの関係を**図1.9**に示す。図の横軸は周波数, 縦軸は音圧レベルである。一つの曲線上の正弦波音は同じ音の大きさとして聞こえる。図中の一番上と一番下の線に挟まれた領域が音として聞くことができる音の強さと周波数の範囲になる。

曲線の形状から見ると小さい音と大きな音では耳の感度周波数特性が異なっていることがわかる。周波数としては, およそ20 Hz ～ 20 kHzの範囲を, 音圧は0 ～ 120 dB (re.2×10^{-5}〔Pa〕) の範囲を音として聞くことができる。2×10^{-5}〔Pa〕は, 1 kHzにおける人間の最小可聴値で, これを基準とした〔dB〕表示を**音圧レベル** (sound pressure level) といい, 従来〔dB SPL〕と表記されてきたが, 音圧レベル (L_p) というときには単に〔dB〕をつけて表記する。音声の成分はおおむね80 Hz ～ 8 kHzぐらいに存在するが, 300 Hz ～ 4 kHzの

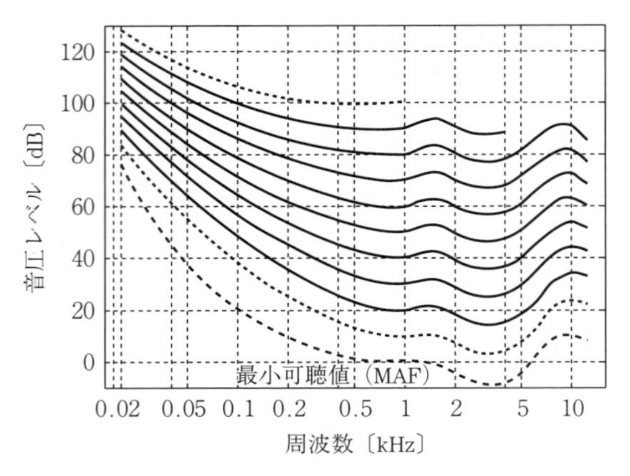

図1.9　聴覚の感度周波数特性（純音の等ラウドネス曲線）

成分があれば，音声の明瞭性に問題はない。1～2 kHz の成分でもある程度の了解性はある。

（3）　**マスキング現象**　　ターゲット音（信号）に対し別の妨害音を加え，その強さを増加させていくとターゲット音が聞こえなくなる妨害音（雑音）の閾値を見つけることができる。これをマスキング現象と呼ぶ。このとき妨害音はマスカーと呼ばれる。言い換えれば信号（S）対雑音（N）比（**SN 比**）により「聞こえる」「聞こえない」の関係が決まることを示している。SN 比は，通常 $20\log S/N$ として dB 値で表現される。信号音が聞こえなくなるのは，信号と雑音が同じ強さとなる SN 比が 0 dB ではなく，雑音より信号がやや小さくなる −4 dB 程度である。

（4）　**聴覚フィルタ**　　例えばターゲット音として正弦波信号を用い，マスカーとして正弦波信号ないし狭帯域雑音を用いて，マスカーの周波数（狭帯域雑音なら中心周波数）を移動させて信号が聞こえなくなる閾値を求めていくと，ターゲット音の周波数に対するフィルタ特性を得ることができる（**図1.10**）。これを**心理物理的周波数同調曲線**と呼ぶ。これと異なり神経的周波数同調曲線は直接神経活動を観測した結果から得られるものである。心理物理的周波数同調曲線は，神経の応答ではなく，主観的に聞こえるか聞こえないかの

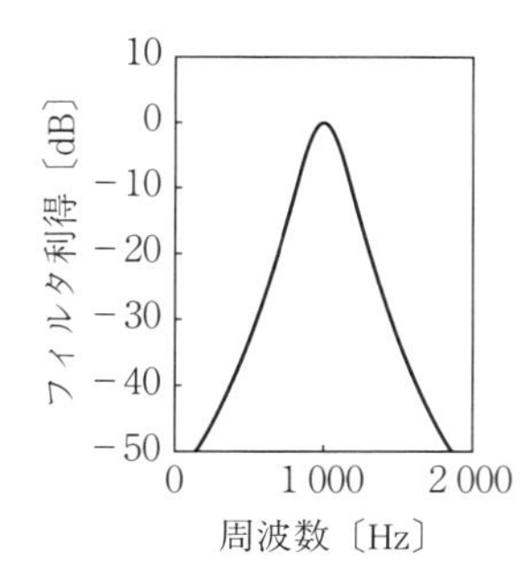

図 1.10　聴覚フィルタの例

判断によって求めたものである。この特性は 1.3.2 項で示した基底膜の振動特性が基本になっているが，神経による情報処理などにより心理物理的周波数同調曲線の周波数選択性はより高くなっている（フィルタ特性が鋭い）。

（**5**）　**臨 界 帯 域**　　聴覚フィルタで得られた情報は一様に処理されるのか，あるいはどのように集約されて処理されるのであろうか。狭帯域雑音のパワーを一定に保ち，帯域幅を徐々に広げていくと，ある帯域幅以上でラウドネスが増加する現象が得られる。このことは，この帯域内の音はまとめて処理されていることを示している。この帯域幅を臨界帯域と呼ぶ。多くの音の処理において臨界帯域内の音は同一の処理を受けると考えられている。このことは，臨界帯域外の音は，臨界帯域内の音のマスキングには作用しないということを示している。臨界帯域の中心周波数と臨界帯域幅の関係を**図 1.11** に示す。臨界帯域の概念に基づき多くの聴覚現象が説明可能となる。ここで注意しておく

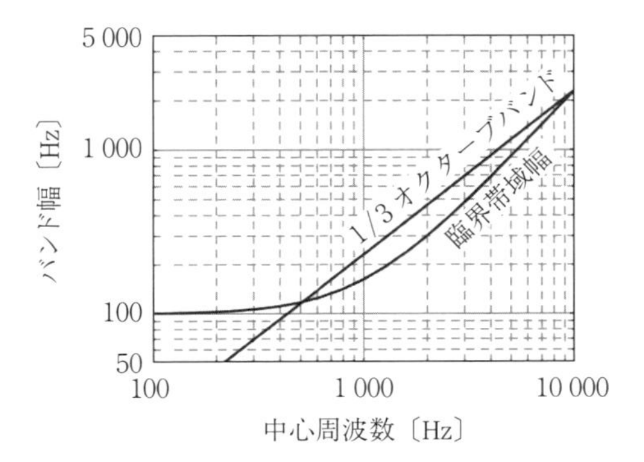

図 1.11　臨界帯域の中心周波数と帯域幅の関係

べきことは，聴覚系は臨界帯域幅の通過帯域を持つ，中心周波数固定のフィルタバンクが並んでいるというように考えるのは誤りで，中心周波数などはタスクに応じて適応的に選択されるものである。また，フィルタ間の出力の間に時間的相関関係があるような場合には，それも利用される。例えばマスカーが臨界帯域外の成分を持ち，帯域内外のマスカーが同一のゆっくりした振幅変調を受けると，それまでマスクされていた音が聞こえるようになる共変調マスキング解除といった現象が生じる。

（6）　**周波数分解能**　　周波数分解能は聴覚フィルタの特性から決まるように考えられるが，周波数弁別限界を調べると非常に小さく，最小の場合のウェーバー比（刺激 S の変化を弁別しうる最小の閾値 ΔS と刺激 S の大きさの比）は，0.001 ～ 0.004 程度になる。周波数弁別限界のよい 1 kHz では，1 ～ 2 Hz 程度である。通常の感覚（光の明るさ，音の大きさなど）のウェーバー比より 1 桁以上小さいことを考えると不思議であり，聴覚フィルタ出力のレベル比較という観点だけからでは説明できない。ここには時間情報の利用が強く関係している。周波数分解能はパラ言語情報の一つである音声の高さ知覚に関係する。音声スペクトルのピーク（フォルマント）の周波数の動き知覚などにも関係する。

（7）　**時間分解能**　　音声知覚において時間次元はきわめて重要な情報であるが，聴覚系では主として純音などの刺激にギャップがあることに気がつくギャップの長さ，または振幅変調の速さと変調がかかっていることに気づく変調深さの関係から調べられている。聴覚系を線形と仮定して後者から得られる前者の推定値は，主観実験から得られた前者の値とは異なる。時間分解能の目安として狭帯域雑音中にあるギャップ長の検知限は，中心周波数が 200 Hz 付近で 22 ms，高域になるに従い減少し 8 kHz で 3 ms である。広帯域雑音を用いると同じく 3 ms 程度である。日本語では，語中にある /p/ と /b/ の知覚などに関係する。

（8）　**両 耳 機 能**　　これまでは単耳の機能について説明してきた。両耳の機能としては音源方向定位がある。この機能は視覚優位であるが，両耳の機能も重要である。雑音が大きな環境でのターゲット話者の音声の聞き取りなどに関係する。

音声知覚においては**両耳分離聴**（**dichotic listening**）といった特殊な実験条件によって，左右耳に与えられた異なる情報の知覚的統合の機能が調べられている。また両耳機能は音声コミュニケーションという立場で見ると，**カクテルパーティ効果**に見られるように妨害音の中から聞きたい音声を聴取するときに重要な役割を果たしている。

1.4 音声コミュニケーション

1.1節でも述べたように，音声コミュニケーションにおいては音声の生成と知覚は一つながりのものであり，**speech chain**（**ことばの鎖**）として一体ととらえられるべきものである。通常の音声コミュニケーションでは音声以外に表情やジェスチャといった視覚的要素も重要である[4),5)]。

コミュニケーションが行われている環境に応じて，送り手は相手がどのように受け取るかを計算に入れた発話を行っている。つまり，発話者自身はその音声をモニタリングし，相手の発話の聞こえの状態（相手との距離，反射音などの空間特性，環境雑音，風などの影響を受けている）を推定し，自身の発話の調節を行うといった総合的なものである。ここでは，コミュニケーションに関わる表情や身振りなどの行為を除いて音声に限定して話を進める。

音声コミュニケーションが比較的ほかの環境情報から切り離された状況で行われるようになったのは電話の発明によってである。**独話**のように一対多を対象とするような演説，講演，講義のような形式でも全体的な場を共有していることに変わりはなかった。電話による通話はまったく相手の環境から切り離されており，そのために通常のコミュニケーションとは異なる状況が出現した。電話においては相手の声が小さいと自分の発声を大きくする**ロンバート効果**が起こる。これは相手側にとっては自分の声は大きく聞こえていると錯覚させ，自分の発声を小さくする。この効果により通話が困難になる。この原因は送話系と受話系の伝送特性の非対称によって生じる。また，自分の発声が受話器に戻ってくる側音が大きすぎるとロンバート効果を発生させるきっかけとなる。講演会場や劇場などで拡声系（PA）を用いる場合にも適切な音量での発声ができなくなるのを防止するために，講演者が自身の声を適切に聞くための「**はね返りスピーカ**」が用いられる。

伝送系が通常の音響空間ではなく，通信系や拡声系などが介在してくるといろいろなコミュニケーション上の問題が生じてくる。衛星通信回線を経由すると時間遅れが生じ，相手の応答が遅れるために相手の態度が消極的であるなどの誤解を生み出す。

インターネットによる文字通信が普及してくると通話の場合よりも論争が多くなる現象が出現した。これは文字通信では**パラ言語情報**（大雑把にいって，声に含まれる情報のうち文字に書き取れない情報）がないことが一番大きな要因である。そのために半ば冗談であることを示すための「(笑)」といった記法や種々の絵文字が使われるようになった。このように音声コミュニケーションにおいては言語情報のみならずパラ言語情報も重要な役割を果たしており，コミュニケーションが行われる環境を考慮した発話制御がほとんど無意識のうちに行われることにより，円滑なコミュニケーションが確保されている。相手側の知識や立場といった社会的要因も重要であるが，紙面の都合上本書では触れない。以下，音声情報に関するコミュニケーションの問題を扱う。

speech chain として音声生成系と知覚系を一貫して見ることがコミュニケーションの観点からは重要であるが，これまでの研究は言語の分節要素としての音素を中心に見るために生成系と知覚系を個別の研究対象として扱う傾向があった。以降ではこれを個別に見たときに生ずる問題に焦点を当て，「聞くと話す」の問題を取り扱う。

概念的な音声生成・知覚システムを**図 1.12** に示す。図に沿って音声知覚の課題について説明する。送り手の意図した情報が受け手に理解されるためには，図に示すような過程により言語情報にパラ言語情報が与えられ，発話のプランが作られる。このプランに従って神経指令が作られ，発話器官の運動が生

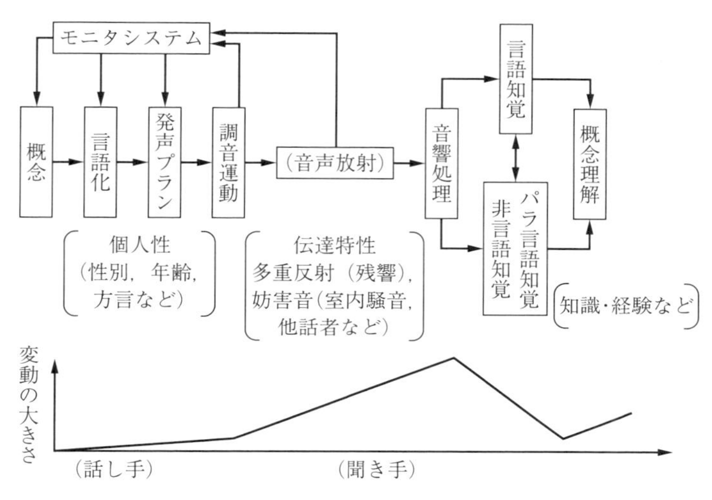

図 1.12　音声生成・知覚システムの概念図

じ，最終的に主として口唇から音声波として放射される。これが音響空間などの媒体を介して，受け手の耳に達し，聴覚系あるいは生成系も参照した情報処理により送り手の言語情報，パラ言語情報が理解される。

送り手によって音声が生成される過程では，多くの要因が作用して生成される音声に変動を与える。送り手の性別，年齢，体調などは発話器官の形状・運動に影響する。また，感情や意図表現のためのパラ言語情報の変動，あるいは方言などの言語的情報による変動も加わる。また，音響空間においては，受け手の耳に達するまでの伝送特性の変動が加わる。多重反射（エコー）が聞き取りに大きな影響を与えることはよく知られている。一般のコミュニケーション空間では音声以外の妨害音として騒音や他話者の音声などが加わる。これら多くの変動を受けている音声から送り手の伝えたい情報を正確に理解する過程が広い意味での音声知覚過程である。

しかし，一般には送り手の音声が含む言語情報，パラ言語情報，非言語情報のうちの言語情報，それも分節化された音素情報の復号化のみが狭い意味での音声知覚として取り扱われる。本来のコミュニケーションであればパラ言語情報，非言語情報さらには音響空間情報も含まれるべきである[6)]。

紙面の都合上，これ以降の議論では主として言語情報のみに関する狭い意味での音声知覚に限って話を進める。これのみでも大きな問題が存在するからである。すでに述べたように音声知覚に対しては大別して，到来した音声信号に対して一般の音と同じような処理が行われたうえで，音声の特徴を抽出する処理により音声の知覚が行われるという**聴覚説**と，それに対して聴覚説が抱える問題を解決するために音声生成系を参照する，あるいは音声処理に対して特化したモジュールを考える音声知覚の**運動理論**という二つの考え方がある。

以下には主として聴覚説が抱える問題を説明するが，運動理論に関しては2章で詳しく検証する。

〔1〕 音源分離　通常の音環境ではほかの音源からの妨害音が混在する。対話相手の声を聞くためには，ほかの音源からの音との分離が行われなければならない。これは**聴覚情景分析**（auditory scene analysis）と呼ばれるもので，聴覚系の周波数分析を受けた音に対して働くものである。**ゲシュタルト原理**による類同性，近接性，対称性，共通運命，分離配置，図と地の現象（知覚の対象とされている部分を図といい，その背景となっている部分を地という），注意といった個別原理が働くものと考えられるが，どのようにして注意を向けるべき音声が分離してくるのかは明らかでない。音源分離に関しては運動理論の立場をとったとしても解決されなければならない課題である。

〔2〕 分　節　日本語では漢字仮名混じり文の場合，通常分かち書きされることはないが，音標文字を使用する言語では単語の間にスペースを入れて分かち書きされる。しかし，音声では特殊な場合を除き単語ごとに区切った発話は行われない。そのため単語ごとの分節化処理が必要となり，脳内に存在すると考えられる**心的辞書**が関与する。心的辞書へのアクセスがどのような単位で行われるかは明らかでないが，一般には単語より小さな**音節**（「か」「かん」など），**モーラ**（拍のこと。日本語では大体音節と一致するが，特殊拍といわれる撥音「ん」，促音「っ」などはモーラを形成する），音素（例えば /k/，/t/，/p/）などの単位のうち，知覚系でも生成系でもその分節要素として音素が考えられている場合がほとんどである。

この音素は，ある特定の言語において音韻論的（phonological）に決定される単位で，人はアルファベットの使用などを通じて心理的実在性（psychological reality）を持つとされている。音韻論的には同じ音素表記がされていても**異音**（allophone）と呼ばれ，同一の音形，言い換えれば音声信号（音声記号）とならない場合が多い。例えば日本語の /ka/（カ），/ki/（キ），/ku/（ク），/ke/（ケ），/ko/（コ）の /k/ はそれぞれすべて調音点を異にしており異なる音声信号ではあるが，日本語における対立がないことから音素記号としては /k/ と表記される。

このように環境に依存する環境変異音あるいは環境に依存しない自由変異音が存在し，特定の音素に対する**不変的特徴**（invariant）は存在しない。この環境変異音は**調音結合**と呼ばれることが多いので，以下調音結合と呼ぶことにする。調音結合は例に挙げた後続の音素の影響だけでなく先行の音素の影響も受ける。1.5.1 項で詳しく述べるように，音声信号の中に音素の特徴はかなりの範囲にわたって混じり合って実現されているので，聴覚説に基づく音声の知覚過程の追求あるいはモデル化は著しく難しくなる。この点を解決しようとして登場したのが運動理論の考え方である。

また，分節化の単位の問題として，音素をとっていることについても再検討してみる必要がある。

〔3〕 **音声コミュニケーションとモニタリング**　音声コミュニケーションの場では，一般に相手の表情や応答から話し手は自分の意図がどの程度聞き手に了解されているか，またそれに対して聞き手がどのように感じているかをモニタリングして会話を進めている。電話においては相手の表情は見えないが，応答の言語的情報はむろんパラ言語情報についてもモニタリングしている。しかし，実際の会話においてはダブルトークといわれる話し手の発話中に聞き手が割り込んできて会話が重畳してくることはごく普通に起きる。このようなダブルトークが生じない会話はむしろ不自然である。

長距離回線や携帯電話通話の一部ではエコーが生じる。これを減少させるためエコーサプレッサーやキャンセラーが用いられる。ハンズフリー（拡声）通話においてはハウリング防止のために同様のものが用いられる。このとき回線などの状態によっては，どちらかの通話がブロックされてしまい，きわめて通話がしづらくなるという経験を持っている人が多いと思う。これは自身の発話のモニタリングだけでなく，同時に相手が聞いている状態やそのときの反応をモニタしており，会話の進行には高度の処理が行われていることを示している。このような処理に関する研究は多くない。

単独で発話している場合，調音器官どうしの接触や調音器官の筋肉や腱からの**固有受容**（proprioceptive）性のフィードバックがあり，自分の発話した音声信号に対する聴覚系からのフィードバックもある。しかし，この神経的フィードバックは言語発達・獲得時には有効に働くが，音声言語が十分に習得された状態では，音声生成には関係せず，獲得された内部モデルを使用して音声生成が行われていると考えられている。しかし3章で示されるように音響的なフィードバックは発話に対して種々の影響を与える。

このようにコミュニケーションにおける一連の発話過程においては，低次から高次にわたる種々のフィードバックがどのレベルでどのような**表象**（ひょうしょう）（情報

コラム1

文字の分節

音声言語は，音素，音節・モーラ，単語，句・音節，節，文という階層を持っており，それぞれが正しく切り分けられないとその理解は難しい。「べんけいがな，ぎなたをもってさ，…」というのはよく引き合いに出される例である。この分節は，ボトムアップの処理だけでなくトップダウンの処理も関係するので単純ではない。書き言葉を例にとると，文字は通常1文字ずつ切り離して書かれているが，江戸時代以前は連綿体で文字を続けて書くのが一般であった。例を**図1**に示す。

使われている平仮名は変体仮名で，文は漢字仮名混じりであるが，きわめて読みにくい。しかし連綿体の場合は音声の調音結合と異なって前の文字が後の文字に与える影響は少ないので，適当なところに文字の切れ目を入れれば，かなり読むことが容易になる。音声言語の場合音素を単位と考えると音素の切れ目を入れること自体が難しい。スペクトル変化の大きいところを境界とするような考えもあるが，物理的な境界の定義にはなってもその前後に音素の情報は

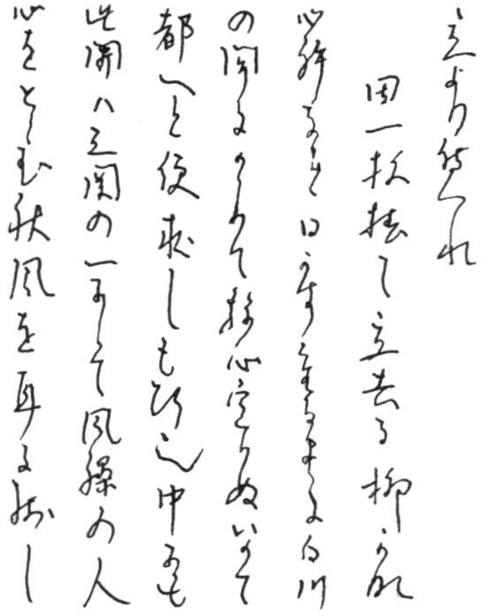

「立ちより侍へれ
　田一枚植えて立去る柳かな
心許なき日かす重るまゝに白川
の関にかゝりて旅心定まりぬいかて
都へと便求しも断也中にも
此関ハ三関の一にして風騒（つくり
は操のつくり）の人
心をとゝむ秋風を耳に残し」

図 1　井筒屋本「おくのほそ道」一部模写

時間的に分散してあるので知覚的な境界ではない。音声知覚モデルの構築あるいは自動音声認識実現の難しい点である。連綿体と音声の分節に関して類似点と相違点を**表 1** に示す。

表 1　連綿体の文と音声の分節の対照

		文字（連綿体）	音声（連続発声）
基本単位		文字（仮名，漢字）	？（音素，音節，モーラ，…）
表現の変動・ゆれ		変体仮名：1 音平均 3 ～ 8 種類 ・濁点・半濁点なし ・仮名・漢字の選択	方言など
		行草書体の多様な変形（流派，個人性）	個人性
		1 字の長さ・大きさ	継続時間の非線形伸縮
		文字表記の一部省略（定形表現の場合に多い）	発声のなまけ
分　節	基本単位	文字切れ目なしが普通	切れ目なし（調音結合）
	単　語	分かち書きなし	切れ目なし（アクセントが手掛かり）
	句・文	分かち書きなし	多くの場合ポーズあり（ピッチパターンも手掛かり）
備　考		文字が同定できたとしても読みの付与には多様性が残る	

の表現形態）により行われるのか，あるいはその神経系はどのようになっているかの検討は進んでいない。

〔4〕 **知覚的体制化**　〔1〕の音源分離では知覚的体制化が主要な役割を果たしているが，音源の重畳がない単独発話者の連続音声を聞く場合にも，音声信号のどの部分をどのようにまとめて聞くかということが重要である。分節の問題とも関係する機能である。

〔5〕 **話　者　性**　例えば男声と女声の場合，母音の主要な特徴である第1フォルマント周波数と第2フォルマント周波数が同じであっても，男声の母音と女声の母音は異なって聞こえる。この原因は男性と女性の声道の長さの違いに起因していて，同じ母音の調音をしてもフォルマント周波数の相違が生じる。しかし音声知覚は調音運動に関わるシステムを参照して行われるという立場に立てば，調音が同じであれば同じ母音に聞こえるし，同じフォルマント周波数であっても調音が異なれば，それに対応して異なる母音に聞こえるのである。子供の発話ではその母音フォルマントはさらに異なっているが，それら母音の知覚において特に困難を感じることはない。母音についての例を出したが，そのほかの音素特徴においても個人性の違いがかなりある。音声知覚における話者適応は存在するが，それによる知覚能力の向上は，雑音などにより聴取が困難な状況においてもわずかである。適応は同一話者の音声を4～5音節聞くことにより達成され，6～7音節他話者の音声を聞くことにより獲得された適応は失われる[7)]。このことは音声知覚自体が話者による変動に強い仕組みを持っていることを示唆するものである。自動音声認識においては，不特定話者に対する認識が大きな課題の一つである。

1.5 音声生成・知覚の特性とそのモデル化

1.5.1 音声生成の特性

音声は調音器官を動かすことで生成されるため，音声信号には発話運動の制約が反映されている。例えば，調音器官はなめらかにしか動かすことができないため，「あいうえお」と声を出した音声は切れ目なくつながってしまう（**図 1.13**）。また，動かすことのできる調音器官の範囲は決まっているため，出すことのできる音の種類には限りがある。ここでは，四つの重要な音声生成の特性について述べる。

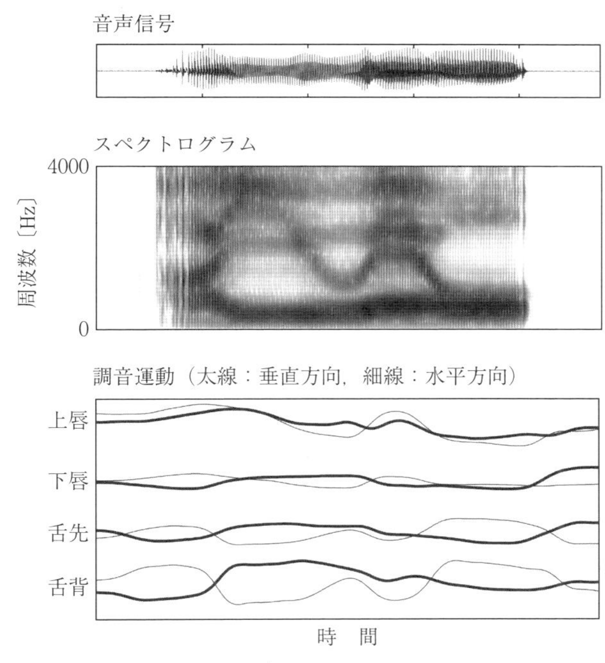

図 1.13　「あいうえお」発話における音声信号，スペクトログラムおよび磁気センサシステムにより計測した唇と舌の調音運動

〔1〕 **調 音 結 合**　　調音器官の動きには制限があることから，同じ音素であっても，前後の音素により調音器官の位置や音声が異なる**調音結合**という現象が存在する。**図 1.14** に /gi/ と /go/ を発話した際の /g/ における舌の位置を示す。舌背で閉鎖を作るという特徴は共通しているが，同じ /g/ であっても，後続母音が /i/ のときは，/o/ と比べて閉鎖を作る舌の位置が前である。これは，/gi/ の場合，後続の前舌母音 /i/ が発話しやすいように /g/ の

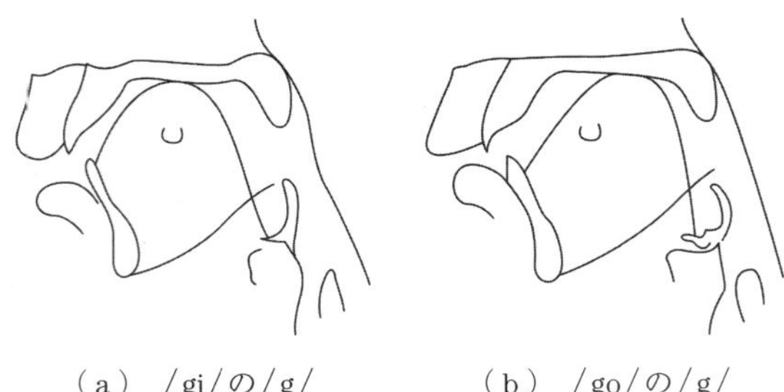

（a） /gi/の/g/　　　　（b） /go/の/g/

図 1.14　調音結合の例（/gi/ の /g/ と /go/ の /g/ における声道形状[8]）

舌の位置が前にきており，/go/ の場合は，後続母音 /o/ が発話しやすいように舌の位置が後ろにきているためである。当然，調音運動の結果であるフォルマント周波数にも調音結合の影響が現れる。調音結合のため，音素に不変な音響特徴は存在しないことが知られている。このため自動**音声認識**や**音声合成**においては，トライフォンなどの前後の音素環境を考慮した音響モデルが使われている。

〔2〕 **音素に不変な特徴**　　音声生成においては，与えられた音素系列に対して，運動指令，調音運動，声道形状を経て音声が生成されるという過程をたどる（**図 1.15**）。ここで，**音素に不変な特徴**は，音素系列に近いほど存在するといわれている。例えば，**図 1.16** の /di/ と /du/ における /d/ の第 2 フォルマント周波数の遷移を見ると，後続母音の違いにより，同じ /d/ にもかかわらず第 2 フォルマント周波数の遷移の傾きが反対であり，/d/ に不変な音響特徴が見られない。一方，磁気センサシステムで計測した /d/ における調音位置は，後続母音の違いにより舌の形状は異なるが，舌先で閉鎖が生じるという不変的な特徴が見られる。つまり，音響特徴と比べて，より音素系列に近い調音運動には音素に不変な特徴が存在するということである。言い換える

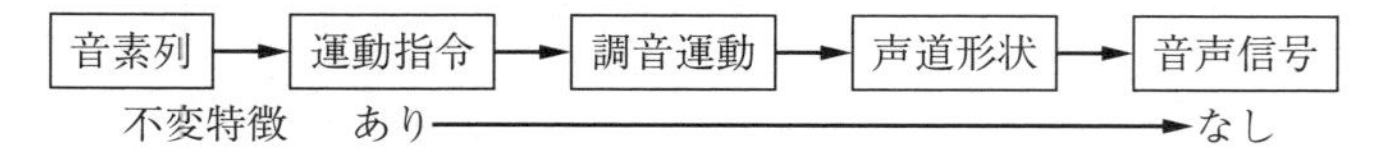

図 1.15　音声生成過程と音素に不変な特徴

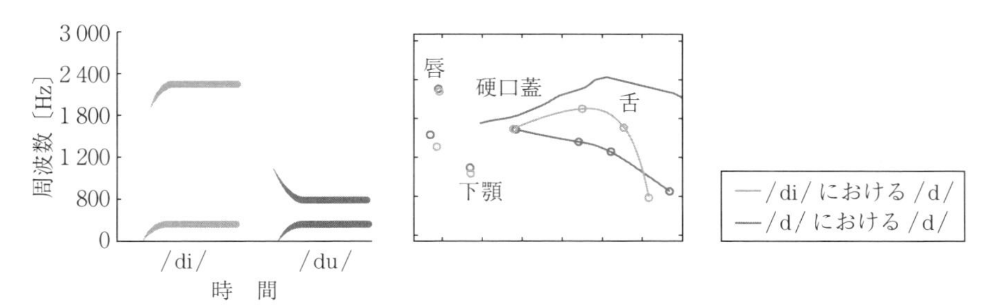

（a）/di/と/du/における フォルマント遷移

（b）磁気センサシステムで計測した/di/と/du/における音素/d/の正中面での調音位置

図 1.16　音素に不変な特徴の例

と，音素系列から離れた特徴ほど，音素に不変ではなく，調音結合の影響が出やすいということである。これまで音素に不変な特徴が運動指令にも存在すると考えられていたが，その証拠は示されていなかった。しかし，最近の脳活動計測により不変特徴の存在が示された（2.3.3 項参照）。

〔3〕 **調音逆推定問題**　音声生成において，ある調音運動から生成される音響特徴（フォルマント周波数）は一意に決まる。しかしながら逆に，ある音声を実現する調音運動は複数存在することが知られている[9]。言い換えると，異なる調音運動から同一の音声を生成できるということである。極端な例としては，歯ブラシを口にくわえるなどして調音器官の動きが制約された状況，あるいは腹話術師のように唇を閉じた（実際には空気を出すために少し隙間が開いているが）状況であっても，さまざまな音声を生成できるということである。これは，音響特性からの声道形状への写像が一対多であるということと，調音器官の協調動作の存在によるものである。

〔4〕 **量　子　説**　調音運動の変化と生成される音響特性との間には非線形の関係がある。例えば，摩擦子音［ʃ］の調音位置から［s］に向かって少しずつ舌を動かすとする。［ʃ］の調音位置からしばらく舌を動かしても音響特性はほとんど変わらないが，［s］の調音位置に近づくと途端に音響特性が急激に変化する[10]。つまり，調音運動の変化に対して音響特性が安定となる調音位置と，不安定な調音位置が存在するということである。世界中には多くの言語が

あるが，いずれの言語でも，数は違えど母音は /a/，/i/，/u/，/e/，/o/ に近い音となっている。これは，/a/，/i/，/u/，/e/，/o/ に近い調音位置では，調音運動の変化に対して音響特性が安定することが関連しているといわれている。

1.5.2 音声生成のモデル

音声器官は大きく分けて**音源**（肺から声帯）と**声道**（咽頭腔から唇および鼻）の二つから構成されていると考えることができる。このような考え方は**音源-フィルタモデル**と呼ばれる。ここでは，声道と音源のそれぞれのモデルについて紹介する。

〔1〕 **声道モデル**　長い歴史を持ち，かつ現在も音声処理技術を支えている声道モデルは音響管モデルである。これは，同じ長さの，断面積の異なる音響管の縦続接続により声道を近似するモデルである。声道スペクトルは，得られた縦続接続の断面積から計算により求めることができる。音響管モデルは**線形予測符号化**（**LPC**）と呼ばれる全極モデルと等価であり，音源として白色雑音を仮定できれば比較的少ない計算量で音声から声道スペクトルを求めることができる[11)]。LPC 分析は，後に PARCOR 分析を経て LSP 分析に発展し，現在は携帯電話や IP 電話の基本技術として世界中で利用されている。LSP 分析は，25 年以上にわたって世の中で高い評価を受けてきた技術に贈られる IEEE マイルストーンを 2014 年に受賞した。

音響管モデルは声道断面積と声道スペクトルの関係が表現されている。しかし，音声生成の研究において，声道断面積は扱いが難しいため，調音器官を制御できる**声道モデル**が提案された[12),13)]。このモデルでは，調音器官の X 線データから主成分分析により求めた舌形状の主成分を制御パラメータとして用いている。少ない主成分で調音運動を表現することが可能であり，扱いやすいことから音声生成研究分野で広く用いられている。

これら以外にも，より人間の実体に即したモデルとして，生理学的調音モデルが提案されている[14),15)]。また，声道形状から声道スペクトルを求める計算においても有限要素法などが使われるなど，より詳細な音声生成モデルの検討が行われている。さらに，コンピュータシミュレーションに留まらず，人間の音声器官を機械的に再現した発話ロボットも開発されている[16)]。モデルの複雑さによる解の不安定性や計算コストなど課題は多いが，人間の音声生成メカニズムの解明につながるものと期待される。

〔2〕 **音源モデル**　最も単純な音源モデルは，有声音の声帯振動を基本周期（F_0の逆数）に対応したパルス列，無声音を白色雑音で表現するモデルである。携帯電話などで用いられる音源は，より複雑ではあるが基本的にはこの考え方に基づいている。

EGG（**electroglottography**，**電気声門図**）にて発声時の声帯振動を観察すると，ゆっくりと声帯が開き，すばやく声帯が閉じることがわかる。このことは声門体積流の時間変化にも現れる。Rosenbergはこの時間変化を多項式モデルとして定式化した[17)]。音声生成の研究においては，単純なパルス列の代わりにRosenberg波形の微分波形が有声音の音源モデルとして用いられている。またFantらは，より柔軟な音源モデルとしてLFモデルを提案している[18)]。

コラム2

音声生成理論のパイオニア

現在われわれが理解している音声生成理論の基礎は，千葉勉，梶山正登の両氏の先駆的研究によって与えられたものである。それまでの音声学ではその基本となる母音についても，舌の形状や位置などに関して体験的に得られたものをもとにして理論が考えられていた。千葉・梶山両氏が1942年東京開成館から英語で出版した『The Vowel：Its Nature and Structure』は，母音フォルマントが声道形状から計算される共鳴周波数と一致することを実証している。戦後G. FantやK.N.Stevensらによって発展した，音声の音響的生成理論のまさに先駆的研究である。太平洋戦争や戦後の混乱もあり，わが国でこの研究が注目を浴びたのは，いわゆる逆輸入によってであった。一つの分野を作り出すこのような基礎研究が困難な時代に遂行されたことは驚くべきである。原著はもちろん，その復刻版も手に入れることは難しいが，幸い岩波書店からその翻訳本が出版されているので読むことができる[25)]。研究のなんたるかを知るにもよい本である。

音源の物理モデルとしては，ばね，質量とダンパで声帯を表現した２質量モデルが提案されている。上記の声帯の開閉の特徴など人間の声帯振動を再現することができる[19]。

〔３〕 **調音運動制御モデル**　〔１〕では，声道形状と声道スペクトルの関係のモデル化について述べた。ここでは，与えられた音素列から声道形状を生成するモデルについて述べる。音声生成では，複数の調音器官の協調動作が行われ，前後の音素の影響を受ける調音結合が起こる。このような調音運動制御の問題に対し，タスクダイナミクスモデルが提案されている[20),21]。このモデルでは，音声生成の基本単位として**ジェスチャ**（**gesture**）と呼ばれる声道の狭めの位置と大きさが用いられる。音素系列に対する唇を開くなどの声道変数（ジェスチャ）が与えられ，個々の調音器官の協調動作を考慮しながら下顎の開き角度や唇の上下方向変位などが決定される。その後，Maeda モデル[13]などの声道モデルにより音声が生成される。タスクダイナミクスモデルは調音音韻論（articulatory phonology）の基礎をなすものである。また，基本単位を音節とする **C/D モデル**も提案されている[22]。

一方，音声生成の目標（ターゲット／タスク）は調音ではなく，音響であるとする考えがあり，その考えに基づく音響ターゲットモデルも提案されている[23]。音響ターゲットモデルでは，音響ターゲットから調音変数を推定するために，調音逆推定問題を解決する必要がある。３章では聴覚フィードバックを考慮した音響ターゲットモデルである **DIVA**（**direction into velocities of articulators**）モデル[24]を紹介する。

1.5.3 音声知覚の特性とそのモデル

〔１〕 **音声知覚の特性**　音声も音響信号であるので，通常の音響信号の知覚に見られる特性は一般に音声に対しても働くが，音声に対してのみ特異的に働く知覚特性があるとすれば，音声知覚の情報処理過程を考えるうえで有効な手掛かりを与えるものになる。ここでは，音声に含まれる情報の分類に沿って考える。

（1） **非言語的・パラ言語的情報の知覚** 音の３属性（ラウドネス，ピッチ，音色）の感覚は音声に対しても生じる。音声のラウドネスについてはその大きさを計算によって推定する客観的計算法も存在するが，人が音声の大きさを知覚するときには，ラウドネスそのものではなく人の発声努力を感じている場合も多い。音声コミュニケーションでは，発声努力の知覚は重要である。

アクセントは対象の言語に応じて，ピッチないしストレスによって表現される。発声の機構上，一般にピッチとストレスは独立でない。ピッチが上がればストレスも強くなる。日本語は**ピッチアクセント**，英語は**ストレスアクセント**であるが，この区別はどちらに重きを置くかの違いを反映している。ストレスアクセントを知覚することは容易である。しかし，パワーが大きくなる音節にストレスがあるというよりも，ストレスがあるのは発声努力が相対的に大きくなる音節を意味している。例えば閉母音と開母音では発声努力が同じなら開母音の方がパワーは大きい。閉母音にアクセントがある場合には相対的にパワーが大きくなったということであり，必ずしも単純にパワーがほかの母音より大きいというわけではない。母音の例のみを挙げたが，音声のパワー自体は音韻環境や韻律句の位置などさまざまな要因の影響を受ける。ストレスアクセントの言語である英語の場合でも，そのアクセント位置を音声信号から求めるには，通常パワーの計算のみから求めるのは困難で，音声の F_0（厳密な使用法ではないが普通ピッチと称している）も併せて利用されることが多い。この点については２章の運動理論のところでもう一度その意味について検討する。

ピッチの知覚については，一般の音響信号の場合と変わらないものと考えられる。しかし，歌声合成の研究などから，歌声の開始時点でいきなり所定の高さの歌声を合成するときわめて不自然に聞こえることが知られている。しかしこれは立ち上がり特性を持つ楽器などでも似た知覚的現象が起き，経験上学習されている事象との違いに対する認知的不協和で，音声に特有の現象ではないかもしれない。

音声の音色を表現する用語は多岐にわたって存在し，その意味で特殊であるが，当然のことでもあるので，特には取り上げない。音韻性も音色の定義からは音色である。しかし，話者性や話し方（独話，一対一対話など）により生じる言語的情報のバリエーションは，自動音声認識における大きな問題であり，つぎの言語的情報の項目で取り上げる。

（2） **言語的情報**　音声知覚に特有の現象と見られていた，あるいは見られているカテゴリー知覚，二重知覚，マガーク効果については2章で詳述する。ここではそれ以外の音素修復，言語依存性について述べる。また，音声ではない音刺激に対する「**聞きなし**」について述べる。

a）音素修復（phonemic restoration）　音声波形の一部を切り取り，雑音で置換しても切り取られた部分の音声が修復されて聞こえる現象である[26]。**図1.17**に音声 /ape/ の発話について /p/ の破裂部分を 70 ms まで 10 ms ステップで**雑音置換**を行った波形を示す。このとき置換する雑音スペクトルがもとの音声をマスクする大きさを持つことが重要である。この現象はきわめて強

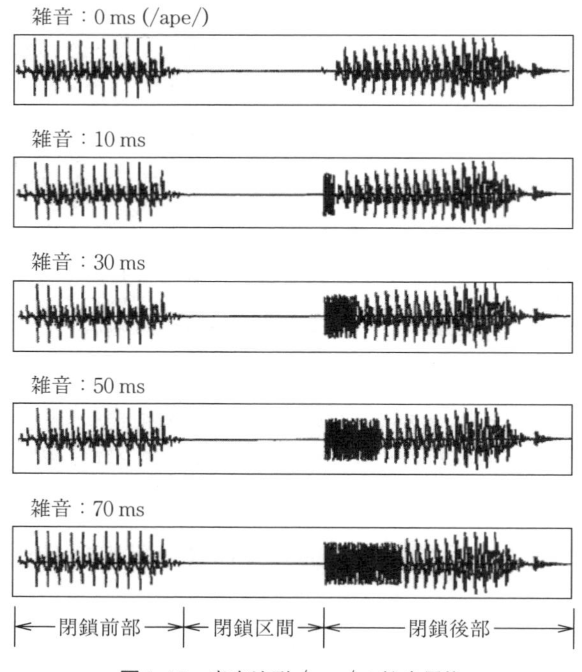

図1.17　音声波形 /ape/ の雑音置換

力で，置換した部分の長さが 70 ms に達しても切り取られた部分の音素 /p/ が修復されて聞こえる。このとき修復された音声と雑音が聞こえるが，雑音の位置がどこにあったかは特定しづらい。また，雑音置換ではなく短いバースト雑音を相加した場合でも，その位置を特定することは難しい。このことは，一般の音としての雑音と音声の処理が処理過程の途中段階で分離していることを示唆している。

音素修復現象は**カクテルパーティ効果**に大きく寄与しているものと考えられる。しかし，この現象自体は音声だけに特異的な現象ではなく FM 上昇音などほかの音響信号に対しても起こる。例えば FM 上昇音の場合，その一部を雑音で置換しても FM 上昇音が連続して聞こえる現象が生じる。

b） 音声知覚の言語依存性 母語と異なる音素体系を持つ言語の習得に際して，その相違が第二言語の習得の問題の一つとなることはよく知られている。例えば日本語母語話者の英語学習において，/r/ と /l/ の聞き分けが困難であることはよく知られている。同様に，日本語の特殊モーラである促音の発話が中国語母語話者にとって難しいといった例は数多くある。

このような現象に対する**言語横断的**（**cross-linguistic**）な研究は，音声知覚の解明に役立つ。

c） 聞きなし 虫（セミ，コオロギなど），蛙，鳥などの「声」は，ことば（擬音語）で表現されることが多い。これは音声ではないが，「声」といわれるように音声として聞きなした場合の表現である。機関車の走行音など日本語では擬音語で表現される音はたくさんある。動物の場合は，その発音機構は人間のそれとはまったく異なるにもかかわらず声として聞かれる場合が多い。しかしこれは必ずしもその「声」の音韻性を聞いているわけではなく，適当な単位への分節化を示している場合が多いように思われる（例えばメジロの鳴き声：チルチルミチル青い鳥，長兵衛・忠兵衛・長忠兵衛）。これは「声」として聞こうとする場合にその分節構造が重要で，その「声」の聞き方（分節の仕方）を規定しているのかも知れない。

この現象を取り上げたのは，次章で述べる正弦波音声も「音声」であるという指示によって，それまで複数の口笛音のように聞こえていたものが「ことば」として聞きとれるからである。いったん「ことば」として聞きとることができると，その知覚は強固で安定したものになり，ほかの聞き方は困難になる。

早口音声などで，音声ではあるけれども発話内容の聞き取りが困難である場合にも，普通の速度での発話を聞いてから後に早口音声を聞くと，その聞き取りが可能となる。このような例はいわゆるトップダウンの処理の効果と考えられているが，より詳細にその処理を追求する必要がある。前述した音声知覚の体制化を明らかにするためのアプローチの一つになりうるものである。

〔2〕 **音声知覚のモデル**　音声知覚の最終段階では言語的単位を知覚する必要があり，一般にこの言語的単位は音素にとられている。音素は離散的，文脈自由性，静的，順序性を持つなど言語的な形態としての要件を持っているが，すでに述べたように音素は，心理的実在性を持つが，心的で抽象的な概念である。ところが生成される音声はアナログ音響信号であり調音結合があるため，そこに含まれる音素情報は**離散性**，**文脈自由性**などを持っていない。

一般の音響信号と同じく，これらを聴覚系による情報処理だけで音素が知覚されると考えるのは難しい。この問題を正面からとらえて解決を図ろうとした考え方が，調音運動との関連を考慮に入れた**運動理論**（motor theory）である[27),28)]。これに対して聴覚系の処理だけで音声知覚を考えるものが聴覚説と呼ばれる。

聴覚説に基づく音声知覚過程の枠組みを**図 1.18** に示す。これまで述べてきた音声知覚の課題に対する対処がどのように行われているかについても検討する。

まず，一般に会話は，実験室環境ではなく，通常妨害音や多重反射音が存在する環境で行われるため，聞く対象となる音源の分離・選択が必要である。このためには両耳受聴の機構をモデルに取り入れることや，視覚からの情報も取り込む処理が考慮されなければならない。しかし，ここの枠組みではそこまでは考慮されていない。

まず聴覚系の前処理部で対象とする音声の分析が行われ，音素処理機構に情

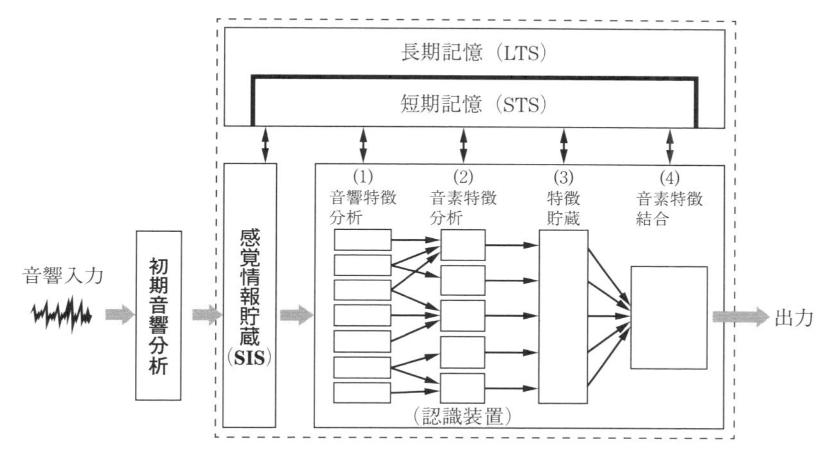

図 1.18　音声知覚モデルの例[29)]

報が送られる。音響的前処理部での分析は通常の音の分析と同じであり，すでに説明した聴覚フィルタなどの機能によって達成される。

音響的前処理部からの情報は，音素処理機構の**感覚情報貯蔵**部に蓄えられる。貯蔵部にはスペクトル情報だけでなく，ピッチなどの情報も蓄えられる。貯蔵部から適切な時間範囲にあるスペクトル部分を取り出して音響特徴分析が行われる。音響特徴分析では音声生成過程の項で説明した音素に関係する**音響特徴**が求められる（例えばスペクトル包絡のピーク）。これらの結果を組み合わせることで音素特徴の分析が行われる（例えば第1フォルマント周波数，フォルマント周波数の上昇・下降）。この結果は特徴バッファに送られ，それらが音素特徴結合部で適切に組み合わせられることにより音素認識が遂行される。

ここで音響特徴自体には，調音結合によって前後の音素の要素が重なり合って現れてくる。この枠組みの中では，長期と短期の記憶機構との相互作用によって分離が遂行されることになるが，その仕組みは陽には示されていない。また，話者性への対応も記憶機構との関連で処理されることになる。

この構成では，それぞれの処理段階が**短期記憶**部のさらに上位の**長期記憶**部と相互関係を持つので，情報処理過程の流れは一方向的ではなく，トップダウンによる処理が関係してくる。長期記憶には心的辞書や統語的知識などの言語処理部も含まれる。

この枠組みでは調音結合，知覚的体制化，話者性などの課題がどのように解決されるかを陽に示していないが，短期記憶，長期記憶との情報のやり取りの関係から適切な処理が行われ，音素系列が出力されるものとしている。聴覚系におけるボトムアップな情報処理のみでは，音素系列の知覚は困難だからである。

〔**3**〕 **音声知覚の単位**　　心的表象としての音素は心理的実在性を持つので，これまでのモデルのほとんどは，その出力を音素としている。一方音声の生成を考えたとき，一部の音素を除き単独で安定に発話することは難しいが，母音を伴う音節やモーラは安定した発話が可能となる。Öhman は母音（V），子音（C），母音（V）が連続して発声される **VCV** 発声において子音の調音は母音から母音への連鎖の上に重ねられて発話されるというモデルを作っている[30]。この考えは音素のような言語単位から調音結合を含む連続発話がどのように生成されるかを示す一つのモデルであるが，より一般的なモデルとして 1.5.2 項〔3〕で述べたように Fujimura による **C/D モデル**がある[22]。

多くの音声知覚モデルが示してきたように，まず音素知覚が起こり，それらが連結されてより大きな単位であるモーラや音節の知覚が生じるのであろうか。また，知覚単位を考え直すことは知覚モデルに本質的影響を与えるのであろうか。

Savin と Bever は 1970 年代の初めに無意味単語中にあるターゲット音の検出反応時間を測定した。例えばターゲット音が音素 /p/ であるときと，音節 /pet/ をターゲット音とするときとで反応時間が同じであれば，音素の知覚は音節の知覚が起こることによって生じる。つまり音節が知覚の基本単位であるということになる。彼らは反応時間の測定結果から音節が知覚単位であると報告した。この実験については，実験方法に関する多くの問題点が指摘され，それらの問題点を克服するための実験が多くの人々により種々行われたが，いずれもターゲットやその被験者への呈示方法に関する問題を回避することができなかった。

1980年代の初めに，従来の問題点を回避できる新しい実験パラダイムをJ. Mehlerが考え出した[31]。この方法は**pa-pal課題**と呼ばれる。これによってフランス語における音声知覚の基本単位は音節（シラブル）であることが明らかとなった。本課題は語頭に/pa/という開音節を含む“palace”という単語と/pal/という閉音節を含む“palmier”という単語において，/pa/をターゲット音節としたときは“palace”における反応時間が“palmier”におけるそれより短く，/pal/をターゲット音節にした場合には逆に“palmier”における反応時間の方が“palace”における反応時間よりも短くなる。誤反応率も該当するターゲット音節を含む方が小さくなる。もし，音素/p/の知覚，/a/の知覚とシーケンスで音素知覚が起きているとするならば，/pa/がターゲットであるときには“palace”でも“palmier”でも反応時間は変わらないはずであり，/pal/がターゲットのときも同様である。音節が異なる呈示刺激に対して，それと一致した音節がターゲットである場合に反応時間が短くなるということは，音素ではなく音節が知覚の基本単位であることを示している。

この新しい実験パラダイムを用いて，引き続いてフランス語以外のほかの言語における知覚の基本単位を調べる国際共同研究が行われた。フランス語は音節をリズム単位とする音節拍の代表的な言語であるが，ストレス（強勢）拍の英語，モーラ拍の日本語，そのほかにスペイン語，カタロニア語，オランダ語なども対象とされた。また，それぞれの母語話者だけでなくバイリンガル話者も被験者とする実験や二つの異なる言語の刺激を用いる言語横断的な実験も行われた。

フランス語母語話者，英語母語話者のそれぞれに二つの言語音声刺激を用いて行われた実験によって，フランス語母語話者は，英語，フランス語のどちらの音声刺激に対しても音節を単位とする分節を行い，英語母語話者はどちらの刺激に対しても必ずしも音節による分節を行っていないことがわかった[32]。英語母語話者に対して分節化に対するストレスの影響を調べる実験が行われた[40]。pa-pal 課題とは若干異なるが，英語の有意味単語“mint”に［əf］と［eIf］を付加して作った二つの無意味単語“mintef”と“mintayf”を用い，ターゲット音節を“mint”とした場合の検出反応時間を測定する。後者の呈示刺激では後半にストレスがあるため［min］と［teIf］に分節されやすく，ターゲット“mint”は検出しにくくなる。このため前者の呈示刺激のときよりも後者の呈示刺激のときに検出反応時間が長くなる。このことは英語ではストレスタイムが知覚の基本単位に強く関係していることを示しており，英語母語話者の分節が必ずしも音節でないことと対応している。

日本語のモーラは，ほとんど音節であるが，**特殊モーラ**と呼ばれる撥音や促音は，音節ではないがそれ自体で1モーラを形成する。例えば「さんか（参加)」は3モーラであるが2音節であり，「いった（行った)」も同様である。このようにモーラ数と音節数にずれがあるような刺激で pa-pal 課題が行われ，日本語における基本的知覚単位はモーラであることが確かめられている。

音節拍リズムの言語であるフランス語やスペイン語を刺激として日本語母語話者に対して受聴実験が行われ，日本語刺激を用いた場合の結果と同様に日本語母語話者の知覚単位はモーラであることがわかっている[33]。

これらの結果から音声の基本的な知覚単位は，聞き手の母語の分節のシステムによって決まると考えられる。いずれにしても音声知覚の基本単位は，音素よりも大きい音節やモーラなどの単位であり，音素知覚はその後の心的操作によって決まるものと考えられる。

〔4〕 音素特徴の時間的分散とその知覚的統合

（1） 閉鎖子音の特徴の時間的分散とその知覚的統合　　調音結合により，ある音素の前後にはその音素の手掛かりとなる特徴が時間的に分散して存在している。このことが1.5.3項〔1〕で述べた音素修復（phonemic restoration）現象を利用して解明されている[34),35]。

図1.19に示したような音声刺激以外に音声波形を切り貼り加工するクロススプライシングによって，/ate/ の閉鎖前部 /a_t/ と /ape/ の閉鎖前部 /a_p/ を入れ替えた刺激 /$a_t$pe/ を作る。この刺激は /ape/ というように聞こえる

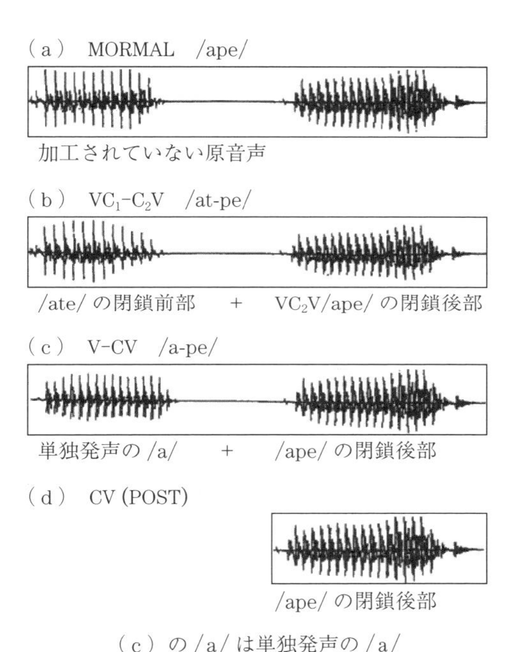

図 1.19 無声閉鎖破裂子音の知覚的特徴の分散を調べる実験刺激

が，この閉鎖後部を雑音置換していくと置換の長さが大きくなるに従ってしだいに /ate/ というように聞こえるようになる。図 1.19 に示すような刺激を準備して知覚実験を行うと，**図 1.20** に示すような知覚結果が得られる。これは閉鎖前部と閉鎖後部に時間的に分散して存在する閉鎖子音の特徴が，その強弱によって知覚的にどのように統合されるかを示している。このような知覚実験結果から，母音間閉鎖子音の知覚の手掛かりとなる情報の時間的分散の様子を示したものが**図 1.21** である[34)]。閉鎖子音の破裂というそれ自身はごく短時間に起こる現象の知覚的手掛かりが，200 ms という広範囲にわたって存在していることがわかる。また，閉鎖子音のように破裂以前に明確な無音区間があり，前の音素との物理的境界が一見明瞭な音素であっても，そこが知覚的音素境界であったり，モーラ境界であったりするわけではないということである。

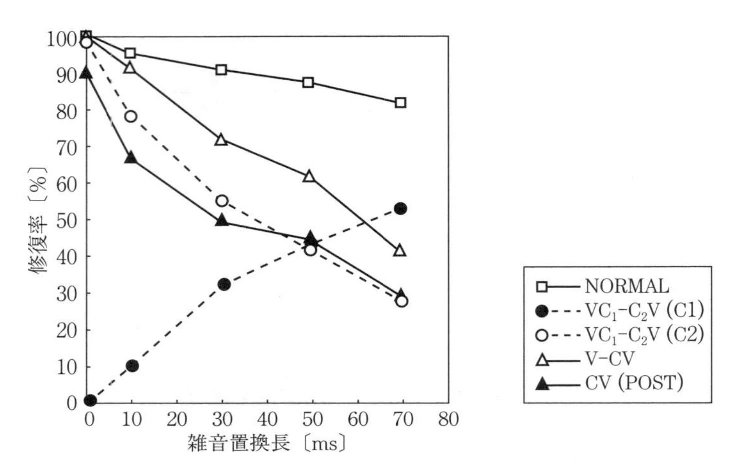

図 1.20　クロススプライシングと雑音置換による母音間閉鎖子音刺激に対する知覚実験結果[34)]

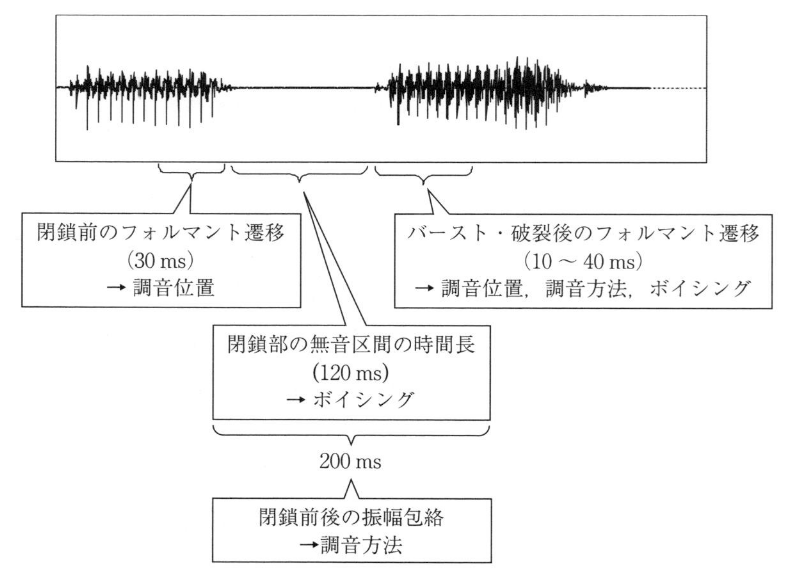

図 1.21　調音結合により時間的に分散して存在する母音間無声閉鎖子音の情報[34)]

（2） 知覚的統合における言語依存性 日本語母語話者とオランダ語母語話者による言語横断的な知覚実験により，音素特徴の知覚的利用に関する検討が行われている[36]。

音声刺激は前項の実験と同じ母音間閉鎖子音をベースとして，つぎの4種類の刺激を作成する。①VCV：原音声，②CV：VCVの閉鎖後部，③VC：VCVの閉鎖前部，④VC_1-VC_2：クロススプライシングにより作成した刺激で，閉鎖前部と閉鎖後部に含まれる子音情報が競合するVCV。刺激①，②，④に対しては，破裂部の開始点から雑音置換を行い，その置換長は10 msから順次10 msずつ増加させた刺激を使用する。また，刺激③に対しては，閉鎖前部の後から10 msずつ増加する雑音置換を行う。

知覚実験に先立って刺激③，④がどのようにして作成されたものかを聞き手に十分説明し，刺激③に対しては，母音の後にくる子音を予測してもらう。また刺激④に対しては，C_1とC_2を答えてもらう。

実験結果を**表1.2**に示す。刺激①，②に対する日本語母語話者とオランダ語母語話者の応答はほぼ同じである。原音声は日本語母語話者のものを用いているにもかかわらず音素修復の様子は両母語話者間で違いがない。ところが刺

表1.2 日本語母語話者とオランダ語母語話者の知覚結果

刺　激		被験者	子音同定率〔%〕 雑音置換長〔ms〕				
			0	10	30	50	70
VCV		日本語母語	100	95	88	85	76
		オランダ語母語	100	96	86	81	79
CV		日本語母語	100	88	66	54	47
		オランダ語母語	100	92	65	48	38
VC		日本語母語	59	52	40	36	36
		オランダ語母語	78	70	57	49	40
VC_1-C_2V	(C_1)	日本語母語	53	48	45	42	35
		オランダ語母語	71	70	58	54	57
	(C_2)	日本語母語	81	72	50	39	29
		オランダ語母語	96	88	62	50	43

(C_1)，(C_2)：C_1とC_2それぞれの同定率

激③に対しては，日本語母語話者は推定が困難であるのに対し，オランダ語母語話者はかなりよく推定できている。すでに見てきたように音素修復現象において日本語母語話者は閉鎖前部に含まれる子音情報を抽出して，それを子音知覚に利用できる。このことは刺激①の知覚結果からも確かめることができる。それにもかかわらず日本語母語話者は後に続く子音の推定は困難になっている。刺激④に対してもやはり日本語母語話者は，オランダ語母語話者より C_1，C_2 の推定が困難であり，特に C_1 の推定が困難である。このことは当該言語の音素配列規則に反するような知覚は起きないことを示している。

別の例を示す。日本語のモーラは特殊モーラを除き母音（V）か，子音（C）＋母音（V）という構成になっている。英語などの音節には子音の連続するCCVやVCといったものもあり，これらを外来語として日本語に受け入れるときはしばしば子音の間に母音を挿入することが行われる。これを**子音間母音挿入**（epenthesis）と呼ぶ。これによって原語の音節数よりもその数が増加する（例えばfestival：3音節→フェスティバル：5音節）。それでは日本語においてはCCVやVCは生じないかというとそうでもない。東京方言においては，無声子音間に挟まれた母音 /i/ や /u/ は，しばしば無声化する（例えば好き：/suki/→/ski/）。しかし，こういう場合実際に /u/ があるように聞こえている。

広瀬・筧らは実際に /u/ に相当する物理的特徴がなくなっても日本語母語話者は /u/ があるように聞こえているのかを日本語とフランス語の各母語話者による言語横断的な実験により調べた[37]。用いられた刺激は日本語でもフランス語でも無意味単語である。

この /oguza/ の /u/ に相当する部分の波形を抜き出したものが**図 1.22** である。同じような部分的波形を繰り返しているが，この1周期に相当するものが声帯の開閉に対応している。この波形の1周期を中央から切り取り，残りの部分を接続して新しい刺激を作る。この操作を続けると /u/ に相当する物理的特徴がしだいに減少していく一連の刺激ができる。

日本語母語話者とフランス語母語話者にこのような刺激を呈示し，/u/ と

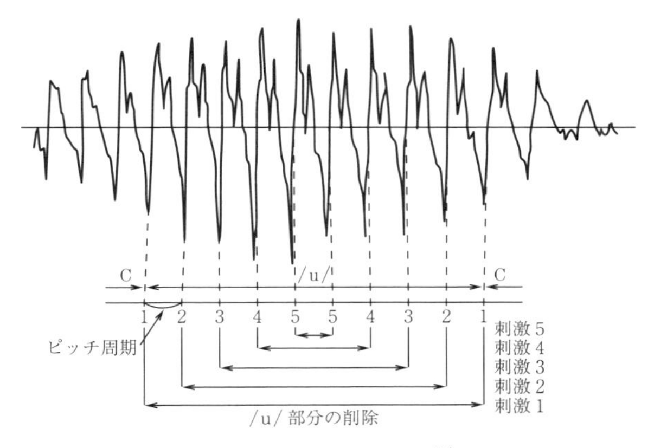

図 1.22 刺激の作成法[37)]

いう音が含まれているかどうかを各母語話者が判断した結果を**図 1.23** に示す。図（a）が日本語母語話者の発声をもとにした刺激，図（b）がフランス語母語話者によるものである。両者の結果はほぼ同じような傾向となる。いずれにしてもフランス語母語話者は，波形の切り取りが多くなるに従って /u/ があるという判断が減少していき，削除された状態では，「ある」という判断は 10 %以下になる。それに対して日本語母語話者の場合は，その割合はゆるやかな減少に留まり，削除された状態でも 70%程度が「ある」という判断になる。この結果は，日本語母語話者は物理的には存在しない音素を聞いていることを示している。

この現象は音声知覚過程のどのレベルで生じているのであろうか。語彙的なレベルからのトップダウンの影響も予想されるため，心的辞書における影響を見るための実験が行われたが，語彙的影響は認められず，前語彙的レベルでの現象であることが確かめられている[38)]。

また，当該言語における音韻連鎖規則に反する知覚は起きにくいとも解釈できるが，日本語ではモーラが知覚単位であることから，調音運動がターゲットに達していなくとも，そのターゲットを予測した知覚が起きてしまうとも解釈することができる。

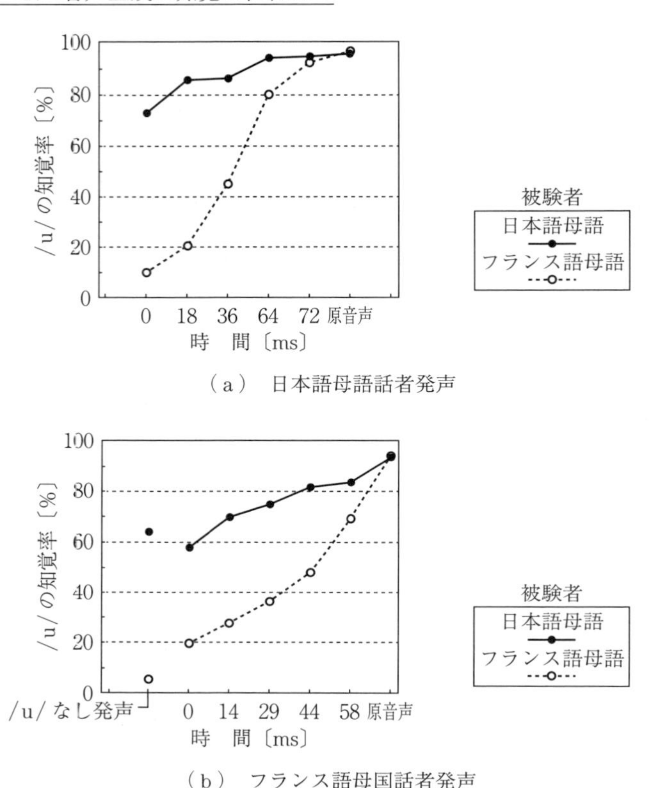

図 1.23　/u/ 知覚の結果（日本語母語話者とフランス語母語話者の原発声による刺激）[37)]

また，別の実験によりつぎのようなことが確かめられている。日本語母語話者もフランス語母語話者も単に音響的次元であるなら，母音の長短の判定の能力はほぼ同じといってよいが，フランス語には長母音と短母音の対立がないので，母音継続時間長の違いによるカテゴリカルな知覚が生じないのに対し，日本語母語話者では，母音がない状態で語中音挿入（epenthesis）による母音知覚が生じてしまうため母音の有無が判定しにくくなる。同じ音声刺激であっても**音響的次元**で聞くか，**言語的次元**で聞くかで異なる結果が得られることを示している。

1.5.4 音声コミュニケーションとしての課題

音声コミュニケーションにおいて，音声波が伝送される環境は通常は空間であるが，そこに電気的なメディアが介在することも多い。音声波の伝達に関して生じる問題については前に触れたが，それへの対応がコミュニケーションモデルには含まれるべきである。話を簡単にするため，ここでは理想的な空間に対話者が相対しているコミュニケーションに限定して話を進める。

コミュニケーションのモデルは，当然伝えたい概念を言語化する部分と言語理解を行って相手が伝えたい概念を理解する部分を持っている必要がある。これはすでに述べた音声生成と音声知覚のモデルの上に言語処理部を加えればよいというほど単純なものではない。言語処理部からトップダウンに音声生成・知覚の部分への作用がある。例えば形態素の分節化の結果から音素のような言語単位の分節化にも強い影響が働く。分節化は音声知覚にとってきわめて重要である。パラ言語情報は句や節の分節に直接的に関係する主要情報である。分節化は音声を聞くうえで，知覚における音の体制化と表裏一体の関係を持っている。パラ言語情報は，それなしには音声生成の過程は機能しない。自動（機械）音声認識ではパラ言語情報は十分には活用されてこなかったが，音声知覚のモデルにおいては十分に考慮されるべきである。音声コミュニケーションを円滑に行うためには，ターンテイキング（発話権の交代）やダブルトーク（同時発話）などをうまく取り扱う必要があり，これらもその機能を有効にするためにはパラ言語情報が大きな役割を持っている。

以下では従来考えられてきた，言語単位の系列からの音声生成と音声知覚のモデルを考え，生成で使用された言語単位系列を知覚部分が取り出すという点に絞ってコミュニケーションの問題を考えてみる。

従来この言語単位は一般に音素とされてきたが，音素の系列それ自身は，離散的，静的，文脈不変的である。すでに何度か言及してきたように，主として調音結合の結果，音声の中では音素についてこのような性質は保たれておらず，音素に対応する不変量も一般的には存在しない。人間どうしのコミュニケーションでは話者性はほとんど意識されないが，自動音声認識では大きな問題である。

話し手が意図した音素系列を取り出していると聞き手が認識し，聞き手が話し手の意図した音素系列を受け取っていると確信することによって初めてコミュニケーションは成立するが，調音結合や話者性などを考慮したとき，そのような信念が聴覚系の処理だけから得られるのであろうか。少なくとも聴覚系のフィルタリングとパタンマッチング的処理だけからでは考えにくい。

より下位の過程において話し手の調音運動をなんらかの意味で知覚していると考えることができれば，調音結合や話者性の問題の解決に近づきうる。したがって音声コミュニケーションのモデルには，このようなマルチステージあるいはマルチパスの機構が組み込まれていることを考えた検討が必要である。

音声知覚において，音声ではなく，話し手の調音運動を知覚していると考える必要性はなんであろうか。一つは調音結合の問題を解決できる可能性があるということである。例えば，/di/ と /du/ の音声の最初の子音はいずれも /d/ と聞こえる。しかし，1.5.1 項で示したように，調音結合の影響により，フォルマント遷移には /d/ に不変な特徴がない。したがって，この /d/ の知覚を音響特徴から説明することは難しい。一方，調音ジェスチャには /d/ に不変な特徴があるため，調音特徴から /d/ の知覚を説明できる。このことから，音声知覚において，入力された音声から音声生成過程を逆にたどり，音素に不変な調音特徴を利用することで，調音結合の問題を解決しようという考えが生まれた。これが 2 章で詳しく述べる音声知覚の運動理論である。

コラム 3

音声は読めるか？

音声知覚の難しさの一つが調音結合にあることは，本文中に詳しく述べられている。最近音声情報を可視化するいろいろな手法が，計算機による信号処理や画像処理技術の進歩により開発されている。このように視覚化された音声情報からどのような音素系列が発話されているかを「読む」ことはできるのであろうか。音声の基本情報はスペクトルとその時間変化にあるので，周波数，スペクトル強度，時間の三次元空間の中に表示される。第二次世界大戦中に，潜水艦の同定などのために開発された装置が戦後ソナグラフ（商品名）として発売された。これは時間，周波数の二次元平面上にスペクトル強度を濃さで表現したもの（サウンドスペクトログラム）である（**図2**）。これで音声に関するほとんどの問題は解明されるとさえ思われた。しかししだいに音声知覚・認識の手ごわさが判明し，今日に至っている。1970年代後半～80年代前半いわゆるパタンマッチング的自動音声認識は飽和状態に達したと感じられ，新たな手法が模索されていた。この中で習熟するとサウンドスペクトログラムから音素系列を読むこと（スペクトログラムリーディング）ができる人の知識を書き下し，自動音声認識に利用しようとする手法が試みられたことがある。確かにほとんどのサウンドスペクトログラムを読むことができる人も出現したが，無意味なものについては読解の能力が落ちるといわれていた。また習熟はかなり意識的なものであったにもかかわらず，どのような根拠で当該の音素と同定したかを明示的に述べることができないケースも多かった。無意味音声が対象の場合リーディングはかなり困難となる。スペクトログラムリーディングには，トップダウンの役割が大きいことを示している。

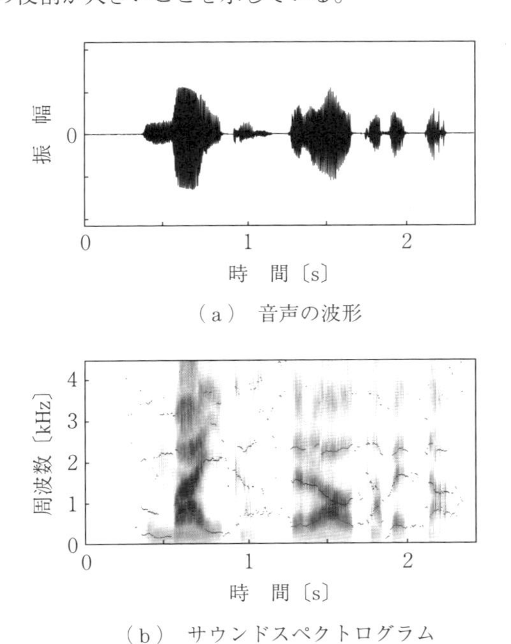

（a）　音声の波形

（b）　サウンドスペクトログラム

図2　音声の波形とサウンドスペクトログラム
（発声内容：うまいカステラを食べた）

ところで，音声知覚の際，聞き手は，話し手の調音運動（特に舌）を直接見ることはできない。したがって，調音運動を知覚するためには，耳に入力された音声信号から調音運動を脳内で推定する必要がある。そして，この調音運動の推定を行うためには，聞き手の脳は，調音運動と音声信号の関係をあらかじめ知っているということが重要である。調音運動と音声信号の関係は乳幼児期の発話獲得の際に得られると考えられている。また，このような関係を知っているおかげで，聴覚フィードバックを利用しながら，あるいは音響ターゲットを用いて音声生成を行うことが可能となる。さらに失語症との関連も報告されている。

次章以降では，これら課題に対する解決策を含め，音声コミュニケーションにおける「聞く」ことと「話す」ことの相互作用について述べる。

引用・参考文献

1）鏑木時彦 編著：音声生成の計算モデルと可視化，音響テクノロジーシリーズ 14，コロナ社（2010）
2）T. Hirahara and R. Akahane-Yamada：Acoustic characteristics of Japanese vowels, Proc. ICA 2004, pp.3287-3290（2004）
3）平原達也，蘆原　郁，小澤賢司，宮坂榮一：音と人間 —CD-ROM 付—，音響入門シリーズ A-3，コロナ社（2013）
4）H. McGurk, and J. MacDonald：Hearing lips and seeing voices, Nature, 264, pp.746-748（1976）
5）J. Driver：Enhancement of selective listening by illusory mislocation of speech sounds due to lip-reading, Nature, 381, pp.66-67（1996）
6）筧　一彦：音声知覚の頑健性 —前語彙的過程を中心として—，Fundamentals Rev., **3**, 1, pp.9-20（2009）
7）加藤和美，筧　一彦：音声知覚における話者への適応性の検討，音響会誌，**44**，3，pp.180-186（1988）
8）国立国語研究所：日本語の母音，子音，音節：調音運動の実験音声学的研究，秀英出版（1990）
9）B. S. Atal, J. J. Chang, M. V. Mathews, and J. W. Tukey：Inversion of articulatory-

to-acoustic transformation in the vocal tract by a computer-sorting technique, J. Acoust. Soc. Am., **63**, 5, pp.1535-1553（1978）

10）K. N. Stevens：On the quantal nature of speech, J. Phonetics, 17, pp.3-45（1989）

11）板倉文忠，齋藤収三：統計的手法による音声スペクトル密度とホルマント周波数の推定，信学論，**53-A**，1，pp.35-42（1970）

12）白井克彦，誉田雅彰：調音機構のモデル化と非線形重回帰分析による調音パラメータの推定，信学論，**J59-A**，1，pp.668-674（1976）

13）S. Maeda：Improved articulatory model, J. Acoust. Soc. Am., 84, Sup. 1, S146（1988）

14）R. Wilhelms-Tricarico：Physiological modeling of speech production：methods for modeling soft-tissue articulators, J. Acoust. Soc. Am., **97**, 5, pp.3085-3098（1995）

15）J. E. Lloyd, I. Stavness, and Sidney Fels：ArtiSynth：a fast interactive biomechanical modeling toolkit combining multibody and finite element simulation, Soft Tissue Biomechanical Modeling for Computer Assisted Surgery, pp.355-394, Springer（2012）

16）誉田雅彰，西川員史，高西淳夫，廣谷定男，持田岳美：人間形発話ロボット—喉を震わせ口を動かして発話するロボット—，音響会誌，**61**，2，pp.91-96（2005）

17）E. Rosenberg：Effect of glottal pulse shape on the quality of natural vowels, J. Acoust. Soc. Am., **49**, 2B, pp. 583-590（1971）

18）G. Fant, J. Liljencrants, and Q. G. Lin：A four-parameter model of glottal flow, STL-QPSR, 4, pp.1-13（1985）

19）K. Ishizaka and J. L. Flanagan：Synthesis of voiced sounds from a two-mass model of the vocal cords, Bell Syst. Tech. J., **51**, 6, pp.1233-1268（1972）

20）E. L. Saltzman and K. G. Munhall：A dynamical approach to gestural patterning in speech production, Ecological Psychology, **1**, 4, pp.333-382（1989）

21）C. Browman and L. Goldstein：Tiers in articulatory phonology, with some implications for casual speech, in J.Kingston and M. Beckman（eds）, Papers in laboratory phonol ogy I, Cambridge University Press（1990）

22）O. Fujimura：Phonology and phonetics-A syllable-based model of articulatory organization, J. Acoust. Soc. Jpn（E）, **13**, 1, pp.39-48（1992）

23）G. Bailly, R. Laboissière, and J. L. Schwartz：Formant trajectories as audible gestures：an alternative for speech synthesis, J. Phonetics, **19**, 1, pp.9-23（1991）

24）F. H. Guenther, S. S. Ghosh, and J. A. Tourville：Neural modeling and imaging of the cortical interactions underlying syllable production, Brain and Lang., **96**, 3, pp.280-301（2006）

25）千葉　勉，梶山正登 著，杉藤美代子，本多清志 訳：母音 —その性質と構造—，岩波書店（2003）

26）R. M. Warren：Perceptual restoration of missing speech sounds, Science, 167, pp.392-393（1970）

27）A. M. Liberman：Some results of research on speech perception, J. Acoust. Soc. Am., **29**, pp.117-123（1957）

28）A. M. Liberman and I. Mattingly：The motor theory revised, Cognition, **21**, pp.1-36（1985）

29）D. B. Pisoni and J. R. Sawush：Structure and process in speech perception, in A. Gohen and S. G. Nooteboom（Eds.）, Springer（1975）

30）S. E. G. Öhamn：Coarticulation in VCV utterances：spectrographic measurements, J. Acoust. Soc. Am., 39, pp.151-168（1966）

31）J. Mehler, J. Y. Dommergues, U. Frauenfelder, and J. Segui：The syllable's role in speech segmentation, J. Verb. Learn. Verb. Behav., **20**, pp.298-305（1981）

32）A. Cutler, J. Mehler, D. G. Norris, and J. Segui：The syllable's differing role in the segmentation of French and English, J. Mem. Lang., **25**, pp.385-400（1986）

33）T. Otake, G. Hatano, A. Cutler, and J. Mehler：Mora or syllable? Speech segmentation in Japanese, J. Mem. Lang., **32**, pp.358-378（1993）

34）柏野牧夫：閉鎖区間の前後に分散する手掛かりに基づく日本語閉鎖子音の知覚，音響会誌，**48**，2, pp.76-86（1992）

35）K. Kakehi, K. Kato, and M. Kashino：Phoneme/syllable perception and the temporal structure of speech, in T. Otake and A. Cutler（eds.）, Phonological Structure Lang. Proc., de Gruyter（1996）

36）M. Kashino, A. van Wieringen, and L. Pols：Cross-language differences in the identification of intervocalic stop consonants by Japanese and Dutch listeners, Proc. ICSLP 94, pp.1079-1082（1994）

37）E. Dupoux, K. Kakehi, Y. Hirose, C. Pallier, and J. Mehler：Epenthetic vowels in Japanese：a perceptual illusion? J. Exp. Psychol. HPP., **25**, 6, pp.1568-1578（1999）

38）E. Dupoux, C. Pallier, K. Kakehi, Y. Hirose, and J. Mehler,：New evidence for prelexical phonological processing in word recognition, Lang. Cogn. Proc., **16**, 5/6, pp.491-505（2001）

39）廣谷定男：母音のフォルマント分析：過程と仮定を知る，音響会誌，**70**，10，pp.538-544（2014）

40）A. Cutler and D. Norris：The role of strong syllables in segmentation for lexical access, J. Exp. Psychol. HPP., **14**, 1, pp.113-121（1988）

第2章
発話から音声知覚へ

2.1　運動理論の展開

2.1.1　音声処理の特殊性と処理の枠組み

音声コミュニケーションでは情報の送り手の伝えたい概念が言語化され，心的辞書などを参照して一連の音素系列が導かれる。それらに適切な韻律情報が与えられて発話に至るというのがきわめて大雑把な情報の送り手側，すなわち発声者側の過程である。

音素知覚は，この音素という分節系列を聴覚系の処理によって求めるということになる。音素という概念自体は言語学（音声学，音韻論など）の理論体系を構成するうえで有効かつ不可欠のもので，その**心理的実在性**（psychological reality）を持っている。しかしこれを音声生成や知覚の基本的構成要素としてとらえるべきものかについては議論がある[12),30)]。1.5.3項〔3〕にも述べたように，知覚の基本単位は言語によって異なり音素よりも大きな単位である。

実際に生成される音声情報の中には，音素に対応する明確な境界を持った離散的な部分はない。母音や一部の子音には定常的性質を持った部分もあるが，全体として静的ではない。この現象はすでに1.5.3項〔4〕で知覚的側面からも明らかにした。また，音声情報には音素のような文脈不変的性質もない。

このおもな要因は1.5.1項で述べたように調音結合という現象にある。これによって音素特徴は，一連の音素環境によって変化し，その結果離散性を持たず文脈不変的でもない。また当然の結果として静的でもない。

したがって，聴覚系の処理のみによって送り手側における音声生成の計画段階にあった音素系列を求めることは困難であるという考え方が生まれた。音声コミュニケーションという観点からは，高度に抽象的な音素というものが送り手と受け手で結果として共有されるとしても，生成と知覚におけるその間の一連のプロセスに関して送り手と受け手により共有される直接的な中間的存在が必要ではないかという検討もされてきた[10)]。

運動理論（motor theory）が登場した1960年代の後半においては，1.2節およびコラム2で述べたように，1940年代における千葉・梶山による先駆的業績[7)]を受けてFantやStevensによって音声生成機構の研究が行われた。これにより音声の物理的・音響的特性と調音運動・声道形状との関係が明らかになった。

一方1950年代から急速に発展してきた電子計算機によって，文字や音声の認識を行わせようという研究が進められた。1950～60年代にはフォルマント周波数を用いたヒューリスティックな認識の研究が行われていたが，その壁はきわめて高かった。Pierceによる有名な音声認識研究への批判が行われたのもこの頃である[34)]。

このような状況にあって人間が持つ高い音声認識能力が，いかにして前述の原理的諸課題を克服して行われているかの一つの考え方として登場したのが運動理論である。これは送り手の音声生成の計画段階にあった音素系列を求めるためには，音声の生成過程を参照する必要があるという考え方である。これに対して聴覚系の処理に主体を置き，生成に関する情報はあくまで音声が聞き取りにくい状況などにおける二次的利用に限って考えるのが聴覚説である。

1960年代の後半には運動理論に関する二つの考え方が現れた。その一つはStevensとHalleによる**analysis-by-synthesis**（A-b-S，合成による分析）という考え方である[40)]。これは聴取した音声に対して仮説が生じ，その仮説に基づき音声を生成してみて，その結果が聴取したものと一致すれば，その仮説が知覚結果になるというものである。しかしこの考え方は知覚過程における音声情報処理がリアルタイムで行われていることを考えると無理があり，処理の経済性の観点からも疑問が残る。ただし，音声コミュニケーションの上位の言語処理段階おいては，このような予測的処理が働いていることは知られている。70年代に入るとStevensは聴覚説に向かい，A-b-Sの考え方は放置されてしまった。

もう一方の運動理論は，Libermanらにより提唱されたもので[25]，これが現在一般的に運動理論と呼ばれるものである。この運動理論はさまざまな議論に出会い，その後30年近くにわたり種々の変遷を経つつ検討が続けられた。運動理論出現の契機は上述した通りであるが，音声信号処理による分析技術の進展によって，話者が特定されていない連続音声の認識・知覚が，当時一般に考えられていたほど単純なものではないとわかってきたことが大きい。1970～80年代にかけて，パタンマッチングの考え方に立って工学的音声認識の研究が精力的に進められたが，人間の音声知覚能力との大きな隔たりが解消されることはなかった。音素という抽象的概念は，弁別素性の物理的特徴の集合として記述されるものでもなく，生成された音声の物理的特徴の単なる**パタンマッチング**から導かれるものでもない。音声認識の技術は，計算機能力の著しい向上と相まって**HMM**（隠れマルコフモデル）などの統計的枠組みや，神経回路網の**深層学習**（DNN）により大幅な性能向上が図られているが，人間の音声知覚能力との間にはまだ大きな差がある。

以降では1章で述べた音声生成機構や知覚の特性をベースに，発話から音声知覚への過程について運動理論の考え方を軸にして述べる。

2.1.2　運動理論の変遷

前項で述べたように聴覚系の処理のみでは，送り手の計画段階における音素系列を再現し知覚することは困難であるという考え方から，音声知覚には音声生成系の関与が必要であるという主張が，運動理論仮説の基盤である。

上記の考え方を支持する現象としては，大別して二つ考えられるが，両者は重なっている部分もある。一つは間接的なものであり，一般の音に対してではなく音声の処理だけに働いている聴知覚現象を見出すことである。これは音声の処理に特別に働く処理の存在を示唆するものとなる。この処理を担うものがスピーチモジュール（speech module）と呼ばれた。ただしスピーチモジュールが音声生成系と関連を持つかについては，この間接的現象からだけでは明らかでない。また音声処理の上位段階では，当然それに特化した機構が存在するのは明らかであるから，音処理の下位段階での現象であればスピーチモジュールの存在の示唆にはより有効である。もう一つは直接的に情報の受け手における知覚系と生成系のリンクを示す脳活動や生理学的知見である。これは運動理論を直接的に支持することにつながる。

音声に対してのみ働く現象として，まずカテゴリー知覚が挙げられた。音声知覚に対するカテゴリー知覚とは心理連続体上で一つの音素から別の音素へと知覚が変わる境界で，その音素に関する判断率が急激に変化するような現象である（2.2.2 項で詳述）。一般音の知覚では急激な変化を示さない変化量でも音声知覚では急激な知覚的変化が起きる。これは音声に特有の知覚が働いている現象であると主張された。しかしこの現象は色知覚など多くのカテゴリー判断でも共通に起こるもので，特に音声知覚に固有のものではないことが明らかとなった。

また，音声知覚には一般的な音の処理とは異なる仕組みがあるという主張は，入念に設計された離散的な音響ユニットつまり音響アルファベットを用い，学習者に強力なトレーニングを行ったとしても，音声のような速い速度でユニットの系列を知覚できないという実験的事実からも述べられている[25)]。ただこの実験結果の本質は，正書法のアルファベットに類似の音は動作しないということを示したものだと解釈されている[11)]。

その後運動理論を支持すると考えられるようないくつかの実験が行われた。例えば Dorman らによって行われた実験では，/ebde/ という刺激において /d/ の前の閉鎖区間をゼロにすると /b/ が知覚できず /ede/ となる。一方 /eb/ と /de/ の話者が異なるか，同一話者でも /eb/ と /de/ を異なる耳に呈示すれば，閉鎖区間がなくても /ebde/ の知覚が起きる[8)]。このことは一つの声道で起こることか，起きないことかで，同じ刺激でも知覚が異なることを示している。すなわち知覚が生成系を利用しているという解釈から運動理論を支持する証拠であるとされた。このことはやはり一般的には成立せず，異なる話者，すなわち異なる声道（話者）でも時間的に分散する音素特徴が統合され，同じ知覚結果が生じる現象があることには注意を要する[21]。さらに音声の中では気づかれない（音声知覚に変化を与えない）短い無音区間長が通常の定常音（雑音など）の中では気づかれるなど，音声に対しては一般の音と異なる処理があることを示唆するものであるとされた。

これらの実験結果をふまえ，Liberman らは音声生成と知覚に特化して進化した音韻モジュール（phonetic module）の存在を考えた。後に彼らは，Browman と Goldstein の**音韻ジェスチャ**[5]がこのモジュールにより求められるとした。

実験の詳細は次節に示すが，音声の二重知覚[27]という現象では閉鎖子音＋母音からなる音節刺激を用いる。通常このような刺激では数個のフォルマントを持つが，その第2フォルマントの遷移を一方の耳に呈示し，反対耳に残りのすべての音を呈示すると，フォルマント遷移を呈示した耳にはチャープ音が聞こえると同時に，反対耳には閉鎖子音＋母音の原音の音節刺激の知覚が起きる。

Liberman らは，この現象では一般の音に対する知覚と音声に対する知覚の異なる二つのプロセスが働いていると考えた。**聴覚情景分析**（auditory scene analysis）の立場に立てば，耳に到来した音は，まず音源に対する分析が行われ，それぞれの音源に属する音の成分に対する知覚が生ずるものと考えられる。いったん音源ごとに分けられた音の成分が重複して使われることはないと考えられているので，音声の二重知覚現象は，聴覚説では説明が困難であると主張した。

Liberman らは，まず到来した音のすべてを扱う音韻モジュールとしての閉モジュールと一般の音の処理に関わる開モジュールを考えた。**開モジュール**は閉モジュールの後に直列に置かれ，**閉モジュール**は音韻知覚に関わる情報を先取りして扱い，情報をつぎの開モジュールに送ると考え，閉モジュールを聴覚系の中に位置づけた[26]。

運動理論は一般に積極的支持を得られない状態のまま推移したが，2.1.3項に述べるRizzolattiらによるミラーニューロンの発見により見直しの機運が広まった。

2.1.3　生理的知見と運動理論の見直しへの展開

1990年頃，自らが動作するときに活動するサルのF5（腹側運動前野）が，他者の同じ動作を観察するときにも活動することを発見し，**ミラーニューロン**と名づけられた[38)]。本来F5は，握る，掴むといった手と指の運動制御に関わる領域である。他者の握る，掴むという動作を観察したときにも活動するということは，他者の運動の際の脳活動を，自らの脳内で再現（ミラーリング）していると考えることもできる。

音声の立場からミラーニューロンを考えてみると，自らが発声するときに活動する脳の発話運動領域は，他者が発話した音声を聞く際にも活動するということである。つまり，音声知覚の際に，発話に関与する運動領域を参照しているということになる。ミラーニューロンの発見により，音声知覚の運動理論の再考が起こり，音声知覚の際の発話運動領域の脳活動に注目が集まってきた。詳細は2.3節に述べる。

2.2　発話から音声知覚における諸現象と運動理論

2.2.1　音声知覚における処理

発話から音声知覚における諸現象は，音声知覚がどのように行われているかを明らかにするうえでの重要な手掛かりを与えるものとなる。ここでは特に音声生成と知覚の仕組みの関連性，すなわち音声生成過程は知覚過程にどのように関連し，それは処理過程のどのレベルで起こるかを検討する。しかし，この検討にあたっては，音声知覚過程のなんらかのモデルを必要とする。1.5.2項〔2〕に示したモデルでは音声分析，音素特徴（弁別素性）分析，特徴バッファ，音素特徴統合の各レベルで記憶機構，また各処理レベル間での記憶を介した情報のやり取りが明らかでない。このモデルでは現象を説明する自由度は大であり，記憶に音声生成過程に関する記憶も加えるならば運動理論に近いものも考えられる。一方運動理論では，その初期段階で音の情報処理の流れは明らかであるが，音韻モジュールでジャスチャがどのように導かれるかの具体的記述がない。

多くのモデルにおいて連続音声のどの領域が特徴抽出の対象となるか，それらの特徴はどの範囲で統合され，音声知覚の基本単位（音節，モーラなど）を構成するかなどについて陽に言及されているモデルは少ない。

ここではStevensによる**図2.1**のモデルを一例として掲げ，次項以下の現象の理解の助けとする[41]。このモデルは最後の単語知覚においてA-b-Sの処理が導入されているが，それ以外はいわゆる聴覚系における処理である。またこのモデルでは，音節の核となる母音中心や子音調音の開始や終了などのランドマークを導入して弁別素性の検出領域を定めるようになっている。

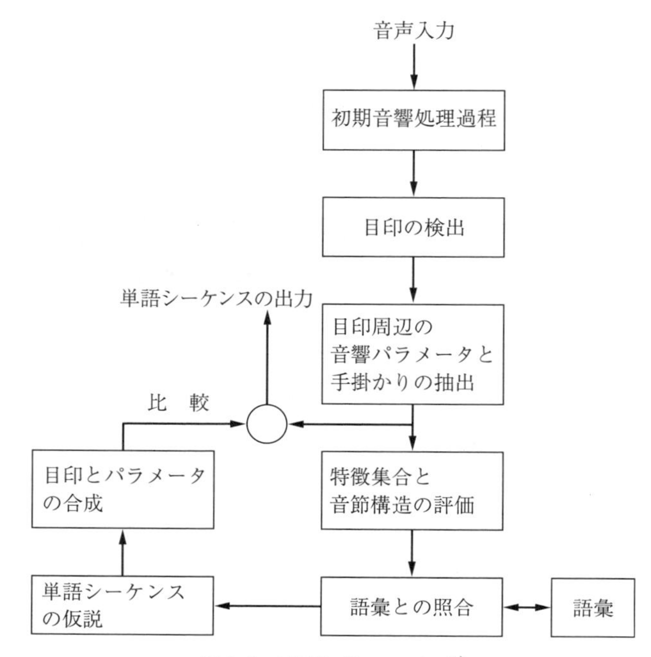

図2.1　音声知覚のモデル[41]

音声処理過程を解明するためには音韻知覚，刺激の比較による弁別判断（A-B 試験，A-B-X 試験などが通常用いられる），報告・判断に要する時間（反応時間）が用いられる。また音声刺激のみでなく，それらに干渉する刺激を聴覚のみでなく視覚からも与えるなどの試みがなされている。

次項以下では，それらの実験によって見られる知覚現象がどのような処理によって生じているかを考える。

2.2.2　カテゴリー知覚

音声のカテゴリー知覚現象に関しては多くの研究が行われた。カテゴリーの知覚に影響する音響的手掛かり，カテゴリーの生得性，聴覚機構の特性との関係，生成と知覚の関係，カテゴリーの言語依存性，カテゴリーの獲得・学習といったものである。研究は単に幼児の音声獲得，成人の第二言語学習に留まらず，アカゲザルやチンチラのような動物における音声の弁別といったものにも及んだ。以下，音声の知覚過程に関するものから説明する。

カテゴリー知覚とは，連続的な知覚対象領域の中に一つのカテゴリーに対する知覚領域があることである。特にこの領域が別のカテゴリーと隣接しているような場合が対象となる。

英語の有声閉鎖子音 /ba/，/da/，/ga/ を例にとって説明する。**図 2.2** は 14 個の一連の刺激を示している。図中の黒いバーの太さはフォルマントの強さを，その縦軸に対する位置がフォルマントの周波数を，横軸は時間を示している。一連の刺激において，変化しているのは第 2 フォルマントの開始周波数で 120 Hz ずつ増加している。このような図形情報を光電管によって読み取り，

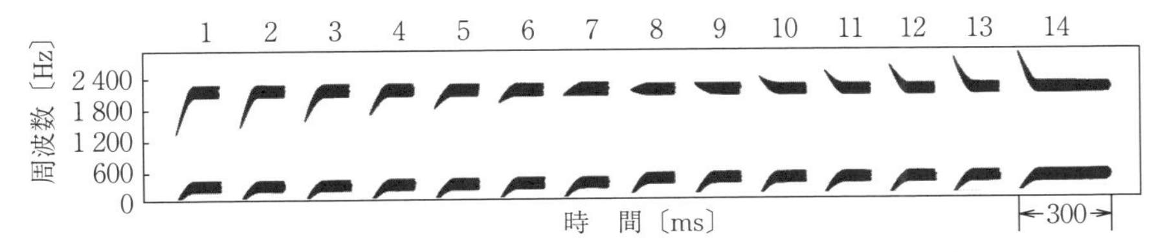

図 2.2　第 2 フォルマント遷移を変化させた刺激のパターン[46)]

パタンプレイバック（pattern playback）という装置で合成音声が作られた。これらの刺激に対する /b/，/d/，/g/ の同定結果を示したものが**図 2.3** である。横軸は刺激番号で，縦軸はその刺激に対応する知覚結果である。刺激はある領域で一つのカテゴリーに対する同定率は 100％であるが，カテゴリーの境界では同定率は急速に低下する様子が見て取れる。**図 2.4** は，ある刺激と一つおいた隣の刺激とを対にして，その刺激対が同じであるか異なるかを ABX 試験で弁別したときの正解率の例である。ここで弁別成績が 50％であるということは二つの刺激対の区別がつかなかったことを示している。すなわち連続体上では等間隔の刺激対に対して，カテゴリーの知覚判断境界でだけ急激に弁

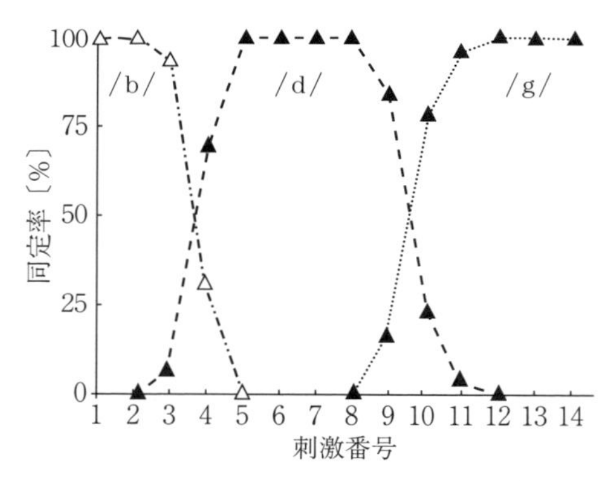

図 2.3　/b/，/d/，/g/ の同定率[46]

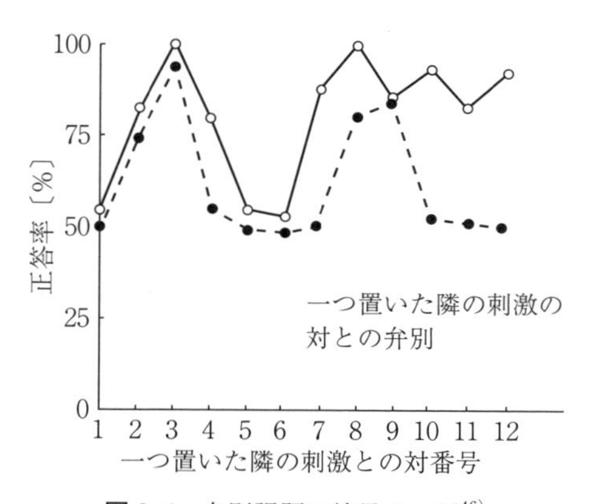

図 2.4　弁別課題の結果の一例[46]

別率がよくなるということを示している。連続体上で急激なカテゴリー判断の変化を引き起こす境界のあることと，その境界付近で刺激の弁別率がよくなることの二つがあるとき，カテゴリー知覚が成立しているといわれる。

上記の /b/，/d/，/g/ のカテゴリー知覚の弁別について見ると，連続体上では等間隔の刺激の変化であるけれども，弁別率がカテゴリー境界では高い。すなわち通常の音の弁別とは異なるパターンを示す。しかし，これが音声に対してだけ特別に働くものとはいえないことに注意しておく。

音声のカテゴリーを獲得していない乳幼児についてカテゴリー知覚が調べられた。多数の研究が行われているが，その一つに Kuhl らのものがある[47)]。Kuhl らはアメリカとスウェーデンの 6 ヶ月齢児に対し英語の /i/ とスウェーデン語の /y/ を聞かせ，その周辺刺激との弁別率を求めた。アメリカ乳児は /i/ の周辺で弁別率が悪く，スウェーデン乳児は /y/ の周辺での弁別率が悪いという結果が得られた。この典型例に近いものが弁別しにくいのは，知覚がそれに引き寄せられるからだとして，**磁石効果**（magnet effect）と名づけられた。

VOT は有声／無声閉鎖子音のカテゴリー知覚の手掛かりとなる。Kuhl と Miller がチンチラのショック回避行動を使ってカテゴリー境界を求めたところ，人間のそれとよく似た結果が得られた[48)]。

これらの結果から見ると，カテゴリー知覚自体は音声固有の処理によるものではないので，音声に特化したモジュールを必要としない。

2.2.3 部分情報しか持たない音声

音声コミュニケーションを考えた場合，実験室環境とは異なり，環境雑音などの妨害があるのが通常である。しかし通常は相当の環境雑音を受けても音声コミュニケーションは可能である。その例としてカクテルパーティ効果が知られている。これには単なる聴覚情報のみでなく，視覚情報やトップダウンの効果などが複合的に関与しているが，その処理の実態は明らかでない。図 2.1 は単語レベルにおけるトップダウンの一つの例を示している。

一部の音声情報しか存在しないような音の知覚についての現象はいろいろ知られている。上記の雑音が加わった音声についても，振幅の小さい部分（主として子音）が雑音によりマスキングされると考えるならば，この範疇に入る。極端な場合には，音声とは聞こえないような音であっても音声であると教示されると，その内容が聞き取れるものもある。以下にそれらを示す。

音声波形の振幅情報を極端にピーククリッピングして得られる矩形波状の音信号は，振幅包絡情報を持たず，もとの音声波形が振幅ゼロのところを交差する情報だけを持っているが，了解性を持っている[28)]。

線形予測分析で得られたフィルタを雑音駆動して得られる音信号は，ピッチ情報を持たないが，いわゆるささやき声とほぼ同じで自然性も明瞭性も高い。さらにこの音声にピッチはないはずであるが，ピッチ感も感じられる。

子音に相当する部分を切り取って雑音で置換しても，雑音が置換された音声のスペクトル成分をマスクするのに十分であれば，音声は完全に修復されて聞こえる音素修復現象がある（1.5.3項〔1〕参照）。前述したように，雑音が音声中のどこにあったかを特定することは難しい。このことは運動理論を支持するものとなる。ただしこのような現象は，音声だけでなく連続して鳴っている純音やFM上昇・下降音でも起きる。また視覚において主観的輪郭として知られる錯視でも同様な現象が生じている。

もっと極端に音声のフォルマント周波数3～4個を正弦波で表現（周波数と強さ）したものを**正弦波音声**という。もちろんここには声帯音源に対応するピッチおよびそれが作り出す高次調波はないので，正弦波音声は複数の口笛音のように聞こえる。しかし，いったんこれが合成音声であると教示されると，もとの自然音声の内容を聞くことができる。またいったん音声として聞き取ることができると，その知覚は強固に起こる。第1～第3のフォルマント周波数を用いた実験では，その正答率は50～85％の間である[24)]。また，この知覚は正弦波トーンそのものに対する知覚と同時に起きている。

運動理論のスピーチモジュールはその具体的内容が明らかでないので，この現象がそれを支持するものかどうかを直接的に検討することはできない。しかし，正弦波音声はまったく音声には聞こえないような音である。これはトップダウンの影響が大きく寄与している。このような種々の劣化音声で見られるように，音声であると思って聞くことによる体制化は強力である。

2.2.4 二 重 知 覚

Randは音節の第2フォルマントの遷移を分離し，分離した音と残りの音声をそれぞれ左右の耳に呈示した。これを分離呈示（dichotic presentation）という。このとき第2フォルマントの遷移音に対するチャープ音が聞こえると同時にもとの音節も聞こえることを示した[49]。

この現象を用いてLibermanらは第3フォルマントの開始周波数を変化させる刺激を作成して/ba/→/ga/の刺激連続体を作り，その第1・第2フォルマントと第3フォルマントを左右耳に分離呈示した。その結果第3フォルマントに対する音響的知覚（チャープ音）と第1〜第3フォルマントが統合された音節知覚が起きることが示された。また，音素修復現象において用いる置換雑音と置換される部分の音声信号を削除した残りの音声とがdichoticに呈示される場合にも二重知覚が起きることが報告されている[18]。

これらの結果は知覚体制化の原理からは説明しにくい。すなわち左右耳から入った音の到来方向は異なっているため，それぞれの音源は分離され別の処理を受けるとされるので，両者を一つのものに体制化した知覚が起きることは説明が難しい。

運動理論によれば，閉モジュールというすべての情報を取り入れて扱う音声モジュールと一般の音を処理するモジュールがあるので，この現象に対する説明ができる。この現象は音声以外の音でも起きることが知られているが，圧倒的に音声現象で起きる。

2.2.5 マガーク効果

マガーク効果とは/ga/という発声の口唇運動を見ながら/ba/という音声を聞いたときに/da/と聞こえる現象である。このとき視覚情報をなくす

と /ba/ と聞こえる。しかしマガーク効果が生起したときには明瞭に /da/ と聞こえる。この例では口唇の閉鎖というジェスチャが強く音声知覚に影響していると考えられる。

マガーク効果についてはどのような条件で生起しやすいか，言語・文化的差異は影響するかなどさまざまな実験が行われている。また，心理的測定のみならず事象関連電位や脳磁図による検討も行われている[19)]。

マガーク効果は視覚刺激と聴覚刺激の同期の程度よってもその効果は変化し，音声刺激が 50 ms 先行した状態から同期したあたりでその効果は最大で，同期がずれるに従い効果は減少する[14)]。

視覚情報が音源定位に強く影響する現象として，いわゆる**腹話術効果**がある。この効果は音声に限らず光の点滅刺激に同期する断続音のような非音声刺激でも起きる。マガーク効果はジェスチャを求める閉モジュールとの親和性がある。

2.3　音声知覚とミラーニューロン

2.3.1　脳機能計測による検証

ミラーニューロンの発見を契機に，2000 年に入り音声知覚の運動理論を支持する脳機能計測結果が報告されている。最初の報告は 2004 年の Wilson らによるものである[44)]。被験者が /pa/ あるいは /gi/ の音声を知覚する際，そして同じ被験者が /pa/ あるいは /gi/ を発話する際の脳活動を **fMRI**（**機能的磁気共鳴画像法**）により計測した。その結果，音声知覚と音声生成で共通の運動領域に活動が見られた。この領域は左の**運動前野**（**premotor cortex**：**PMC**）であり，通常発話のプランニングを行うために活動するとされる。つまり，音声知覚の際にこの運動前野が活動するということは，発話のプランニングの情報が音声知覚に利用されているという可能性を示している。

その後，Pulvermüller らは，唇を使う /p/ を含む音節と舌先を使う /t/ を含む音節を聞く際の運動前野の活動を調べ，/p/ と /t/ で運動前野の活動する場所が異なること，そして，この活動の場所が /p/ を含む音節と /t/ を含む音節を発話する際に活動する運動前野の場所とそれぞれ一致することを示した[36]。すなわち，話し手の音素に依存した運動前野の活動場所の違いを聞き手が脳内で再現（ミラーリング）しているということである。これ以降も，音声知覚の際の運動前野の活動が数多く報告されている。

しかしながら，音声知覚の際に運動前野が活動したとしても，すぐさま発話の情報が音声知覚に利用されていることを断定できるわけではない。fMRI を始めとする脳活動計測では，運動前野の活動が音声知覚で利用されている結果であるかどうかまではわからない。つまり，運動前野の活動が音声知覚に関与していない可能性もある。この問に答えるために，音声知覚と **TMS**（**経頭蓋磁気刺激法**）を組み合わせる研究が行われている。TMS を使うことで，脳内のニューロンの活動を一時的に抑制することができる。つまり，TMS で一時的に運動前野の活動を抑制した場合に，音声知覚の精度が低下するのであれば，音声知覚において運動前野での情報が利用されていることを裏づけることができる。/ba/，/da/，/ga/ の弁別課題において，TMS を運動前野に与えて活動を抑制したところ，TMS を運動前野に与えなかった場合と比較して弁別率が低くなった[31]。つまり，音声知覚の際に運動前野が重要な役割を果たしていることを示している。

また，Fadiga らは，舌で調音を行う /r/ を含む単語音声を聞いている際に TMS により誘発される舌の筋肉の **MEP**（**motor evoked potentials**，**運動誘発電位**）が，唇で調音を行う /f/ を含む単語を聞く場合と比べ大きくなることを明らかにした[9]。つまり，舌で調音する音素を含む単語音声を聞く際に，舌の筋肉が活動していることを示している。音声知覚の際に，音素に依存した運動前野が活動することと関連した結果であるといえる。

しかしながら，これらの証拠により，音声知覚の運動理論の存在が証明されたとはいえない。一つの理由として，母語の「きれいな」音声を知覚する際の運動前野の活動レベルが低いことが挙げられる。一方で，不明瞭な音声，外国語音声を聞く場合に，運動前野の活動が大きくなることが知られている[6),45]。

つまり，運動前野の情報は音声が聞き取りにくい状況でのみ利用されており，聞き取りやすい場合には利用されていないと考えることができる。

音声知覚における仮説として，音声生成系の関与を必要とする運動理論と，聴覚系の処理のみで行うとする聴覚説の対立があることはすでに述べた。この対立が盛んであった1980年代は，どちらの理論が正しいかということが議論されてきた。しかしながら，近年の音声知覚における脳情報処理の結果は，これら二つのいずれかが正しいということではなく，時と場合により人間は二つの音声知覚メカニズムを使い分けている可能性を示している。

2.3.2　音声知覚の二重経路モデル

近年，Hickok と Poeppel[15] および Rauschecker と Scott[37] は，音声知覚における**二重経路モデル**を提案している。これらのモデルは，**聴覚野**から**下前頭回**（**inferior frontal gyrus**：**IFG**）に至る経路（ventral pathway，**腹側経路**）と，聴覚野から下頭頂小葉（inferior parietal lobule：IPL）を経由して運動前野に至る経路（dorsal pathway，**背側経路**）により並行して音声知覚の情報処理が行われるとしている（**図2.5**）。ここで，下頭頂小葉は，**縁上回**（えんじょう）（supramarginal gyrus：SMG）と**角回**（angular gyrus：AG）から構成される。二重経路の考え方は視覚系の研究成果を聴覚系に発展させたものである[44]。ただし，同じ二重

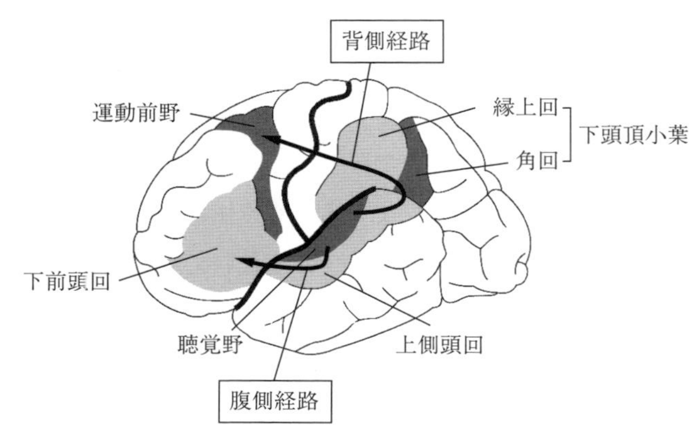

図2.5　Rauschecker らの音声知覚の二重経路モデル

経路モデルであっても，Hickok らと Rauschecker らで考え方が異なる。Hickok らのモデルについては5.3節で詳しく述べることとし，ここでは Rauschecker らのモデルを紹介する。また，4.4.6項では乳幼児における二重経路モデルについて論じる。

左脳の**上側頭回**（**superior temporal cortex：STG**）は，音声の明瞭度に応じて活動が増加することが知られている[3),39)]。また下前頭回は，音声のカテゴリー弁別課題において活動する[42)]。これらを含む多くの研究により，腹側経路は音声の意味理解において中心的な役割を果たしていることが明らかになっている。一方，背側経路の下頭頂小葉には，音韻ループと呼ばれる音韻と調音の関係が貯蔵されているといわれている[2)]。そのため，背側経路の役割は，おもに音韻処理であると考えられている。このことをふまえ，Rauschecker らは，音声知覚における腹側経路は“what”，背側経路は“where/how”に関する情報処理を行うという仮説を提案している。

下前頭回と運動前野はつながっていることから，二重経路モデルは，音声生成における**フィードフォワード・フィードバック制御**とも関係している（3.1節参照）。腹側経路は，下前頭回と運動前野で調音ジェスチャを生成し，下頭頂小葉で構音リハーサル（**調音-聴覚マッピング**）を行うフィードフォワード経路と対応する。また，背側経路は，自らの音声が上側頭回を経由して下頭頂小葉に送られる聴覚フィードバック経路と対応する。Rauschecker らは，音声生成において，フィードフォワード信号とフィードバック信号の比較が下頭頂小葉で行われ，目標とする聴覚情報とフィードバックされた聴覚情報の間の誤差が最小となるような調音運動の制御が行われていると考えている。また，このような下頭頂小葉における信号の比較が音声知覚においても行われていると考えられている。

これまでに音声知覚において運動前野が活動する研究結果を示してきたが，Agnew らは運動前野の活動は，音声だけではなく，人間が口から作り出す非音声（例えば舌打ちなど）の知覚でも見られることを報告している[1)]。つまり，運動前野は，人間が口から作り出した音を聞くと活動してしまうのであり，音声知覚に特化して活動しているのではないということである。この結果は，背側経路が“how（どのようなものか）”を処理するという Rauschecker らのモデルを支持している。

廣谷らは，音声の自然性における“how”を変えることが，音声知覚における発話運動関連領域の活動にどのような影響を与えるのかについて検討を行っている。廣谷と Guenther は，音声の周波数情報における自然性を制御するために，定常母音のフォルマント周波数以外の周波数を削減する方法を提案した[16)]。この方法による刺激音声を用いて音声知覚時の fMRI 実験を行ったところ，自然性が低下するにつれて，運動前野の活動が大きくなることがわかった。しかし，自然性が低下し過ぎて音声として知覚されなくなると，運動前野の活動は小さくなることがわかった。つまり，音声の自然性と運動前野の活動の間には逆 U 字の関係があることがわかった。

また，音声の時間情報における自然性の影響を調べるために，発話リズム変換法（6.2.2 項参照）により，ネイティブ，非ネイティブ，音素継続長が一定である発話リズムを持つ刺激音声を作成した。音声知覚時の fMRI 実験の結果，これまで活動に違いが見られた運動前野ではなく，左の**補足運動野**（**supplementary motor area**：**SMA**）に違いが見られた。周波数における自然性を変化させた場合と同様に，自然でない非ネイティブ発話リズムの場合に補足運動野の活動が増加し，継続長が一定である不自然な発話リズムの場合に活動が減少するという逆 U 字の結果が得られた。

したがって，音声知覚に関与する発話運動関連領域は，周波数情報では運動前野，時間情報では補足運動野で異なる可能性がある。また，刺激音声が音声として知覚される場合は，音声の自然性が低下するにつれて発話運動関連領域の活動が大きくなるが，音声として知覚されない場合は，発話運動関連領域の活動が見られない可能性が示唆された。

しかしながら，音声知覚における運動前野および補足運動野の活動の機能的役割については依然として課題が残っている。

2.3.3 新しいアプローチによる検証

ここまで，音声知覚における発話の関与を示すために，おもにfMRIを用いて運動前野の活動を調べる研究を紹介したが，fMRIよりも時間分解能の高い**EEG**や**MEG**を用いて，脳活動の時間-周波数解析から音声知覚と発話運動との関係を調べた研究を紹介する。Poeppelは，音声知覚の際，左の聴覚野では20～50 Hz（時間窓長：20～50 ms），右の聴覚野では3～10 Hz（時間窓長：100～300 ms），つまり左右の聴覚野で異なる時間分解能（サンプリングレート）が用いられているとする**AST**（asymmetric sampling in time）**理論**を提案している[36]。左の聴覚野における20～50 msの時間窓長は**音素**の長さ，右の聴覚野における100～300 msの時間窓長は**音節**の長さに対応しており，音素と音節が左右の異なる聴覚野で処理されていると考えられている。

Luoらは，3文章の音声を知覚する際の脳活動をMEGにより計測し，右の聴覚野のθ帯域（4～8 Hz）の活動が3文章を識別できることを示した[29]。θ帯域は200 ms程度の時間窓長，つまり音節の長さと対応している。この結果は，AST理論を支持しており，1.5.3項〔3〕で述べた音声知覚の単位が音節であることを裏づけている。

Giraudらは，fMRIとEGGの同時計測により，安静時の脳の自発活動を測定し，聴覚野と唇の動作に関与する運動前野のθ帯域の活動の振幅変調パターンが相関することを明らかにした[13]。この結果は，脳活動の時間特性の観点から，音声生成と知覚の間の相互作用の存在の可能性を示している。

運動理論では，音声知覚の際，音声生成に関与する脳領域の参照が行われていると考えられている。そうであるならば，ある音声を発話しながら，異なる音声を知覚する場合，発話の際の運動前野の参照と，音声知覚の際の運動前野の参照の間で干渉が起こり，音声知覚に影響する可能性が考えられる。Mochidaらは，/pa/，/ta/，/ka/のいずれかをささやいて発話しながら，/pa/，/ta/，/ka/の音声刺激を同定する課題を行った[32]。実験の結果，/ta/を発話中に/ka/を聞く，/ka/を発話中に/ta/を聞く際に正答率が低下することがわかった。/t/と/k/はいずれも舌で調音する子音であるため，発話の際の音素と同じ調音器官で作られる別の音素を知覚する場合のみ影響を受けるといえる。この結果は，/ta/ あるいは /ka/ の口唇を見ている際に /pa/ の音の同定を間違えるマガーク効果（2.2.5 項）とは異なる結果である。マガーク効果では，唇音（/p/）と舌音（/t/，/k/）の間で影響を受け，舌音の間では影響がない。したがって，音声知覚における影響は，視覚と発話運動で異なるといえる。

音声知覚の際に聞き手の発話器官に摂動を与えるために，カテゴリー知覚実験の際に，音声刺激の呈示に合わせて聞き手の頬に貼ったテープを下に引っ張るという実験が行われている[20)]。頬をテープで下に引っ張ると，顎を下げられるような錯覚が生じることが知られている。この実験においても，音声知覚の際に調音器官に外乱が加わると，音声知覚の特性が変化することが示されている。

音声知覚が発話の影響を受けるのであれば，**発話障がい**者の音声知覚特性は健常者と比較して違いがあるのではないだろうか。Neef らは，健常者と吃音者に対して /pa/-/ba/ および /ta/-/da/ のカテゴリー知覚実験を行い，吃

コラム 4

脳機能計測の方法

脳活動によって神経細胞が発火し細胞の電位変化が起こる。この直接的な電気信号あるいはこれに伴う副次的な血流量の変化を測定し，可視化するのが**脳機能計測**である。本書では，ECoG，EEG，fMRI，fNIRS，MEG を用いた研究を取り上げているが，それぞれ一長一短がある。時間分解能は EEG，MEG が優れており，空間分解能は fMRI が優れている。fMRI や MEG は大規模な設備が必要であるが，fNIRS は自然な環境で計測可能なモバイルタイプもあり乳幼児にも適用しやすい。ECoG は時間分解能，空間分解能ともに優れているが，開頭手術を必要とするため使用が限られる。fMRI は脳深部を計測できるが，スキャン時に大きな騒音を伴うため，聴覚実験の際は注意が必要である。近年，fMRI と EEG の同時計測を行うことで，それぞれのメリットを活かした解析を行うことも可能になっている。脳活動の解析ツールが多数公開され，以前に比べて脳科学研究への敷居が低くなっているが，それぞれの方法のメリット・デメリット，解析方法をよく理解し，研究を進めることが重要である。

音者のカテゴリー境界が健常者と比べて曖昧であるという結果を示している[33]。しかし，実験に対する集中力の影響である可能性も指摘されており，発話障がい者の音声知覚特性についてはまだよくわかっておらず，今後の課題である。

カテゴリー知覚時のfMRIによる脳機能計測とパターン認識技術を組み合わせることで，音声知覚における発話運動関連領域の関与を調べる研究も行われている[23]。/ba/-/da/の間を連続的に変化させた音節聴取時の脳活動を計測した後，被験者のカテゴリー知覚実験により脳機能計測実験で用いた音節を/ba/あるいは/da/にラベルづけした。そして，すべての脳領域において脳活動パターンからパターン認識技術によりラベルづけられた/ba/と/da/を判別することを行い，判別率の高い脳領域を抽出した。その結果，ブローカ野の活動パターンが音節カテゴリーを判別できることがわかった。このことは，ブローカ野がカテゴリー知覚に関与していることを示している。

また，錯聴を利用して音声知覚におけるブローカ野の活動を示したfMRI実験もある。一つの単語を切れ目なく反復呈示すると，聞こえが時間とともに変わっていくことが知られている。このことを利用して，聞こえが変わったタイミングにおける脳活動を調べたところ，ブローカ野に活動が見られた。つまり，音声の分節化にブローカ野が関わっている可能性が示唆される[22]。

近年，Edward Changのグループは，てんかん患者の治療のために，**ECoG**（**electrocorticography**，**皮質脳波記録**）で脳波を計測する際に，患者に発話あるいは音声の聞き取りを行ってもらうという実験を進めている。そして，得られた脳波を機械学習させることで，これまでの脳機能計測では得ることができなかった興味深い結果が示されている。Bouchardらは，子音＋母音で構成される音節発話時の感覚運動野の脳波をECoGで大量に計測し，機械学習により解析を行った[4]。その結果，音素に不変な脳活動が存在することを明らかにした（**図2.6**）。これは発話の実験ではあるが，1.5.1項に述べた音素に依存した不変的特徴が脳内に存在することを初めて示した結果であり，運動理論の支持につながる結果であるといえる。

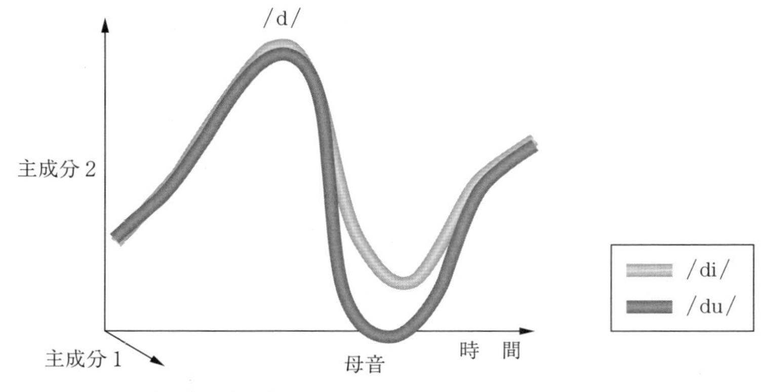

図 2.6　/di/ と /du/ の発話における感覚運動野での ECoG 信号の主成分の時間変化[4)]

2.3.4　脳機能計測における今後の課題

2.3 節では，ミラーニューロンの発見により始まった音声知覚の運動理論の脳内メカニズムを探る研究を紹介した。現時点では，「きれいな」音声を聞き取る場合は聴覚説に基づき，音声が聞き取りにくい状況など特殊な場合でのみ運動理論も併用されるという考え方が妥当であるといえる。しかしながら，音声が聞き取りにくい状況においてもなお，発話運動の情報は利用されていないとする結果もあり，音声知覚メカニズムの解明には至っていない。脳計測・解析技術のさらなる発展により，今後理解が深まることが期待される。

引用・参考文献

1）Z. K. Agnew, C. McGettigan, and S. K. Scott：Discriminating between auditory and motor cortical responses to speech and nonspeech mouth sounds, J. Cogn. Neurosci., **23**, 12, pp.4038-4047（2011）

2）A. Baddeley, V. Lewis and G. Vallar：Exploring the articulatory loop, The Quarterly Journal of Experimental Psychology, Section A, **36**, 2, pp.233-252（1984）

3）J. R. Binder, J. A. Frost, T. A. Hammeke, P. S. F. Bellgowan, J. A. Springer, J. N. Kaufman, and E. T. Possing：Human temporal lobe activation by speech and nonspeech sounds, Cereb. Cortex, **10**, 5, pp.512-528（2000）

4）K. E. Bouchard, N. Mesgarani, K. Johnson, and E. F. Chang：Functional organization of human sensorimotor cortex for speech articulation, Nature, **495**, 7441, pp.327-332（2013）

5）C. Browman and L. Goldstein：Dyanamic and articulatory phonology in mind as motion explorations in the dynamics of cognition, pp.175-193, MIT Press（1995）

6）D. Callan, A. Callan, M. Gamez, M. Sato, and M. Kawato：Premotor cortex mediates perceptual performance, NeuroImage, **51**, 2, pp.844-858（2010）

7）千葉　勉，梶山正登 著，杉藤美代子，本田清志 訳：母音 ―その性質と構造―，岩波書店（2003）

8）F. M. Dorman, J. L. Raphael, and M. A. Liberman：Some experiments on the sound of silence in phonetic perception, J. Acoust. Soc. Am., 65, pp.1518-1532（1979）

9）L. Fadiga, L. Craighero, G. Buccino, and G. Rizzolatti：Speech listening specifically modulates the excitability of tongue muscles：a TMS study, Eur. J. Neurosci., **15**, 2, pp.399-402（2002）

10）C. A. Fowler, J. Brown, L. Sabadini, and J. Wehing：Evidence from choice and simple response time tasks, J. Mem. Lang., 49, pp.396-413（2003）

11）C. A. Fowler and B. Galantucci：The relation of speech perception and speech production, in the handbook of speech perception, in D. B. Pisoni and R. E. Remez（Eds.）, pp.632-652, Blackwell Publishing Ltd,（2005）

12）藤村　靖：音声科学言論 ―言語の本質を考える，岩波書店（2007）

13）A.-L. Giraud, A. Kleinschmidt, D. Poeppel, T. E. Lund, R. S. J. Frackowiak, and H. Laufs：Endogenous cortical rhythms determine cerebral specialization for speech perception and production, Neuron, **56**, 6, pp.1127-1134（2007）

14）橋本正浩，坂口裕昭，世木秀明，出口利定：声の視覚情報と聴覚情報の統合に影響する時間的要因について，日本音響学会聴覚研究会資料，H-93-65（1993）

15）G. Hickok and D. Poeppel：The cortical organization of speech processing, Nat. Rev. Neurosci, **8**, 5, pp.393-402（2007）

16）廣谷定男：調音と脳活動の計測による音声知覚の運動理論の検証，電子情報通信学会技術研究報告，SP，音声，**109**, 451, pp.81-86（2010）

17）廣谷定男，K. Jasmin, S. Evans, S. Krishnan, C. Lima, M. Ostarek, D. Boebinger, and S. K. Scott：非母語発話リズム音声聴取時における脳機能計測，音講論（春），pp.433-434（2016）

18）M. Horigome and K. Kakehi：Separation and integration of sound sources in auditory processing, 3pSC9, Proc. 5th Joint meeting of ASA & ASJ, J. Acoust. Soc.

Am., **140**, 4, Pt 2 of 2, p.3214（2016）

19） 今泉　敏，森　浩一，桐谷　滋，湯本正人，世木秀明，清水一光：視聴覚音声知覚の脳波・脳磁図による検討，日本音響学会聴覚研究会資料，H-97-9（1997）

20） T. Ito, M. Tiede, and D. J. Ostry：Somatosensory function in speech perception, PNAS, **106**, 4, pp.1245-1248（2009）

21） K. Kakehi, K. Kato, and M. Kashino：Phoneme/syllable perception and the temporal structure of speech, in Phonological Structure Lang. Proc., in T. Otake and A. Cutler（eds.）, de Gruyter（1996）

22） H. M. Kondo and M. Kashino：Neural mechanisms of auditory awareness underlying verbal transformations, NeuroImage, **36**, 1, pp.123-130（2007）

23） Y.-S. Lee, P. Turkeltaub, R. Granger, and R. D. S. Raizada：Categorical speech processing in Broca's area：an fMRI study using multivariate pattern-based analysis, J. Neurosci., **32**, 11, pp.3942-3948（2012）

24） E. Libenthal, J. R. Blinder, R. L. Piorkowsky, and E. R. Remez：Short-term reorganization of auditory analysis induced by phonetic experience, J. Cogn. Neurosci., 15, pp.549-558（2003）

25） A. M. Liberman：Perception of the speech code, Psychol. Rev., 74, pp.431-461（1967）

26） A. M. Liberman and I. Mattingly：The motor theory revised, Cognition, 21, pp.1-36（1989）

27） A. M. Liberman and I. Mattingly：A specialization for speech perception, Science, 243, pp.489-494（1989）

28） J. C. R. Lickleider：Effects of amplitude distortion upon the intelligibility of speech, J. Acoust. Soc. Am., 18, pp.429-434（1946）

29） H. Luo and D. Poeppel：Phase patterns of neuronal responses reliably discriminate speech in human auditory cortex, Neuron, **54**, 6, pp.1001-1010（2007）

30） J. Mehler, Y. I. Dommergues., U. Frauenfelder, and J. Segui：The syllables role in speech segmentation, J. Verb. Learn. Verb. Behav., 20, pp.298-305（1981）

31） G. Meister, S. M. Wilson, C. Deblieck, A. D. Wu, and M. Iacoboni：The essential role of premotor cortex in speech perception, Curr. Biol., **17**, 19, pp.1692-1696（2007）

32） T. Mochida, T. Kimura, S. Hiroya, N. Kitagawa, H. Gomi, and T. Kondo：Speech misperception：speaking and seeing interfere differently with hearing, PLoS ONE, **8**, 7, e68619, doi：10.1371/journal. pone, 0068619（2013）

33） N. E. Neef, M. Sommer, A. Neef, W. Paulus, A. W. von Gudenberg, K. Jung, and T.

Wüstenberg：Reduced speech perceptual acuity for stop consonants in individuals who stutter, J. Speech. Lang. Hear. Res., **55**, 1, pp.276-289（2012）

34）R. J. Pierce：Whither speech perception?, J. Acoust. Soc. Am., 46, pp.1049-1051（1969）

35）D. Poeppel：The analysis of speech in different temporal integration windows：cerebral lateralization as "asymmetric sampling in time", Speech Commun., **41**, 1, pp.245-255（2003）

36）F. Pulvermüller, M. Huss, F. Kherif, F. M. del P. Martin, O. Hauk and Y. Shtyrov：Motor cortex maps articulatory features of speech sounds, PNAS, **103**, 20, pp.7865-7870（2006）

37）P. Rauschecker and S. K. Scott：Maps and streams in the auditory cortex：nonhuman primates illuminate human speech processing, Nat. Neurosci., **12**, 6, pp.718-724（2009）

38）G. Rizzolatti and M. A. Arbib：Language within our grasp, Trends Neurosci., **21**, 5, pp.188-194（1998）

39）S. K. Scott, C. C. Blank, S. Rosen, and R. J. S. Wise：Identification of a pathway for intelligible speech in the left temporal lobe, Brain, **123**, 12, pp.2400-2406（2000）

40）N. K. Stevens and M. Halle：Remarks on analysis by synthesis and distinctive features, in models for the perception of speech and visual forms, W. Wathen-Dunn（ed.）, pp.88-102, M.I.T. Press Cambridge Mass（1967）

41）K. N. Stevens：Speech perception and lexical access, in D. B. Pisoni and R. E. Remez（Eds.）, The Handbook of Speech Perception, Blackwell（2005）

42）F. Strand, H. Forssberg, T. Klingberg, and F. Norrelgen：Phonological working memory with auditory presentation of pseudo-words – An event related fMRI Study, Brain Res. **1212**, pp.48-54（2008）

43）G. Ungerleider and J. V. Haxby："What" and "where" in the human brain, Curr. Opin. Neurobiol, **4**, 2, pp.157-165（1994）

44）S. M. Wilson, A. P. Saygin, M. I. Sereno, and M. Iacoboni：Listening to speech activates motor areas involved in speech production, Nat. Neurosci., **7**, 7, pp.701-702（2004）

45）S. M. Wilson and M. Iacoboni：Neural responses to non-native phonemes varying in producibility：evidence for the sensorimotor nature of speech perception, NeuroImage, **33**, 1, pp.316-325（2006）

46）A. M. Liberman, K. S. Harris, H. S. Hoffman, and B. C. Griffith：The discrimination of speech sounds within and across phoneme boundaries, J. Exp. Psychol., **54**, 5, pp.358-368（1957）

47）P. K. Kuhl, K. A. Williams, F. Lacerda, K. N. Stevens, and B. Lindblom：Linguistic experience alters phonetic perception in infants by 6 months of age, Science, **255**, 5044, pp.606-608（1992）

48）P. K. Kuhl and J. D. Miller：Speech perception by the chinchilla：voiced-voiceless distinction in alveolar plosive consonants, Science, **190**, 4209, pp.69-72（1975）

49）T. C. Rand：Letter：Dichotic release from masking for speech, J. Acoust. Soc. Am., **55**, 3, pp.678-680（1974）

第3章 音声生成における聴覚フィードバック

3.1 運動制御の観点から見た音声生成

音声生成過程を身体運動制御の観点でとらえると，制御対象となるものは発話器官群（肺，声帯，軟口蓋，舌，唇，顎など）であり，それらを制御する操作量は各部の筋群を動かす**運動指令**であると解釈できる。各筋がそれぞれ所定の時刻に所定の量だけ収縮した結果として，発話器官群が時間的，空間的に適切に制御され，ある特定の音声が生成される。ここで音声生成における発話運動制御の目的は，生成された音声によって伝達される聴覚情報が所望の目標値になるように，操作量である運動指令を調節することである。これは健常者にとっては日常的かつ無意識的な行為であるが，その背景にはきわめて複雑で高度な感覚運動制御メカニズムがあり，発話器官群もしくは感覚運動処理系のどこか一部になんらかの異常が生じたり，あるいは加齢による機能低下が生じると，発話の遂行は途端に困難になる。また外国語の発音を模倣しようとして，それがなかなかうまくいかないときなどにも，制御の複雑さが改めて実感される。発話器官群の運動は自分自身では視覚的にとらえにくいことも，制御の難しさの一因と考えられる。

ここで発話運動制御メカニズムを**フィードフォワード・フィードバック制御**の側面から見た場合，その概念図は**図 3.1** のように表せる。外界ノイズが大きくなると発話音声の強さや声の F_0 が無意識に大きくなるという現象は，日常的によく経験される。この現象は **Lombard**（ロンバードまたはロンバール）

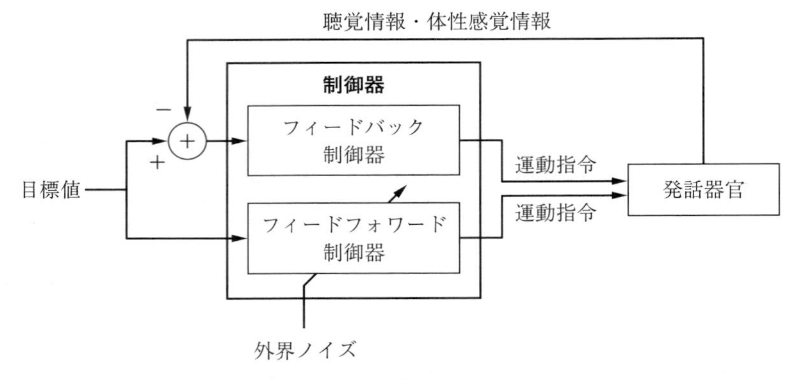

図 3.1　発話運動制御メカニズムの概念

効果と呼ばれ，不随意的な反応であることから Lombard reflex とも呼ばれている。この効果は発話音声の明瞭性を向上させ，聞き手にとっての了解性を高めるのに有効に作用する[14)]。Lombard 効果を図 3.1 に照らし合わせて考えると，発話中にモニタしている外界ノイズのレベルに応じて，音の強さや声の高さをあらかじめ設定されている方向へ変化させるフィードフォワード的制御メカニズムの存在が示唆される。一方，すでに述べたように発話運動の制御目標は生成した音声によって生起する聴覚情報であり，特定の音響特徴を持った音声を実現するには，生起する聴覚情報が目標値に近づくよう運動指令を修正するフィードバック的制御メカニズムが不可欠である。しかし発話器官が動いた結果は体性感覚としてもフィードバックされうることから，図 3.1 に示すように体性感覚情報，聴覚情報の双方を用いた制御が行われていると見るべきであろう。このことは例えば，発話運動の音響レベルでの制御分解能の個人差が，各個人の音韻弁別能力と対応しているだけでなく，舌表面の触覚空間分解能とも対応しているという報告[15)]などからも裏づけられる。

発話運動制御メカニズムが正常に機能している限り，体性感覚と聴覚のフィードバック情報が，それぞれどのように制御に貢献しているかを分離解釈することは難しい。見方によってはこれらのフィードバック情報には冗長性があり，いずれか一方のみ与えられれば，運動制御を適切に遂行可能であるとも考えられる。つまり，**聴覚フィードバック**情報が音声生成において必須の役割を果たしているのかは未知数である。ところが実験的にこうしたフィードバック情報の等価性を乱すような操作を加えると，正常な発話運動が困難になり，どちらのフィードバック情報も発話運動制御においてある不可欠な側面を担っている可能性が見えてくる。

本章では，発話運動制御に聴覚および体性感覚情報がどのように貢献しているかを調べることを目的として行われてきた一連の研究を紹介する。そこで使われるおもなテクニックは，発話中のフィードバック情報になんらかの外乱（摂動）を加えた際の発話運動の変化を観測し，そこから発話運動制御系のある側面の特性を同定しようとするものである。一般にフィードバック信号の外乱によって目標信号との間に誤差が生じると，フィードバック制御器はその誤差を修正するように運動を変化させるべく，運動指令を補正する。このような運動変化は，外乱に対する**補償応答**と呼ばれ，このメカニズムにより運動の安定化が達成される。しかし運動指令が生成されてから，運動の結果であるフィードバック情報が得られるまでの間にはしかるべき処理時間を要するため，フィードバック誤差に基づいて運動指令を調節するだけでは，運動はぎくしゃくとした不器用なものとなってしまう。日常生活に見られる円滑ですばやい運動の実現には，フィードフォワード制御器からの適切な運動指令が不可欠であり，フィードフォワード制御器はあらかじめ目標を達成しうる運動指令を学習により獲得していなければならない。しかし制御対象である筋骨格系の特性が変化した場合や，あるいは未知の運動パターンを新たに学習，獲得しようとする場合には，フィードフォワード制御器そのものの再構築が必要となる。そのためフィードフォワード制御器は，フィードバック制御器における誤差修正結果に基づいて特性を変化させる機能を有していると考えられる（図3.1にはこのメカニズムは明記していない）。こうしたフィードフォワード制御器の再学習機能は外乱に対する適応と呼ばれ，このメカニズムにより複雑で高速な運動パターンの獲得が達成される。

以上のようなフィードバック・フィードフォワード制御に関わる神経情報処

理メカニズムは，おもに視覚運動系の課題によって理解が進んできた[73]が，音声発話課題に関してはもっぱら現象の観測に留まっていて，発話運動制御メカニズムには依然として未解明な部分が多い。その原因の一つは，音声言語を操る能力を持つ動物種がヒト以外に存在せず，神経活動の詳細な計測が難しいことにある。しかし音声信号処理技術の発展と計測装置やコンピュータなどの性能向上に伴い，実験手法や生体情報計測技術が高度化してきたことから，近年は新しい実験パラダイムが開拓されつつある。

3.2 聴覚フィードバック摂動環境での発話運動

本節では，発話運動制御メカニズムの解明を指向して今日までに取り組まれてきた研究を，音声の周波数的側面と時間的側面とに分けて概括する。音声に含まれる周波数的な特徴として代表的なのものは，おもに母音発話などに見られる**フォルマント周波数**と，聴覚的な声の高さ（ピッチ）に影響する $\mathbf{F_0}$ である。フォルマント周波数は母音の知覚に関わる重要なソースであり，母音発話時の運動制御はフォルマント周波数を所定の目標値に近づけることを目的としていると考えられる。この制御におけるおもな操作量は，唇の開き具合や上顎に対する舌の相対位置などを調節する運動指令である。また F_0 は音声のイントネーションやアクセントなどに関わり，意味内容の伝達にも影響を及ぼすことから，フォルマント周波数と同様，F_0 も発話運動の制御目標の一つと考えられる。あるいは歌唱などの音楽的なタスクの場合には，F_0 はより明確な形で制御目標として存在する。では，もし発話中の音声のフォルマント周波数や F_0 に人工的な操作を加えて目標値からわざとずらした音声がフィードバックされたら，発話運動制御系はその目標誤差にどのように対処するだろうか。本節ではこうしたメカニズムを探るために行われてきた一連の実験に基づく報告について紹介する。

一方，発話運動制御の時間的特性を探るアプローチとしては，発話音声を時間方向にタイミングをずらしてフィードバックしたときの振る舞いを観測する実験が行われてきた。フィードバックを時間的に遅延させる実験操作は，先に述べた周波数上での操作と比べると簡便な道具立てで実験系を実現でき，比較的古くから研究報告がある。しかしフィードバック制御系の時間特性は，周波数特性と比べて理論的記述が難しく，一連の実験結果が必ずしもある一定のメカニズム理解に結びついているとはいいがたい。近年はコンピュータを用いて従来より精緻なフィードバック時間操作が可能になったことから，今後さらなる研究発展が期待されている。

3.2.1　フォルマント周波数摂動

Houde と Jordan は母音発話中にフォルマント周波数を変化させた音がフィードバックされると，発話運動に変容が生じることを実験により初めて示した[25]。この実験では DSP（digital signal processor）を用いて被験者の発話音声を実時間処理し，第 1 ～ 第 3 フォルマント周波数（F_1 ～ F_3）に操作を加えた音声がフィードバックされた（**図 3.2**）。被験者（アメリカ英語話者 8 名）は訓練単語とテスト単語を数回ずつ交互に発話した。訓練単語発話時にはフォルマント周波数を変化させたフィードバックが与えられ，テスト単語発話時にはフィードバックはノイズによってマスクされた。訓練単語は母音［ɛ］を含

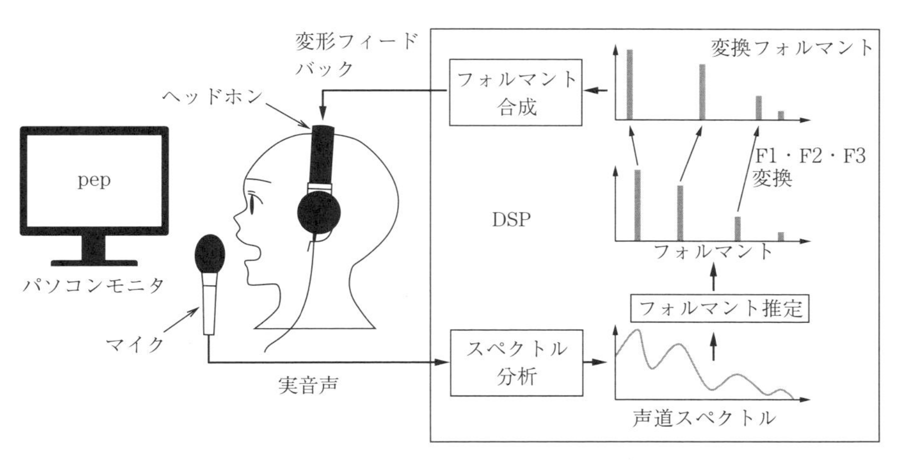

図 3.2　変形聴覚フィードバック実験[25]

む4単語“pep”,“peb”,“bep”,“beb”であり，半数（4名）の被験者には自分が発話した母音［ε］が［i］に聞こえるようなフィードバックが与えられ，残り半数（4名）の被験者には母音が［ɑ］に聞こえるようなフィードバックが与えられた。どちらの被験者群も訓練によって，フィードバック音声の母音が［ε］に近づくように発話の仕方が変わった。テスト単語については，同一のフィードバックを与えられた4名の被験者をさらに半数（2名）ずつに分け，一方の群は訓練単語と同じ母音［ε］を含み，前後の子音が異なる3単語“peg”,“gep”,“teg”を発話し，他方の群は訓練単語と母音が異なる“pip”,“peep”,“pap”,“pop”を発話した。いずれの群においても訓練の影響により母音の発話の仕方が変化した。これらの結果より，ある母音の**発話適応**が，さまざまなコンテキストに汎化し，さらに異なる母音の発話へも影響する可能性が示唆された。ただしこれらの汎化については，個人差があり，かつ被験者数も少ないことから，一般的な結論を導くことは難しい。

以上のようにHoudeとJordanは聴覚フィードバック摂動下での繰り返し発話の結果，運動が適応的に変化することを示したが，こうした適応が生じる背景には，当然，フォルマント周波数を制御量とするフィードバック制御メカニズムの存在があり，そのメカニズムのおかげでヒトは発話運動を獲得し，身体の成長に応じてそれを変化させ，音声伝達に齟齬が生じないよう絶えず運動調節を行うことができると考えられる。フィードバック制御はクローズドループによって実現されることから，その制御メカニズム特性を調べることは容易ではないが，これ以降，こうした摂動パラダイムに基づく研究がいくつかのグループで断続的に行われてきた。

PurcellとMunhallは，持続母音［ε］の単独発話中に，第1フォルマント周波数にステップ関数的にフォルマント周波数摂動を与え，瞬時的な応答特性を調べた[57]。その結果，摂動として与えられたフォルマント変化量の10～20%を打ち消すように発話を変化させる補償応答が観測され，その応答時間は460 ms未満であった。さらに彼らは同じ実験系を用いて，CVC音節の繰り返し発話中に母音の第1フォルマント周波数に摂動を与える実験も行った[58]。その結果，Houde と Jordan の実験[25]と同様に第1フォルマント周波数の変化を打ち消す発話補償適応が生じた。応答の大きさは，与えられる摂動の方向（フォルマント周波数を増加させる，または減少させる）には依存しなかった。また発話適応が生じた後，摂動を取り除き自然音声フィードバック条件で発話を繰り返したときに，発話適応がベースラインに戻る（ウォッシュアウト）までの発話の変化パターンは，摂動の方向および摂動が加えられた試行数には依存しなかった。

上記の実験で与えられたフォルマント周波数摂動は，母音カテゴリー間にまたがる程度の大きな摂動であり，かつ被験者によらず一定の大きさの摂動であったが，Villacorta らは摂動量を被験者間で正規化することを狙い，各被験者の自然発話時の第1フォルマント周波数に対して1.3倍および0.7倍の変化量の摂動を与える実験を行った[70]。その結果，どちらの場合にもフォルマント周波数変化を打ち消す方向に発話が変化する補償適応が見られた。さらに人工音声刺激を用いて各被験者の第1フォルマント周波数の弁別閾値を測定したところ，被験者ごとの補償適応の大きさと弁別閾値との間には負の相関が見られた。この結果は，音声聴取におけるフォルマント周波数弁別能力の高さが，個人ごとの補償適応の大きさに影響している可能性を示唆している。

また Vaughn と Nasir は，聴覚フィードバック摂動に対する発話適応の仕方の個人差を調べた[69]。Purcell と Munhall と同様の手法により，発話した母音［æ］が［I］に聞こえるように第1・第2フォルマント周波数を変化させた音声がフィードバックされる状況下で，単語“head”を繰り返し発話する訓練を行った。そして被験者ごとに訓練前後の発話母音のフォルマント周波数の差の検定を行い，有意差のあった被験者群（適応群）となかった群（非適応群）に分けた。また訓練中の各試行の発話に対する直前の試行のフィードバックの影響に着目し，被験者ごとにフィードバック音声のフォルマント周波数の試行系列と，1試行遅らせた発話音声のフォルマント周波数の試行系列との共分散をとった。この共分散値が−1に近い被験者ほどフィードバック摂動に対する補償反応が大きかったことを意味し，逆に+1に近い被験者ほどフィードバック摂動に対する**追従応答**が大きかったことを意味する。適応群と非適応群で共分散値を比較した結果，前者は負に偏り，後者は正に偏っていた。この結果より，発話適応の仕方の個人差は，訓練中の試行系列パターンの違いを反映したものとなっている可能性が示唆される。

ところで，以上に紹介してきた一連の研究では，聴覚フィードバック摂動に対する補償的な発話変化が随意的な行動によるものか，潜在的過程の働きのみで生じるのか，あるいは両者の相補的な貢献によるものであるのかを明確に切り分けることは難しい。この点に関連して Munhall らの興味深い報告がある。彼らは被験者に対する発話課題の教示の仕方によってフォルマント周波数摂動に対する反応が変わるかどうかを調べた[49]。この実験では“head”と発話したときのフィードバック音声が“had”と聞こえるように，発話音声の第1・第2フォルマント周波数に変化が与えられた。50名の被験者を①フィードバック音声を無視して発話するよう教示，②フィードバック音声がどのように操作されるかを教えるが発話を変えないよう教示，③教示なしの3群に分け，反応を比較した。実験の結果，どの条件においても同程度の補償的変化が生じたことから，フォルマント周波数摂動に対する発話補償は，不随意的に生じるものである可能性が示唆される。ただしこの実験では，教示の違いが影響を及ぼした側面に関しては言及がなく，補償応答が随意的な要素を含まないものであると結論づけることはできない。

ここまでに紹介してきた実験における発話タスクは，単母音や単音節単語のようにフォルマント周波数がほぼ一定のものに限られていたが，Cai らは北京語の三重母音 /iau/ をターゲットとし，フォルマント周波数の時間変化パターンに摂動を加える手法を開発した[5]。/iau/ 発話時の平均的な第1フォルマント周波数の軌跡を被験者ごとに観測し，それをベースラインとしてフィードバック音声の第1フォルマント周波数に一定の割合で摂動が加えられた。摂動下で繰り返し発話することによって，従来の知見と同様，摂動を打ち消すように発話が適応した。また /iau/ の発話に対して生じた適応が，/iau/ とは異なる時間変化パターンを持つ母音の発話にも影響するかを調べるため，ノイズ呈示により聴覚フィードバックがマスクされた状態で，/iou/，/au/，/uai/などの母音連鎖を含む音節の発話を観測し，適応が汎化するかを評価した。その結果，訓練用発話/iau/との類似度が高い発話ほど，汎化の影響が大きくなることがわかった。

さらにCaiらは同様の実験系を用いて，複数の音節にわたるフォルマント周波数の動的変化パターンに対して摂動を加える方法を考案した[6]。“I owe you a yo-yo.” という有声音節の連鎖を発話タスクとし，フィードバック音声の第2フォルマント周波数軌跡のピークが自然発話時よりオーバーシュートまたはアンダーシュートするような摂動，あるいはピーク到達時点が自然発話時と比べて前後するような摂動がそれぞれ加えられた。その結果，従来の単音節発話タスクと同様に，フォルマント周波数誤差を減らすように発話が適応したことから，聴覚フィードバックによるオンライン発話修正メカニズムは複数音節の連続発話中にも機能することが確認された。

一方，Mitsuyaらは聴覚フィードバック制御メカニズムを話者の母語の違いの観点から考察するため，英語話者の［ɛ］，日本語話者の［ə］，日本語話者のうち英語学習者の［ɛ］の3群について，第1フォルマント周波数を減少または増加させる摂動実験を行い，応答を比較した[44]。F1減少に対しては3群とも同様の発話補償が見られたが，F1増加に対しては，日本語話者は英語話者よりも補償変化が小さかった。この結果は，聴覚フィードバックによる発話修正が，音響的な誤差だけに基づくものではないことを示唆している。

以上に紹介してきた通り，発話音声の聴覚フィードバックにフォルマント周波数摂動を与えると補償的な応答が生じるという現象については，すでに多数の実験報告がある。その背景には，発話（特に母音）の運動目標はフォルマント周波数であり，その目標値に対する誤差を修正するネガティヴフィードバック制御メカニズムが存在するという予想がある。しかし，そのようなフォルマント周波数の目標値が実際に制御系においてどの程度の分解能で表現されているかは，明らかにされていない。フォルマント周波数は，確かに母音の知覚に影響する重要な特徴量と考えられるが，母音知覚がもし範疇的であるならば，発話運動の目標値が第1・第2フォルマント周波数といった周波数値そのものではない可能性もある。そこでNiziolekらは第1・第2フォルマント周波数平面上において，母音知覚カテゴリーの境界に近づく方向に摂動を与える場合と，境界から遠ざかる方向に与える場合とで，フォルマント周波数摂動に対する反応の違いを比較し，さらにイベント同期fMRI観測技術により，各発話試行間に脳活動を観測した[53)]。その結果，発話運動における補償変化の大きさは，境界に近づく場合の方が遠ざかる場合より大きく，またそのときの脳活動は右の後部上側頭回で大きくなった。さらに被験者ごとの発話補償変化の大きさとそのときの脳活動（上側頭領域，下前頭領域）の大きさには相関が見られた。これらの領域は，従来，発話運動制御において聴覚フィードバックに基づく誤差修正処理に関与すると考えられてきた領域に合致している。この実験結果は，発話運動制御における聴覚エラー処理が，母音の範疇的な知覚処理と関連していることを示唆している。

さて，これまでに多くの母音のフォルマント周波数に摂動を与える実験が行われているが，その補償量は，摂動量に対して最大でも40％であり，腕運動中の視覚フィードバックに摂動を与える実験の補償量と比べるとかなり小さい。母音の範疇境界，聴覚と体性感覚の不一致[31)]，摂動装置の問題[23)]（3.2.5項参照）などの音声ならではの理由が考えられているが，まだよくわかっていない。

Bourguignonらは，フィードバック音声として知覚される単語に付随する言語的情報の影響（語彙バイアス）を調べた[3)]。英語の単母音［ɛ］を含む単語をタスクとし，発話音声の第1フォルマント周波数を減少させて母音が［I］に聞こえるようにフィードバックする課題では，例えば有意味単語“less”を発話すると，フィードバック音声は無意味単語“liss”になり，また無意味単語“kess”を発話すると，フィードバック音声は有意味単語“kiss”になる。このような実験系の特性をふまえ，本実験では，発話音声とフィードバック音声の間で語彙の有無が異なる（有意味語と無意味語）場合，および共通の場合（有意味語どうし，または無意味語どうし）について，発話補償の大きさを比較した。英語母語被験者を4群に分け，各群に異なる発話単語が割り当てられた。有意味単語→無意味単語と変化する群（G1）は“death”（→“dith”），無意味単語→有意味単語の群（G2）は“weth”（→“with”），有意味単語→有意味単語の群（G3）は“bet”（→“bit”），そして無意味単語→無意味単語の群（G4）は“jex”（→“jix”）などといった具合である。フォルマント摂動下で発話を繰り返し，発話が適応した際の第1フォルマント周波数の変化割合を比較した結果，G1が最小，G2が最大となり，G3・G4間には有意差がなかった。このことから，聴覚フィードバックに基づく母音発話調節メカニズムに語彙情報処理過程が影響する可能性が示唆された。

ところで，母音のフォルマント周波数に摂動を加えて補償動作や発話適応を見る実験は，これまでもっぱら英語母音［ɛ］をタスクとした実験が多く，ほかの母音タスクに関する報告はCaiらの研究以外ほとんど知られていない。こうした背景からMitsuyaらは，英語母音のうち［i］，［I］，［ɛ］，［æ］，［ɔ］，［u］それぞれについて，第1フォルマント周波数に摂動を加えたフィードバック下で繰り返し発話したときの補償の大きさを比較した[46)]。母音タスク6種類それぞれについてF1摂動条件を増加／減少の2種類とし，被験者240名を12群に分け，各被験者の発話適応によるフォルマント周波数変化量を正規化した。［æ］，［ɔ］，［u］に関しては，摂動方向が増加の群も減少の群も同程度の補償が見られたのに対し，［i］，［I］，［ɛ］に関しては，F_1増加摂動群のみ補償が生じ，F_1減少摂動群の補償は小さかった。このように母音によってフォルマント周波数の補償に非対称性が生じた原因に関する考察として，Mitsuyaらは，発話運動に付随する**体性感覚フィードバック**情報の寄与レベルの違いを指摘している。［i］，［I］，［ɛ］は口腔内で舌の位置が高い調音で発話されるのに対し，［æ］，［ɔ］，［u］は舌の位置が低い。そのため［i］，［I］，［ɛ］は，［æ］，［ɔ］，［u］と比べて舌が口蓋に触れやすい状態にある。［i］，［I］，［ɛ］の発話において，第1フォルマント周波数を上昇させるためには，すでに高い位置にある舌をさらに高くする必要があるが，そのときに得られる体性感覚フィードバックが聴覚フィードバック摂動の影響を減弱させるのではないか，という考え方である。

また発話運動制御系が聴覚フィードバック摂動に対して適応した後に，音節知覚がどのように変化するかを調べた報告もある[63)]。この実験では母音のフォルマント周波数摂動ではなく，［s］で始まる単語の発話において，発話音声のパワースペクトルの重心周波数が 3 semitone 減少するように周波数軸上でシフト変換を施した音声がフィードバックされた。この摂動によりフィードバック音声の語頭の［s］の知覚は［ʃ］に近づき，また後続母音の基本周波数（F_0）が減少する。このフィードバック摂動下で発話適応課題が行われ，さらにその前後に［s］および［ʃ］で始まる単語の知覚課題が行われた。その結果，発話訓練においては［s］の発話音声のスペクトル重心が平均 500 Hz 上昇する適応が見られた。さらに訓練前後で［s］と［ʃ］の知覚境界（主観等価点）の移動が見られ，［ʃ］が［s］と知覚される確率が上昇した。この結果は，摂動環境下での［s］の発話運動制御方略の変化が［s］の知覚に影響を及ぼした可能性を示唆している。

コラム 5

気導音と骨導音

ビデオで録音した自分の声が，いつも聞いている自分の声と違って聞こえたという経験があるかと思う。これは，ビデオの前で緊張して声がうわずってしまった訳ではなく，自分の声のフィードバックの仕組みが影響している。じつは，自らが発した音声は，空気中を伝播し外耳から内耳の蝸牛に伝えられる経路と，頭蓋骨を通じて直接蝸牛に伝えられる経路の 2 通りから聞こえている。それぞれ，**気導音**，**骨導音**という。つまり，いつもは気導音と骨導音が混ざった音を自分の声として聞いているが，録音した自分の声では気導音のみを聞いているため，いつもとは違って聞こえるのである。

さて，変形聴覚フィードバックの実験では，気導音のみを変換する。しかし，変換していない自分の声が骨導音を通じて聞こえてしまうため，実験がうまくいかない可能性がある。これを防ぐために，雑音を加えて骨導音をマスクする，適切なヘッドホンを使用することが有効であるとされるが，完全な解決には至っていない。

3.2.2　基本周波数摂動

発話音声の F_0 をシフトした音声をフィードバックしたときの発話者の挙動を調べる実験は，Elman が初めて行った[12]。被験者は F_0 を一定に保つように定常母音を発話した。ただし F_0 は試行ごとに同じではなく，毎回コンピュータから呈示される異なる合成音声を聞いた後，その音声と F_0 がマッチするよう模倣して発話することが求められた。これは被験者に聴覚への**注意**を高めさせることを意図したものである。毎回の試行においてフィードバックの F_0 を増加または減少させると，その変化を打ち消すように F_0 を下降または上昇させる補償応答が観測された。

Burnett らは Elman と同様，発話音声フィードバックの F_0 を増加または減少させる摂動を与える実験を 3 種類行った[4]。一つ目の実験ではフィードバックおよびマスキングノイズ（骨伝導音知覚を妨害する）の強さを変えて，応答の大きさおよび応答時間の違いを調べたところ，いずれも有意差はなかった。二つ目の実験では，摂動として与える F_0 のシフト量を 25 ～ 300 cents としたときの応答の大きさが調べられた。その結果，摂動量が大きいほど追従応答（与えられた摂動と同じ方向に F_0 が変化する応答）が多くなり，摂動量が小さいほど補償応答（与えられた摂動を打ち消す方向に F_0 が変化する応答）が多くなる傾向が見られた。ただし補償応答と追従応答の応答の大きさおよび応答時間には有意差はなかった。三つ目の実験では摂動の持続時間を 20 ～ 500 ms と変えたときの応答の違いを調べた。持続時間が 100 ms 以下の場合の応答には違いが見られなかったのに対し，300 ms 以上の場合の応答は大きく，またその持続時間も長かった。これら三つの実験結果より，F_0 摂動に対する反応には追従応答，補償応答の 2 タイプがあり，また応答時間が速い成分と遅い成分がある可能性も示唆された。しかしこれらの実験結果に関しては，被験者間の違いも大きく，メカニズムに関して明確な言及はできていない。

一方 Jones と Munhall は，フィードバック音声の F_0 シフトに対する発話制御系の適応について調べた[29]。母音発話を繰り返す課題において，フィードバックの F_0 を 1 試行ごとに 1 cent ずつ増加（Up 条件）または減少（Down 条件）させる場合と，シフトを与えない場合（Control条件）とで，発話音声のF_0を比較した。シフト量が100 centsに達するまで発話を繰り返した後，100 centsのF_0シフト状態で20回発話を継続したところ，F_0はUp条件ではControl条件より低くなり，Down条件では高くなった（**図3.3**）。さらにその後，シフト量をゼロリセットした状態で発話したときのF_0を観測すると，Up条件ではControl条件より高くなり，Down条件では低くなる**残効**が見られた。この残効は，フィードバック制御系がF_0シフト環境に適応したことを反映していると考えられる。

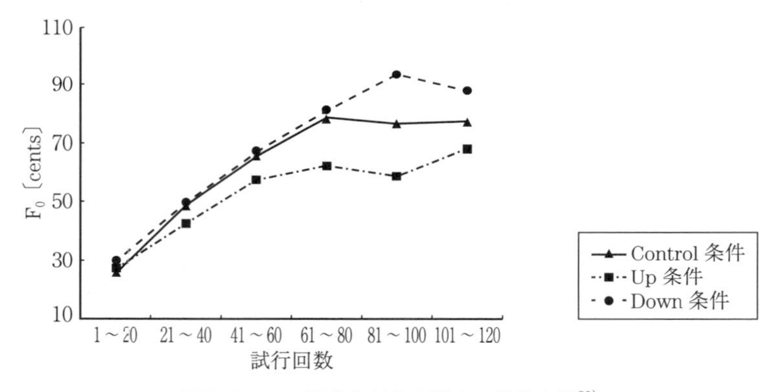

図3.3　F_0に摂動を与えた場合の補償応答[29)]

さらに彼らは同様の実験プロトコルを用い，異なる声調で発音される母音におけるフィードバック音声のF_0シフトの影響を調べた[30)]。発話タスクは中国語の「妈」と「麻」で，これらはいずれも音節は/ma/であるが，異なる声調（Tone1，Tone2）で発話される。Tone1を120回繰り返し発話しながら，フィードバックのF_0シフトに適応する訓練を行った後，シフトをゼロリセットしたときの残効をTone1またはTone2のテスト発話で比較した。実験の結果，いずれの発話にも残効が見られたが，訓練発話と同一のTone1の場合の方が，訓練発話と異なるTone2と比べて，残効の持続期間が長かった。すなわちF_0シフトに対するフィードバック制御系の発話適応は，訓練課題コンテキストへの依存性があることが示唆される。

Larsonらは，F_0制御における体性感覚フィードバックの貢献を考察するため，フィードバック音声のF_0に摂動を加える実験を，声帯麻酔下で行った[36]。F_0摂動に対する補償応答の大きさを麻酔前後で比較すると，麻酔後に大きくなった。これはF_0のフィードバック制御において，体性感覚フィードバックが麻酔により遮断された結果，聴覚フィードバックへの重みが大きくなったことを示唆している。ひるがえって通常発話では体性感覚と聴覚はともにF_0制御に貢献していると考えることができる。

ところでF_0制御は言語を適切に生成するために欠かせない機能であるが，より一層精密な制御が要求されるのは歌唱タスクであり，歌唱スキルはF_0制御能力にきわめて強く関わっていると考えてよい。そこでKeoughとJonesは，歌唱訓練を積んだsingers群と訓練経験のないnonsingers群とでF_0摂動に対する応答を比較した[33]。発話課題は単音節/ta/で，F_0は349，392，440 Hz（音階ではF4，G4，A4）のいずれかにマッチするように発話することが要請された。実験の結果，singers，nonsingersどちらの群も摂動に対して補償的な発話応答が見られたが，singersの方が発話音声のF_0が目標値に近く，また，より小さな摂動量に対しても応答が生じた。一方，nonsingersの発話音声のF_0は，与えられた摂動の方向（増加／減少）とは関係なく，つねに目標値より低くなった。

またF_0制御メカニズムの生理学的な側面に関しては，Liuらの報告がある。この実験ではF_0摂動下での発話中の**輪状甲状筋**と**甲状披裂筋**の**EMG**（electromyography，**筋電図**）が，針電極により計測された[39]。3種類のF_0レベル（会話，高い，ファルセット）の持続母音発話中に±100，±300 centsの摂動がランダムに与えられた。摂動オンセットからのEMGピーク潜時は167 msで，F_0補償応答の応答時間は224 msであった。3種類のF_0レベルの中ではファルセットにおいてF_0補償応答の開始に先立つEMG反応が見られたが，ほかの2種類のF_0レベルにおいては，補償応答の生成に寄与するEMG反応は見られなかった。ファルセットにおいて見られた短い潜時でのEMG反応から，このときのF_0補償応答は摂動に対する反射的な応答であると推察される。

これまでの実験的報告により，単音節発話や歌唱などの課題において，フィードバック音声の F_0 に摂動を与えると，F_0 が目標値に近づくように発話が変化することはわかった。しかし文音声を発話する場合には，F_0 そのものが制御目標値として存在するかどうかは明白ではない。文音声において F_0 は韻律情報を伝える重要な特徴量であるが，その目的だけに限れば，F_0 の絶対値にはあまり意味はなく，むしろ文内での F_0 の時間変化パターンが本質的に重要である。加えて韻律情報に影響する特徴量は F_0 だけではなく，音の強さの時間変化もまた重要な手掛かりとなる。したがって，もし文音声の発話中に F_0 に外乱が加わったら，その影響は大局的な韻律的特徴（F_0 パターンや音の強さの時間パターンなど）にまで及ぶ可能性が考えられる。こうした観点から Patel らは，4 単語からなる文の発話課題においてフィードバック音声の F_0 に局所的に摂動を与える実験を行い，韻律特徴の変化を分析した[55)]。この実験では試行ごとに強勢を置く単語が指示され，その強勢単語部分にのみ F_0 摂動が与えられた。摂動の大きさは被験者ごとに一定であった。繰り返し発話による適応的変化を観測した結果，摂動が与えられた強勢単語とその前後の非強勢単語の F_0 の相対比を補償するような適応変化が生じた。また音の強さに関しても同様に，強勢／非強勢単語の比を補償するような適応が見られた。こうした発話適応は，発話により伝えるべき韻律情報を補償するメカニズムの存在を示唆していると考えられる。

また Korzyukov らは，持続母音発話中にフィードバック音声の F_0 に摂動を与えたときの脳波計測を行った[35)]。摂動が予測可能な場合（試行ごとに同じタイプの摂動が繰り返し与えられる）と，予測不可能な場合（試行ごとに F_0 が増加または減少する摂動がランダムに与えられる）について，補償応答および追従応答それぞれの大きさ，および脳波の **ERP**（**事象関連電位**）の N1 成分（陰性脳波成分）の大きさが比較された。ここで N1 成分については従来より，音知覚課題における感覚入力予測処理との関わりが指摘されている。実験の結果，予測不可能条件と比べて予測可能条件では，補償応答が生じる割合が減少し，追従応答の割合が増加した。また ERP の N1 成分の大きさは減少した。

これらの結果は，フィードバック摂動の予測可能性のレベルが F_0 制御の安定性に影響し，また感覚予測レベルにも影響することを示唆するものである。

こうした摂動の予測可能性の側面を調べるため，Scheerer と Jones もまた，フィードバック音声に F_0 摂動を与える発話課題において，摂動の大きさが予測できる場合とできない場合について，補償応答および ERP を比較する実験を行った[62]。予測可能条件では 1 ブロックの発話課題において毎試行同じ大きさ（50 cents または 100 cents）の摂動が与えられ，予測不可能条件では 1 試行ごとに 50 cents または 100 cents いずれかの摂動がランダムに与えられた。実験の結果，補償応答の大きさは，予測可能な場合の方が小さくなり，試行間の分散も小さかった。また応答時間は短くなった。ERP に関しては，予測可能な場合の方が N1 が小さく，P1（陽性脳波成分）と N1 の潜時が短かった。また補償応答の大きさと応答時間および N1 の大きさ，P2（陽性脳波成分）の潜時の間には相関が見られた。これらの結果は，発話運動制御において，外乱の大きさの予測可能性がフィードバックゲイン調整に影響することを示唆している。

3.2.1 項で紹介したように，フォルマント周波数フィードバック摂動下での発話補償応答は，タスク教示の仕方によらず生じる可能性が Munhall らにより指摘されている[49]が，Tumber らは F_0 フィードバック摂動に対する応答のタスク依存性を調べるため，注意負荷の影響を ERP により比較した[68]。F_0 フィードバック摂動下での持続母音発話課題を，単独課題条件および二重課題条件（視覚認知課題を同時に課した）で行い，摂動に対する補償応答を比較した結果，単独課題条件の場合の方が二重課題条件よりも大きかった。しかし聴覚 ERP（P1-N1-P2）の大きさは変わらなかったことから，聴覚フィードバック発話制御における注意負荷レベルの影響は，聴覚処理ではなく運動制御処理に対して働いているものと推測される。

また Liu らは，F_0 フィードバック摂動が与えられたときの補償応答および ERP が，発話者の視聴覚注意の向け方によってどう変わるかを調べた[40]。持続母音発話課題において F_0 摂動と非同期なタイミングで視覚刺激が呈示され，発話者は注意の向け方に関して，①視覚を無視して聴覚のみに注意を向ける，②聴覚を無視して視覚のみに注意を向ける，③視覚・聴覚両方に同時に注意を向ける，④視覚・聴覚どちらにも注意を向けない，の4種類が指示された。実

コラム6

ジュウシマツの聴覚フィードバック（その1）

鳴き鳥は親鳥の歌唱を模倣学習する能力を有することから，聴覚フィードバックによる発声制御メカニズムが歌唱獲得に貢献していると考えられる。成鳥の歌唱において，楽曲ごとの声の高さ（ピッチ）の再現性は非常に高く，ピッチは歌唱の制御目標になっていると考えられる。しかしその制御に聴覚フィードバックが貢献しているのか，また人間と同様な発声安定化メカニズムが存在するのかは不明であった。

Sober と Brainard は，**ジュウシマツ**に専用開発したヘッドホンを装着（**図1**）し，歌声のフィードバックのピッチを変化させた条件で14日間，発声の変化を観察した[64]。3個体には＋100 cents のシフトが与えられ，別の3個体には－100 cents のシフトが与えられた。すべての個体に補償応答が観測され，その変化量に個体差はなかった。その後，フィードバックのピッチシフトをなくすと，ピッチは少しずつ最初の高さに向かって変化し，実験開始から67日目の観測で，ベースラインにまで回復した。ピッチシフトによる歌唱回数の変化や声のパワーの変化はなかった。これらの結果は，ジュウシマツの成鳥は聴覚フィードバック誤差に基づいて発声を修正するメカニズムを有していることを示唆している。

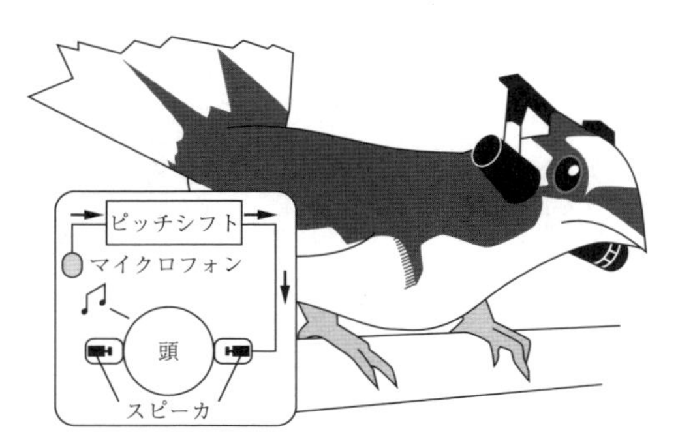

図1　Sober と Brainard が開発したジュウシマツ専用ヘッドホン[64]

験の結果，摂動に対する補償応答の大きさは，聴覚のみに注意を向けた場合に大きくなり，視覚のみに注意を向けた場合には小さくなった。またERPのP2成分も同様に，聴覚のみに注意を向けた場合に大きく，視覚のみに注意を向けた場合および視聴覚どちらにも注意を向けなかった場合は小さかった。従来より F_0 摂動に対する補償応答には不随意的な制御メカニズムが関与していると考えられてきたが，本実験結果は，応答の大きさが選択的注意に依存して変動しうることを示唆している。

3.2.3　タイミング摂動

発話音声の聴覚フィードバックに時間遅延を挿入する実験は，遅延聴覚フィードバック（delayed auditory feedback：DAF）と呼ばれ，比較的古くから行われてきた。前項までに紹介したフォルマント周波数や F_0 を変化させる実験の実現には，音声信号処理の技術的発達と，処理をきわめて高速に実行するコンピュータの発達が不可欠であったが，時間遅延を挿入する実験は，1本の磁気テープ上に記録用ヘッドと再生用ヘッドを独立配置し，発話音声を記録した直後に再生するという方法で実現できた。磁気テープが普及した第二次世界大戦後間もない1950年代前半にはすでにいくつか報告がある[1),37)]。これらの実験では記録–再生用ヘッド間の距離を変えることで遅延量が調節され，聴覚フィードバックに30～300 ms程度の時間遅延を挿入すると，発話がゆっくりになったり，発話音量が大きくなったり，言い間違いや言い淀みが多くなるといった報告がなされている。一方，Petersは，喉頭部の皮膚上に接地した振動ピックアップからの電気信号を，外耳道に接地したスピーカに直接伝送し，発話音声フィードバックの遅延量を0.15 msと非常に短くした実験を行った[56)]。この遅延時間は，発話者の唇や鼻孔から大気中に放射された音が発話者自身の鼓膜に到達するまでの所要時間（約0.3 ms）よりわずかながら短い。この条件下での発話速度は通常発話よりも速くなった。これら以降，遅延フィードバック環境下での発話実験が多数報告され，聴覚フィードバックが発話運動制御系におけるある種の不随意的な情報処理に関わっていることが明らかになった。

こうしたループ制御系に一定量の遅延を与える実験アプローチでは，制御メカニズムの定性的な側面しかとらえることはできなかったが，その後コンピュータを始めとする信号処理装置の導入により遅延量を柔軟に操作することが可能となり，今日まで種々の新しい実験報告が行われてきた。本項ではそれらのうち代表的なトピックをいくつか取り上げて紹介する。

Howell と Sackin は単音節を一定周期で反復発話する課題において，フィードバックに時間軸上で摂動（遅延）を加える場合と，周波数軸上で摂動（F_0 下降）を加える場合とで，発話タイミングがどのように変わるかを調べた[27]。分析に際しては，観測された音節発話の時間間隔から中枢レベルの内部クロックタイミングの分散（Cv）と運動遂行レベルの処理の分散（Mv）を推定するモデル[71]が用いられた。まず摂動がない条件下で音節周期が 200，400，600，800 ms/syllable の場合について，Cv，Mv をそれぞれ比較すると，Cv は周期が最も長い 800 ms/syllable のときに最大となったが，Mv は一定となった。この結果は，内部クロック生成過程の分散は運動周期が長いほど大きくなるのに対し，運動遂行過程で生じる分散は運動周期には依存しないことを示唆している。また聴覚フィードバックに時間軸上で摂動を加えた場合にも，Cv は周期に依存して大きくなり，Mv は周期に依存しなかった。一方，周波数軸上で摂動を加えた場合は，Cv，Mv ともに周期によらず一定で，かつ，摂動がない場合と比べても差がなかった。これらの結果は，時間軸上での摂動は周期運動の内部クロックに影響を及ぼすのに対し，周波数軸上での摂動は内部クロックには影響を与えないことを示唆している。

Yamamoto と Kawabata は遅延聴覚フィードバック環境での発話運動の適応効果を調べた[73]。まずフィードバック遅延量をランダムに変えながら単独母音 /a/ を繰り返し発話し，発話者自身の運動とフィードバックのタイミングの同時性を判断する課題が行われ，主観的同時点が推定された。その遅延量は 98.4 ms であった。つぎに一定の遅延量（0，66，133 ms のいずれか）のフィードバック下で 3 分間繰り返し発話を行った後，再び発話運動とフィードバックの同時性判断課題が行われ，主観的同時点が推定された。0，66，133 ms の遅延量に適応した後の主観的同時点はそれぞれ 67.6，92.2，112.1 ms となり，遅延量が大きい環境ほど主観的同時点が大きくシフトした。以上の結果より，聴覚フィードバックタイミングの知覚には，発話運動制御系の時間特性が影響している可能性が示唆される。

さらに彼らは，遅延聴覚フィードバック環境への適応をさまざまな日本語文の読み上げ課題で行ってから，上記と同様に単独母音 /a/ の発話によって運動とフィードバックの同時性判断課題を行った[74]。適応課題を一定の遅延量（0，30，75，120 ms のいずれか）で 3 分間行った後の主観的同時点は，文献 73）の結果と同じく遅延量が大きいほど大きくシフトした。この結果は，発話運動制御系の適応効果が，課題の音節に限定的に現れるものではない可能性を示唆する。さらにこの報告では適応課題中および適応後に，発話運動自体がどのように変化するかについても調べた。その結果，適応課題中の文読み上げの平均モーラ長は，フィードバック遅延量が大きいほど長くなった。一方，適応課題の終了後に行った文読み上げの平均モーラ長を課題中のそれと比較すると，200 ms の場合のみ短くなった。この結果は，発話運動自体も遅延フィードバック環境に適応し，ある程度流暢な発話が可能になることを示唆している。

聴覚フィードバックの遅延摂動により発話運動が影響を受けることは，これまでに数多くの実験で実証されてきたが，その背景メカニズムおよび機能的必然性に関しては，依然不明な要素もある。フォルマント周波数や F_0 の摂動に対する補償応答は，誤差修正による発話安定化メカニズムの存在を示唆するものであるが，発話タイミングの制御にもそうしたフィードバックに基づく誤差修正メカニズムが貢献しているのだろうか。Mochida らは単音節［pa］を一定のテンポで反復発話する課題において，ある 1 音節だけタイミングをずらして聴覚フィードバックを与える実験を行い，その摂動に対する口唇運動の応答を評価した[47]。反復発話中の隣り合う 2 音節間の時間間隔から，つぎの音節のオンセットタイミングを事前に予測し，そのタイミングに対して −150，−100，−50，0，+50，+100，+150 ms のいずれかだけタイミングをずらしてフィードバック音声が呈示された。呈示音声は発話者自身の音声を事前に録音したもので，3 種類の音節［pa］，［Φa］，［pi］がランダムに呈示された。摂動が与えられた音節の後続音節の発話時の口唇開大時刻を評価した結果，音節［pa］が本来のタイミングより 50 ms 先行して（−50 ms）フィードバックされた場合にのみ，運動の時刻が前にシフトすることがわかった。この変化はフィードバック音声が発話と異なる（［Φa］，［pi］）場合には見られなかった。これらの結果は，発話運動のタイミングに関するフィードバック誤差修正メカニズムの存在を示唆している。またフィードバック遅延方向の摂動に対しては運動変化が見られなかったことから，タイミング誤差修正機能は運動遂行中には機能せず，運動開始直前の準備期においてのみ働くものであることが予想される。

以上，本項では聴覚フィードバックのタイミング摂動に関する一連の実験的報告について紹介してきた。ところで吃音症患者が遅延聴覚フィードバック下で発話すると，健常者の場合とは逆に発話の流暢性が向上するとの報告があり，吃音軽減効果を期待して遅延聴覚フィードバック装置を用いた吃音治療が実際に行われている。本項で紹介した一連の研究には，こうした吃音症治療手段としての遅延聴覚フィードバックの効果に関するものは含めていないが，吃音症は円滑なコミュニケーションを阻害し，患者の社会生活的側面に影響を及ぼすことから，効果的な治療手段の開発への期待は高い。遅延聴覚フィードバックがどのようなメカニズムで吃音症の軽減に寄与するのか，そのメカニズムは必ずしも十分には理解されていない。今後もさらに多くの基礎的知見を積み重ねていく必要のある重要な研究対象である。また吃音症そのものの発現メカニズムに関しても，おもに臨床的見地から精力的に研究が行われているが，その理解には広汎かつ専門的な医療知識も必要となり，本書の扱う範疇を超える領域である。その分野の良書をぜひ参照されたい。

コラム 7

ジュウシマツの聴覚フィードバック（その 2）

発話中に一定量のフィードバック遅延が継続的に与えられる条件下での実験

では，遅延に対する反応が時間的につぎつぎと重畳していくため，フィードバック制御系の時間的特性を細かくとらえることは難しい。そのような問題点への対処策として，連続的な発話中のある特定の音節のフィードバックタイミングだけを瞬時的に変化させるテクニックを用いた実験が，ジュウシマツを対象として行われている。

Sakata と Brainard の実験では，ジュウシマツのさえずりの時系列パターン中の特定の1音節をリアルタイム検出し，その音節だけを遅延させるシステムが用いられた[61]（**図 2**）。実験の結果，遅延の長さが音節の平均的な時間長と同程度の場合（~60 ms）に発声誤りが最も大きくなった。ジュウシマツのさえずりの時系列において，ある音節からつぎの音節への遷移パターンは，分岐があるタイプとないタイプの2タイプがある。分岐のある音節とない音節それぞれに対して遅延を加えたときの後続音節への影響を比較すると，分岐がある場合の方が音節継続長の増加率が大きかった。この結果より，分岐のない遷移パターンの時系列の発声制御は，分岐がある場合と比べるとフィードフォワード的であることが示唆される。

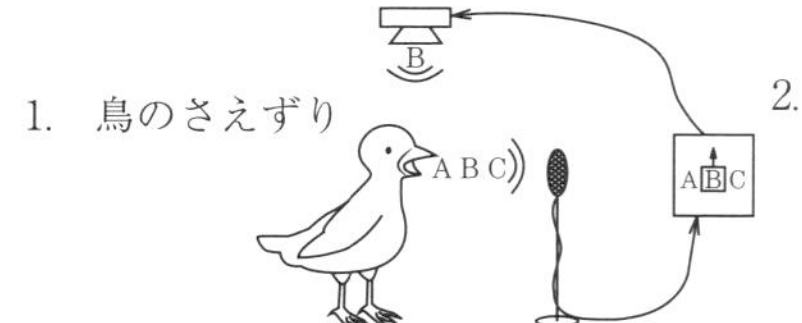

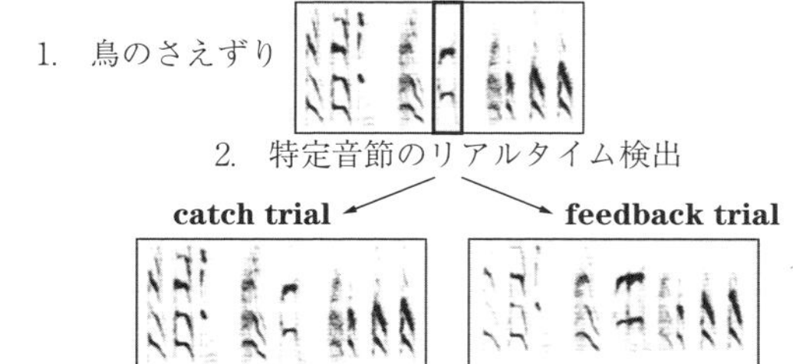

図 2 Sakata と Brainard の実験におけるフィードバック音節置換の様子を表すスペクトログラム[61]

3.2.4 周波数摂動とタイミング摂動の併用

フォルマント周波数や F_0 など周波数領域での摂動と，時間領域での遅延摂動を同時にコントロールすることにより，聴覚フィードバック制御メカニズムをより深く考察しようとする試みもある。本項ではこれらについて紹介する。

Hain らは聴覚フィードバックの F_0 に摂動を与えたときの補償応答が，フィードバックに遅延がある場合にどう変化するかを調べた[20]。持続母音“ah”を F_0 を一定に維持するように発話する課題において，フィードバック音声の F_0 にステップ関数的に摂動が加えられ，またそれと同時に 0 ～ 500 ms の遅延が加えられた。実験の結果，従来研究と同様，フィードバック音声の F_0 変化を打ち消す補償応答が見られ，その初期成分の立ち上がり時間と大きさは，フィードバックの遅延量に関係なく一定であった。しかし初期成分がピークに達した後の持続的な応答の継続時間は，与えられた遅延量に応じて長くなった。これらの観測データに基づいて，F_0 の聴覚フィードバック制御メカニズムを二次遅れ系モデルで近似するパラメータ推定が行われた。このモデルは聴覚フィードバック誤差修正に基づく F_0 安定化メカニズムの存在を説明しうるものである。

また近年の研究では，Max と Maffett が発話音声の聴覚フィードバックにフォルマント周波数シフトと遅延を同時に与えた環境下で発話適応課題を行い，フォルマント周波数シフトへの適応が遅延の大きさによってどのように変化するかを調べた[42]。実験は 4 ブロックに分かれ，ブロックごとに異なる遅延量（0，100，250，500 ms）のもとでフォルマント周波数シフトへの適応課題が行われた。各ブロックにおいて 3 種類の単語“talk”，“tuck”，“tech”をランダム順に 60 回ずつ計 180 回発話し，フォルマント周波数が＋2.5 semitones 変化した音声がフィードバックされた。ブロック内での発話音声の第 1・第 2 フォルマント周波数の変化を見ると，遅延がない（0 ms）ブロックでは発話適応が生じたのに対し，遅延がある条件（100，250，500 ms）では適応が生じなかった。この結果は，聴覚フィードバック–発話運動系がフォルマントシフトに適応するためには，運動情報とフィードバック情報の時間同期性がきわめて重要であることを示唆している。

3.2.5 最近の新しいアプローチ

聴覚フィードバック摂動実験は，従来，フォルマント周波数またはF_0を操作するものが主流であったが，Mitsuyaらは，有声／無声音の知覚カテゴリー境界に関わるパラメータである**VOT**（1.2.2項参照）に摂動を加える実験を行った[45]。無声破裂子音で始まる“tipper”という発話を繰り返すとき，フィードバック音として有声破裂子音で始まる“dipper”という音声が与えられ，逆に“dipper”と発話するときには“tipper”というフィードバック音が与えられた。ここでフィードバック音は，発話者自身の自然音声を事前録音したものである。実験の結果，“dipper”というフィードバック音声を聞きながら“tipper”の発話を行った被験者群はVOTが増大し，“tipper”というフィードバック音声を聞きながら“dipper”の発話を行った被験者群はVOTが減少し

コラム8

ジュウシマツの聴覚フィードバック（その3）

ジュウシマツの聴覚フィードバックに摂動を加える実験は，これまでにもBrainardらにより行われてきた[61),64)]が，音響マイクロフォンで発声信号を計測し，フィードバック信号をヘッドホン呈示する実験系では，マイクロフォンの入力ゲインを高くするとヘッドホン呈示音が空間に漏れてマイクロフォンで計測されてしまい，いわゆる音響エコー現象が生じることがある。この問題に対処するためFukushimaとMargoliashは，ジュウシマツの成鳥の発声時の骨伝導成分を振動センサで計測し，それを遅延させて聴覚フィードバック信号として与える実験を行った[13)]。常時継続的に遅延が与えられた状態で，2～6日が経過すると発声音節のタイミングに変化が現れ，隣接する音節のオンセット時間間隔（inter-onset interval：IOI）が短くなり，ひとかたまりのフレーズ内に出現する音節数が増加した。また単位時間当りの音節数は減少した（すなわち発声速度が低下した）。その後，遅延を取り除いてから1ヶ月の間に，発声パターンは少しずつ正常に戻っていった。この実験系は音響マイクロフォンの代わりに骨伝導を計測することで，音響エコーの問題を回避している点が新しく，今後，より精密なフィードバック摂動実験が可能になると期待される。

た。この結果は，もし破裂子音生成の運動目標が有声／無声というカテゴリカルな対比構造の維持であるならば，目標誤差を減らす補償応答の影響ととらえることができる。今後さらに詳細な分析が期待される。

一方，フォルマント周波数に摂動を加える実験に関しては，フォルマント周波数のリアルタイム制御の精緻化を指向した新しいアルゴリズムが提案されている。従来，音声信号からフォルマント周波数を推定する際には**線形予測符号化**（**LPC**）アルゴリズムが用いられてきたが，この方法で推定されるフォルマント周波数の値は，音声信号に内在する F_0 情報の影響を受けやすい。LPC アルゴリズムでは，音声生成過程のモデルとして定常白色雑音源＋フォルマントフィルタという仮定をおいてフォルマント周波数を予測するため，仮定している音源が実態から乖離するほどフォルマント周波数の誤差が大きくなる。特に女性の声のように F_0 が大きいほど，音源の性質が仮定から遠くなる[22]。この問題を解消するため，Oohashi らは LPC アルゴリズムの音源モデルを改良した **PEAR** と呼ばれるアルゴリズム[21]に基づき，発話中の声帯振動情報を**電気声門図**（electroglottography：**EGG**）で音声と同時観測し，声帯振動の位相情報を用いてフォルマント周波数の推定を行う方式を提案した[54]。PEAR アルゴリズムを用いると，発話者の声の F_0 によらず正確にフォルマント周波数の推定を行うことができるため，フィードバック摂動実験にこれを適用すれば，制御メカニズムをより精密に調べることが可能になると期待される[23]。

3.3　体性感覚フィードバック摂動環境での発話運動

発話運動の目的は所定の音響的特徴を持つ音声信号を生成することであるから，発話運動制御における目標値の表現は聴覚ドメインにおいて与えられるものと考えるのは，妥当であろう。しかし一方で，発話運動課題中に体性感覚情報に摂動を与えると，特定の条件のもとで種々の応答動作が生じる[17),24),28),32]ことから，発話運動制御に体性感覚フィードバックが貢献していることもまた明らかである。ここで生じる疑問は，そのような体性感覚ドメインにおける情報表現が，発話運動の目標値そのものである可能性はないのかということである。Nasir と Ostry は単音節発話課題（“row”，“straw”）において，顎に固定された力発生装置を用いて外力を加え，発話運動がどのように変化するかを観測した[50)]。ただし外力を与える向きを顔の左右方向とすることで，顎の運動が変化しても発話音声に音響的な変化が生じないようにした。よって，この発話課題中に生じるなんらかの運動変化は，与えられた外力に由来する体性感覚情報に基づくものであり，聴覚情報の変化によるものではないと考えることができる。実験の結果，摂動下で発話を繰り返すことにより，外力に抗して顎の開閉運動軌道をまっすぐに維持する適応学習が見られ，またその学習フェーズにおいてフォルマント周波数は変化しなかった。この結果は，発話運動の制御目標が，必ずしも聴覚情報としてだけでなく，体性感覚情報としても表現されている可能性を示唆している。

さらに Nasir らは，後天性聴覚障がいを持つ患者群 5 名（うち 4 名は**人工内耳**使用者）と，聴覚が正常な対照群 6 名に対して，発話中の顎の開閉運動時に負荷を加える実験を行った[52)]。ただし人工内耳使用者は，人口内耳装置を停止して発話を行った。発話課題は“saw”，“say”，“sass”，“sane”のランダム順試行で，各試行において，顎に固定された外力発生装置（**図 3.4**）により顔の前方向（顎の突き出し方向）に顎の開閉速度に比例した大きさの力が加えられた。300 回繰り返し発話訓練を行ったときの運動変化を，顎の開閉軌道の曲がり具合（曲率）で評価した結果，患者群，対照群どちらも初期試行では外力の

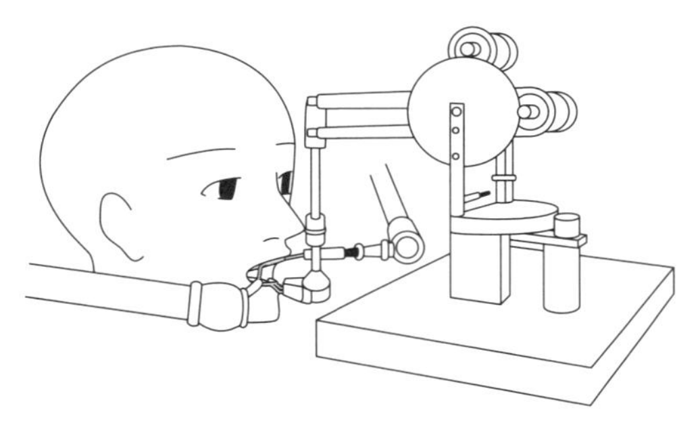

図 3.4 Nasir と Ostry が実験に用いた顎摂動装置[51)]

影響により曲率が大きく変化し，試行を重ねるにつれて曲率が小さくなった。また両群とも，訓練中に発話音声のフォルマント周波数は変動しなかった。すなわち，聴覚障がい者も体性感覚フィードバック摂動に対する発話運動適応能力を有することが示された。この結果は，発話運動制御における運動目標が体性感覚情報としても表現されていることをサポートするものである。

このように Nasir と Ostry によって，体性感覚摂動下での反復発話課題によ

コラム 9

ショウジョウコウカンチョウの体性感覚フィードバック

Suthers らは，鳥の発声制御における体性感覚情報の役割を調べる実験を行った。彼らは**ショウジョウコウカンチョウ**の成鳥を用い，発声中の**呼吸筋**の制御について調べた[65]。腹部に挿入されたカニューレを介して前胸気嚢に外部から空気を注入し，呼気圧を瞬時的に増加させたときの腹部呼気筋の筋活動を EMG により計測した。実験結果より，発声中に呼気圧が増加すると，筋活動が低下する応答が見られた。この応答は，聴力正常な個体でも蝸牛を除去した個体でも同様に生じた。これらの実験結果は，体性感覚フィードバックにより瞬時的に呼気圧を補償するメカニズムが働いている可能性を示唆している。さらに，この補償応答は発声を伴わない安静呼吸時には生じなかったことから，体性感覚フィードバック制御による呼気圧の安定化は，特に発声タスクに選択的に関与する機能であると予想される。

コラム 10

人工内耳と聴覚フィードバック

高度あるいは重度の感音難聴患者に対する治療として，**人工内耳**の埋め込み手術が行われることがある。人工内耳は通常の**補聴器**と異なり，蝸牛神経に電気刺激を加える装置を体内に移植して聴覚の再獲得を促すものであり，聴取能力が向上するまでには比較的長い期間を要する。またそのような聴取能力変化は音声生成能力にも影響を及ぼすことから，発話運動の聴覚フィードバック制御メカニズムの解明を目的として，人工内耳使用者の発話特性を調べる研究が行われている。例えば，言語習得後に難聴を患ったアメリカ英語話者を対象に，手術前後の発話明瞭性を人工内耳オン／オフ条件間で比較した報告[41),43)]などがある。

り適応学習が生じることが示されたが，彼らはさらに，そのようにして生じた適応学習の結果が，音声知覚にも影響するかを調べた[52]。顎に突き出し方向の外力を加える同様の摂動装置[51]を用い，単音節発話課題（“bad”，“had”，“mad”，“sad”）中に顎の開閉運動速度と比例する大きさの摂動が加わる条件下で，発話訓練が行われた。さらにその訓練課題の前後に単語識別課題が行われた。刺激単語音声は“head”と“had”の単語識別境界を推定するために作られた8段階の合成音声で，スペクトルエンベロープ空間上で“head”と“had”の中間的な特徴を有するものであった。被験者は各刺激音声を聴取し，知覚を“head”または“had”の2択で回答した。発話訓練課題における顎開閉軌道の曲率に基づいて，運動変化の大きさが評価された。また単語識別課題における“head”と“had”の知覚回答の主観的等価点（識別境界）に基づいて，知覚変化の大きさが評価された。その結果，発話訓練により適応学習が生じた被験者群には識別境界の移動が生じ，適応しなかった被験者群は識別境界も変化しなかった。また適応学習が生じた被験者群に関しては，運動変化の大きさと知覚変化の大きさとに被験者間相関が見られた。なお発話訓練中を通じて，発話音声のフォルマント周波数には変化はなかった。これらより，本実験において見られた音声知覚変化は，感覚運動系が適応学習したことによるものであり，学習課題中に与えられた体性感覚摂動の直接的な影響によるものではなく，また学習課題中の聴覚フィードバックの変化によるものでもないことが示された。この結果は，同一の感覚運動系が発話運動制御と音声知覚処理の双方に関わっている可能性を示唆している。

3.4 聴覚フィードバックに関与する脳内メカニズム

近年の目覚ましい脳機能計測技術の進展により，変形聴覚フィードバックの際の脳機能計測も行われており，聴覚フィードバックに関する神経基盤がわかってきた。また，吃音症，パーキンソン病や自閉症スペクトラム患者に対する聴覚フィードバック実験により，関連脳部位と聴覚フィードバックの関係が調べられている。さらに，コンピュータ上にフィードフォワード制御，フィードバック制御といった脳情報処理や，調音運動からの音声合成器を備えた発話脳機能モデルの構築を行うことで，脳機能計測だけでは難しい仮説の検証などが行われている。本節では，聴覚フィードバックの脳内メカニズムを調べた研究について紹介する。

3.4.1 フィードバック摂動時の脳機能計測

Tourville らは，フォルマント周波数摂動下での発話中の脳活動を fMRI により調べる実験を行った[67]。母音［ɛ］を含む CVC 音節の発話において，第 1 フォルマント周波数を 30％増加または減少させる摂動が加えられた場合と，摂動がない場合とを比較すると，両側（りょうそく）の上側頭皮質，右の中心前回腹側部および下前頭回において大きな活動が観測された。フィードバック摂動がない通常の発話においては，一般に大脳左半球の神経ネットワークの活動が優位と考えられているが，聴覚予測誤差が生じている状況下では右半球の活動も大きくなることが示された。吃音者の発話時の脳活動にも同様な傾向が見られることから，吃音者は発話時に聴覚フィードバック制御系を過度に働かせている可能性が示唆される。

また Golfinopoulos らは，発話課題中に体性感覚摂動が加えられたときの反応に関わる脳活動を fMRI により調べる実験を行った[16]。この実験では，fMRI 計測にノイズを与えない摂動印加手段として，上下歯列の間にチューブ状の風船を挟み，空気を送り込んで直径約 1 cm の大きさに膨らませて，顎の閉鎖を瞬間的に阻害する装置が用いられた。発話課題は母音 /a/ で始まる 2 音節の無意味単語で，各試行において摂動がランダムに印加され，各試行の間に fMRI 計測が行われた。摂動印加条件と通常条件で脳活動の強度を比較した結果，摂動に対する補償応答動作の生成には，左右両半球の前部縁上回，右の下前頭回三角部，右の腹側運動前野および運動野の脳活動が関わっていることが示唆される。

Takaso らは，PET（positron emission tomography，陽電子放射断層撮影法）

を用いて，遅延聴覚フィードバック中の脳機能計測を行った[66]。0，50，125，200 ms の遅延を用いて実験を行ったところ，遅延の大きさに相関して両側の上側頭回の活動が大きくなることを見出した。これはフォルマント周波数摂動の実験と同様に，上側頭回が音声生成時の聴覚フィードバックにおいて重要な役割を果たしていることを示唆している。

Chang らは，聴覚フィードバック制御に関わる脳部位を調べるため，てんかん発作患者の病巣特定を目的としたシルビウス裂周辺の **ECoG**（electrocorticography，**皮質脳波記録**）を用いて，発話音声のフィードバックに F_0 摂動を与える実験を行った[9]。実験は，フィードバック音声の F_0 が 200 cents 増加または減少する状況下で持続母音を発話する課題（発話条件）と，そのフィードバック音声を録音したものを安静状態において受聴する課題（受聴条件）とが行われた。2 条件間の比較の結果，発話中の聴覚野の活動はフィードバックに摂動がないときには抑制され，摂動が加わると増大することがわかった。この特徴は後部上側頭回において顕著で，これは Niziolek らが報告した[53]フォルマント周波数摂動下での発話補償に関与する部位でもある。また発話条件において，摂動に対する発話補償動作は聴覚野および腹側運動前野の活動を反映し，さらにそれらの活動の大きさは摂動に対する補償応答の大きさと相関していた。

上記の発話時に自らの音声を聞くときの聴覚野の脳活動の大きさが，録音して再生した同じ音声を聞くときと比較して減少することは**聴覚抑制**（**speaking-induced auditory suppression**）と呼ばれ，Curio らが最初に報告した[11]。変形聴覚フィードバックの際に聴覚抑制が起こらないことから，聴覚抑制の大きさと聴覚フィードバック誤差が関係していると考えられている[26]。

3.4.2　発話脳機能モデル

DIVA（directions into velocities of articulators）**モデル**は，発話獲得，発話運動制御の脳内シミュレーションのための発話脳機能モデルである[18]。このモデルは，音声生成過程に調音モデル，聴覚モデルおよび脳モデルから構成される（**図 3.5**）。調音モデルには **Maeda モデル**（1.5.2 項〔1〕参照）が用いられており，顎，唇，舌の位置と喉頭の高さに関する八つの調音制御パラメータにより声道形状を変化させ，音声を生成することができる。**聴覚モデル**には第1～第3フォルマント周波数の値が入力される。脳モデルは，フィードフォワード制御とフィードバック制御のためのニューラルネットワークから構成される。DIVA モデルでは，音声を生成するために運動指令から声道形状を制御する必要があるが，この運動指令（Maeda モデルの八つのパラメータ）は，フィードフォワード制御とフィードバック制御の統合に基づき決定される。つまり，DIVA モデルには，音声生成における聴覚フィードバックが考慮されている。

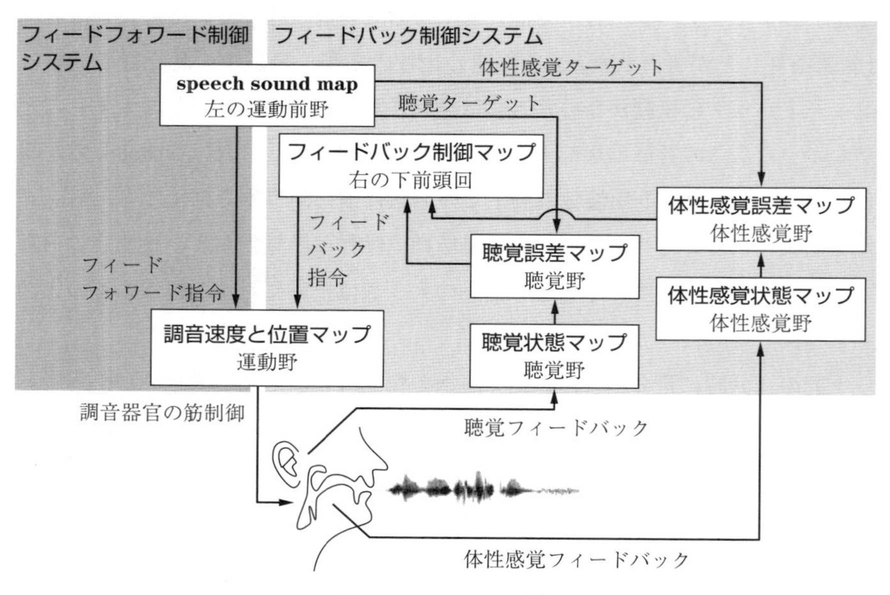

図 3.5　DIVA モデル[67)]

DIVA モデルの学習はつぎの通りに行う。始めに，ランダムな運動指令により**喃語**（なんご）（バブバブなどの音）を出すことで，運動野と聴覚野の間のシナプス結合を学習する。これは，右の下前頭回において聴覚誤差信号からフィードバック制御の運動指令を求めるための逆モデルとなる。続いて，母語の音声を数多く聞くことにより，母語に特化した運動前野の speech sound map（ミラーニューロンと対応）と聴覚野の聴覚ターゲットマップをそれぞれ学習する。そして，母語の音声の聞きまね発話を行い，目標となる音声とフィードバックされた音声の間の誤差が最小になるようにフィードフォワード制御の運動指令を学習する。この DIVA モデルの学習は，4 章で述べる乳幼児の発話獲得過程に基づいている。DIVA モデルを用いたさまざまな研究が行われており，音声生成における聴覚フィードバックの重要性が検証されている。例えば，Maeda モデルの声道長を変化させることで乳幼児における声道の発達を模擬し，発達に伴う発話獲得過程をシミュレーションする研究が行われている[8]。また，フォルマント周波数摂動に対する補償応答のシミュレーションも行われており，DIVA モデルにより被験者実験の結果を予測できることが示されている[70]。さらに，DIVA モデルの各モジュールが脳部位と対応していることから，音声・聴覚障がい（人工内耳，先行症，吃音）を DIVA モデル上で再現し，これらを構成的に理解しようとする研究も行われている[10]。

近年，与えられた音素系列に対する一連の運動指令のプランニングのために，DIVA モデルに**大脳基底核**，**視床**と**補足運動野**のモジュールを追加した GODIVA（gradient order DIVA）モデルが提案されている[2]。また，脳の信号から DIVA モデルを用いて音声を合成するという試みも行われており，音声生成の BCI（brain-computer interface）として期待されている[19]。

3.4.3 発話障がい者に対する変形聴覚フィードバック実験

本項では，発話障がい者を対象として行われたいくつかの変形聴覚フィードバック実験について紹介する。

Cai らは**吃音症**の特性を運動制御系の観点から調べる実験を行った[7]。この実験では，単母音［ε］発話中の第 1 フォルマント周波数に摂動が加えられたときの応答を，吃音症患者 21 名，健常者群 18 名について計測，比較した。実験の結果，両群ともフォルマント周波数誤差を減らす方向に舌の位置が変化する補償応答が生じ，その応答時間は約 150 ms で両群の間に有意差はなかった。しかし補償の大きさは患者群の方が有意に少なかった。患者群の聴力は正常であったことから，ここで見られた患者群の補償応答の減弱は，聴覚誤差を運動誤差に変換する内部モデルの機能的疾患である可能性を示唆している。

また Mollaei らは，**パーキンソン病**患者群と健常者群の聴覚フィードバック摂動に対する発話運動制御系の適応能力を比較した[48]。単音節“head”を繰り返し発話する実験課題において，フィードバック音声の母音の第 1 フォルマント周波数を 30％上昇させる摂動が加えられた。この摂動により“head”と発話したときのフィードバック音の聞こえは“had”に近くなる。100 回の繰り返し発話により患者群，健常者群とも摂動を打ち消す方向に発話が変化した。しかし患者群は健常者群よりも発話変化量が小さかった。パーキンソン病患者に関しては，従来，視覚−腕運動における視覚フィードバック摂動に対する適応が調べられており，本実験結果はそれと合致するものである。

同様に Kiran と Larson は，パーキンソン病患者群と健常者群の F_0 摂動下での発話を比較する実験を行った[34]。この実験では，発話音声のフィードバックの F_0 に 100，500，1 000 ms の時間長の摂動が与えられたときの発話変化を，各群 10 名ずつで比較した。実験の結果，どちらの群も F_0 摂動を打ち消す方向に補償応答が生じたが，100 ms の短い摂動の場合，患者群の方が補償応答の時間が長くなった。一方，長い摂動の場合には群間の差はなかった。この実験の患者群には大脳基底核の機能疾患の疑いがあることから，F_0 摂動に対する反射的な補償応答に大脳基底核が関わっている可能性が示唆される。

自閉症スペクトラム（autism spectrum disorders：**ASD**）は社会的関係性，コミュニケーションに関連する障がいであり，興味・活動の範囲が狭い，こだわりが強く行動が反復的といった特徴が見られる。また感覚運動系の機能不全が認められることが多いが，そのメカニズムには不明点が多い。Russo らは，ASD 患者の小児と健常小児（7 〜 12 歳）に対して F_0 摂動下での発話実験を行った[60]。ここでの ASD は自閉症，アスペルガー障がい，広汎性発達障がい（pervasive development disorder：PDD）を含む。実験の結果，ASD 群の F_0 補償応答の大きさは，健常群より小さいグループと大きいグループに分かれた。このうち応答が大きい群については，受容性言語能力スコア（clinical evaluation of language fundamentals：CELF）が健常群よりも低く，応答が小さい群は言語能力スコアに関して健常群と差がなかった。また両群の全被験者で見ると，F_0 摂動に対する補償応答の応答時間，補償の大きさはいずれも言語能力と相関があり，CELF スコアが低いほど応答時間が長く，また補償の大きさが大きかった。

また Lin らは高機能自閉症の成人患者を対象とし，発話運動制御系の特性を調べるため，遅延聴覚フィードバック下での発話課題と，背景雑音が与えられた環境下での発話課題を ASD 群と健常群とで比較した[38]。ここでフィードバック遅延に対する反応はフィードバック制御系の特性を反映する一方，背景雑音

コラム 11

声をまねる

テレビでものまね番組を見ていると，本人とは顔，体格（おそらく声道形状も）が似ていないにもかかわらず，本人そっくりの声まねをしているタレントを目にする。これは，本人の特徴を誇張する，本人のよく使いそうな言葉を話すなどの影響もあるが，タレント自身が，本人の声をまねるためにどのような調音を行えばよいかを試行錯誤した結果であるといえる。つまり，声をまねるためには，調音と聴覚の関係を探ることが重要であるということである。

ところで，英語音声を聞くそばから，その英語音声をまねて発声する，シャドーイングという英語の学習方法がある。できるだけ速く復唱するように指示すると，200 ms 程度の遅れで復唱ができる。この遅れは，音節の長さと対応しているといわれており，音声の予測が関わっていると考えられる。さて，このすばやい復唱も，脳内で聴覚と発話が結びついているために行うことができる。この結びつきが損なわれると復唱ができなくなるようであるが，これについては 5 章で述べる。

このような聞きまねは，脳内での発話と聴覚の結びつき以外に，聴覚器官や音声器官の特性からも影響を受けるため，聞きまねした音声にバイアスが生じることが知られている[59]。聞きまねの研究は，音声器官，音声信号，聴覚器官と脳の総合的理解が必要な奥深いテーマであるといえる。

付加に対する反応（Lombard 効果）はフィードフォワード制御系の特性を反映すると考えられる。実験の結果，200 ms のフィードバック遅延が与えられた場合，ASD 群は健常群より発音誤りの頻度が高く，また音節の時間長が長くなった。一方で，背景雑音が与えられたときの発話音量や音節時間長の変化は，ASD 群の方が健常者群より少なかった。ASD 群，健常者群の聴力スコアには差がなかったことから，ASD 群は聴覚フィードバック制御系における誤差修正ゲインが高いことが予想され，また一方で，外因性の騒音環境の変動に対するフィードフォワード的な発話調節機能は低いことが予想される。

引用・参考文献

1） J. W. Black：The effect of delayed side-tone upon vocal rate and intensity, J. Speech Disorders, **16**, 1, pp.56-60（1951）

2） J. W. Bohland, D. Bullock, and F. H. Guenther：Neural representations and mechanisms for the performance of simple speech sequences, J. Cogn. Neurosci, **22**, 7, pp.1504-1529（2010）

3） N. J. Bourguignon, S. R. Baum, and D. M. Shiller：Lexical-perceptual integration influences sensorimotor adaptation in speech, Front. Hum. Neurosci, 8, Article 208（2014）

4） T. A. Burnett, M. B. Freedland, and C. R. Larson：Voice F0 responses to manipulations in pitch feedback, J. Acoust. Soc. Am., **103**, 6, pp.3153-3161（1998）

5） S. Cai, S. S. Ghosh, F. H. Guenther, and J. S. Perkell：Adaptive auditory feedback control of the production of formant trajectories in the Mandarin triphthong /iau/ and its pattern of generalization, J. Acous. Soc. Am., **128**, 4, pp.2033-2048（2010）

6） S. Cai, S. S. Ghosh, F. H. Guenther, and J. S. Perkell：Focal manipulations of formant trajectories reveal a role of auditory feedback in the online control of both within-syllable and between-syllable speech timing. J. Neurosci., **31**, 45, pp.16483-16490（2011）

7） S. Cai, D. S. Beal, S. S. Ghosh, M. K. Tiede, F. H. Guenther, and J. S. Perkell.：Weak responses to auditory feedback perturbation during articulation in persons who stutter：evidence for abnormal auditory-motor transformation, PLoS ONE, **7**, 7, e41830 (2012)

8) D. E. Callan, R. D. Kent, F. H. Guenther, and H. K. Vorperian : An auditory-feedback-based neural network model of speech production that is robust to developmental changes in the size and shape of the articulatory system, J. Speech Lang. Hear. Res., **43**, 3, pp.721-736 (2000)

9) E. F. Chang, C. A. Niziolek, R. T. Knight, S. S. Nagarajan, and J. F. Houde : Human cortical sensorimotor network underlying feedback control of vocal pitch, Proc. Nat. Acad. Sci. USA., **110**, 7, pp.2653-2658 (2013)

10) D. Civier, L. Max. Bullock, and F. H. Guenther : Computational modeling of stuttering caused by impairments in a basal ganglia thalamo-cortical circuit involved in syllable selection and initiation, Brain Lang., **126**, 3, pp.263-278 (2013)

11) G. Curio, G. Neuloh, J. Numminen, V. Jousmäki, and R. Hari : Speaking modifies voice-evoked activity in the human auditory cortex, Hum. Brain Mapp., **9**, 4, pp. 183-191 (2000)

12) J. L. Elman : Effects of frequency-shifted feedback on the pitch of vocal productions, J. Acoust. Soc. Am., **70**, 1, pp.45-50 (1981)

13) M. Fukushima and D. Margoliash : The effects of delayed auditory feedback revealed by bone conduction microphone in adult zebra finches, Sci. Rep., 5, 8800 (2015)

14) M. Garnier, and N. Henrich, and D. Dubois : Influence of sound immersion and communicative interaction on the lombard effect, J. Speech Lang. Hear. Res., **53**, 3, pp.588-608 (2010)

15) S. S. Ghosh, M. L. Matthies, E. Maas, A. Hanson, M. Tiede, L. Ménard, F. H. Guenther, H. Lane, and J. S. Perkell : An investigation of the relation between sibilant production and somatosensory and auditory acuity, J. Acoust. Soc. Am., **128**, 5, pp.3079-3087 (2010)

16) E. Golfinopoulos, J. A. Tourville, J. W. Bohland, S. S. Ghosh, A. Nieto-Castanon, and F. H. Guenther : fMRI investigation of unexpected somatosensory feedback perturbation during speech, Neuroimage, **55**, 3, pp.1324-1338 (2011)

17) V. L. Gracco and J. H. Abbs : Dynamic control of the perioral system during speech : kinematic analyses of autogenic and nonautogenic sensorimotor processes. J. Neurophysiol., **54**, 2, pp.418-432 (1985)

18) F. H. Guenther, S. S. Ghosh, and J. A. Tourville : Neural modeling and imaging of the cortical interactions underlying syllable production, Brain Lang., **96**, 3, pp.280-

301（2006）

19） F. H. Guenther, J. S. Brumberg, E. J. Wright, A. Neito-Castanon, J. A. Tourville, M. Panko, R. Law, S. A. Siebert, J. L. Bartels, D. S. Andreasen, P. Ehirim, H. Mao, and P. R. Kennedy：A wireless brain-machine interface for real-time speech synthesis, PLoS ONE, **4**, 12, e8218（2009）

20） T. C. Hain, T. A. Burnett, C. R. Larson, and S. Kiran：Effects of delayed auditory feedback（DAF）on the pitch-shift reflex, J. Acoust. Soc. Am., 109（5 Pt 1）, pp.2146-2152（2001）

21） S. Hiroya and T. Mochida.：Phase equalization-based autoregressive model of speech signals, INTERSPEECH 2010, pp.42-45（2010）

22） 廣谷定男：母音のフォルマント分析：過程と仮定を知る，音響会誌，**70**，10, pp.538-544（2014）

23） S. Hiroya and T. Mochida：Speech sound naturalness alters compensation in response to transformed auditory feedback, J. Acoust. Soc. Am., **140**, 4, p.3228（2016）

24） M. Honda, A. Fujino, and T. Kaburagi：Compensatory responses of articulators to unexpected perturbation of the palate shape, J. Phonetics, **30**, 3, pp.281-302（2002）

25） J. F. Houde and M. I. Jordan：Sensorimotor adaptation in speech production, Science, **279**, 5354, pp.1213-1216（1998）

26） J. F. Houde and E. F. Chang：The cortical computations underlying feedback control in vocal production, Curr. Opin. Neurobiol., **33**, pp.174-181（2015）

27） P. Howell and S. Sackin：Timing interference to speech in altered listening conditions, J. Acoust. Soc. Am., **111**, 6, pp.2842-2852（2002）

28） T. Ito, T. Kimura, and H. Gomi：The motor cortex is involved in reflexive compensatory adjustment of speech articulation, Neuroreport, **16**, 16, pp.1791-1794（2005）

29） J. A. Jones and K. G. Munhall：Perceptual calibration of F0 production：evidence from feedback perturbation, J. Acoust. Soc. Am., 108（3 Pt 1）, pp.1246-1251（2000）

30） J. A. Jones and K. G. Munhall：Remapping auditory-motor representations in voice production, Curr. Biol., **15**, 19, pp.1768-1772（2005）

31） S. Katseff, J. Houde, and K. Johnson：Partial compensation for altered auditory feedback：a tradeoff with somatosensory feedback?, Lang. Speech, **55**, 2, pp.295-

308（2012）

32） J. A. Kelso, B. Tuller, E. Vatikiotis-Bateson, and C. A. Fowler：Functionally specific articulatory cooperation following jaw perturbations during speech：evidence for coordinative structures, J. Exp. Psychol：Hum. Percept. Perform., **10**, 6, pp.812-832（1984）

33） D. Keough and J. A. Jones：The sensitivity of auditory-motor representations to subtle changes in auditory feedback while singing, J. Acoust. Soc. Am., **126**, 2, pp.837-846（2009）

34） S. Kiran and C. R. Larson：Effect of duration of pitch-shifted feedback on vocal responses in patients with Parkinson's disease. J. Speech Lang. Hear. Res., **44**, 5, pp.975-987（2001）

35） O. Korzyukov, L. Sattler, R. Behroozmand, and C. R. Larson：Neuronal mechanisms of voice control are affected by implicit expectancy of externally triggered perturbations in auditory feedback, PLoS ONE, **7**, 7, e41216（2012）

36） C. R. Larson, K. W. Altman, H. Liu, and T. C. Hain：Interactions between auditory and somatosensory feedback for voice F0 control, Exp. Brain Res., **187**, 4, pp.613-621（2008）

37） B. S. Lee.：Artificial stutter, J. Speech Disorders, **16**, 1, pp.53-55（1951）

38） I. Lin, T. Mochida, K. Asada, S. Ayaya, S. Kumagaya, and M. Kato：Atypical delayed auditory feedback effect and Lombard effect on speech production in high-functioning adults with autism spectrum disorder, Front. Hum. Neurosci., 9, 510（2015）

39） H. Liu, R. Behroozmand, M. Bove, and C. R. Larson：Laryngeal electromyographic responses to perturbations in voice pitch auditory feedback, J. Acoust. Soc. Am., **129**, 6, pp.3946-3954（2011）

40） Y. Liu, H. Hu, J. A. Jones, Z. Guo, W. Li, X. Chen, P. Liu, and H. Liu：Selective and divided attention modulates auditory-vocal integration in the processing of pitch feedback errors, Eur. J. Neurosci., **42**, 3, pp.1895-1904（2015）

41） M. L. Matthies, M. Svirsky, J. Perkell, and H. Lane：Acoustic and articulatory measures of sibilant production with and without auditory feedback from a cochlear implant, J. Speech Hear. Res., **39**, 5, pp.936-946（1996）

42） L. Max and D. G. Maffett：Feedback delays eliminate auditory-motor learning in speech production, Neuroscience Letters, 591, pp.25-29（2015）

43） L. Ménard, M. Polak, M. Denny, E. Burton, H. Lane, M. L. Matthies, N. Marrone, J. S.

Perkell, M. Tiede, and J. Vick：Interactions of speaking condition and auditory feedback on vowel production in postlingually deaf adults with cochlear implants, J. Acoust. Soc. Am., **121**, 6, pp.3790–3801（2007）

44) T. Mitsuya, E. N. MacDonald, D. W. Purcell, and K. G. Munhall：A cross-language study of compensation in response to real-time formant perturbation, J. Acoust. Soc. Am., **130**, 5, pp.2978–2986（2011）

45) T. Mitsuya, E. N. MacDonald, and K. G. Munhall：Temporal control and compensation for perturbed voicing feedback, J. Acoust. Soc. Am., **135**, 5, pp.2986–2994（2014）

46) T. Mitsuya, E. N. MacDonald, K. G. Munhall, and D. W. Purcell：Formant compensation for auditory feedback with English vowels, J. Acoust. Soc. Am., **138**, 1, pp.413–424（2015）

47) T. Mochida, H. Gomi, and M. Kashino：Rapid change in articulatory lip movement induced by preceding auditory feedback during production of bilabial plosives, PLoS ONE, **5**, 11, e13866（2010）

48) F. Mollaei, D. M. Shiller, and V. L Gracco.：Sensorimotor adaptation of speech in Parkinson's disease, Movement Disorders, **28**, 12, pp.1668–1674（2013）

49) K. G. Munhall, E. N. MacDonald, S. K. Byrne, and I. Johnsrude：Talkers alter vowel production in response to real-time formant perturbation even when instructed not to compensate, J. Acoust. Soc. Am., **125**, 1, pp.384–390（2009）

50) S. M. Nasir and D. J. Ostry：Somatosensory precision in speech production, Curr. Biol., **16**, 19, pp.1918–1923（2006）

51) S. M. Nasir and D. J. Ostry：Speech motor learning in profoundly deaf adults, Nat. Neurosci., **11**, 10, pp.1217–1222（2008）

52) S. M. Nasir and D. J. Ostry：Auditory plasticity and speech motor learning, Proc. Nat. Acad. Sci. USA., **106**, 48, pp.20470–20475（2009）

53) C. A. Niziolek and F. H. Guenther：Vowel category boundaries enhance cortical and behavioral responses to speech feedback alterations, J. Neurosci, **33**, 29, pp.12090–12098（2013）

54) H. Oohashi, S. Hiroya, and T. Mochida：Real-time robust formant estimation system using a phase equalization-based autoregressive exogenous model, Acoust. Sci. Tech., **36**, 6, pp.478–488（2015）

55) R. Patel, C. Niziolek, K. Reilly, and F. H. Guenther：Prosodic adaptations to pitch perturbation in running speech, J. Speech Lang. Hear. Res., **54**, 4, pp.1051–1059

(2011)

56) R. W. Peters : The effect of changes in side-tone delay and level upon rate of oral reading of normal speakers, J. Speech and Hearing Disorders, **19**, 4, pp.483-490 (1954)

57) D. W. Purcell and K. G. Munhall : Compensation following real-time manipulation of formants in isolated vowels, J. Acoust. Soc. Am., **119**, 4, pp.2288-2297 (2006)

58) D. W. Purcell and K. G. Munhall : Adaptive control of vowel formant frequency : evidence from real-time formant manipulation, J. Acoust. Soc. Am., **120**, 2, pp.966-977 (2006)

59) B. H. Repp and D. R. Williams : Categorical Tendencies in Imitating Self-produced Isolated Vowels, Speech Commun., **6**, 1, pp.1-14 (1987)

60) N. Russo, C. Larson, and N. Kraus : Audio-vocal system regulation in children with autism spectrum disorders, Exp. Brain Res., **188**, 1, pp.111-124 (2008)

61) J. T. Sakata and M. S. Brainard : Real-time contributions of auditory feedback to avian vocal motor control, J. Neurosci., **26**, 38, pp.9619-9628 (2006)

62) N. E. Scheerer and J. A. Jones : The predictability of frequency-altered auditory feedback changes the weighting of feedback and feedforward input for speech motor control, Euro. J. Neurosci., **40**, 12, pp.3793-3806 (2014)

63) D. M. Shiller, M. Sato, V. L. Gracco, and S. R. Baum : Perceptual recalibration of speech sounds following speech motor learning, J. Acoust. Soc. Am., **125**, 2, pp.1103-1113 (2009)

64) S. J. Sober and M. S. Brainard : Adult birdsong is actively maintained by error correction, Nat. Neurosci., **12**, 7, pp.927-931 (2009)

65) R. A. Suthers, F. Goller, and J. M. Wild : Somatosensory feedback modulates the respiratory motor program of crystallized birdsong. Proc. Nat. Acad. Sci. USA., **99**, 8, pp.5680-5685 (2002)

66) H. Takaso, F. Eisner, R. J. Wise, and S. K. Scott : The effect of delayed auditory feedback on activity in the temporal lobe while speaking : a PET study, J. Speech Lang. Hear. Res., **53**, 2, pp.226-236 (2010)

67) J. A. Tourville, K. J. Reilly, and F. H. Guenther : Neural mechanisms underlying auditory feedback control of speech, NeuroImage, **39**, 3, pp.1429-1443. (2008)

68) A. K. Tumber, N. E. Scheerer, and J. A. Jones : Attentional demands influence vocal compensations to pitch errors heard in auditory feedback, PLoS ONE, **9**, 10, e109968 (2014)

69） C. Vaughn and S. M. Nasir：Precise feedback control underlies sensorimotor learning in speech. J. Neurophysiol., **113**, 3, pp.950–955（2015）

70） V. M. Villacorta, J. S. Perkell, and F. H. Guenther：Sensorimotor adaptation to feedback perturbations of vowel acoustics and its relation to perception. J. Acoust. Soc. Am., **122**, 4, pp.2306–2319（2007）

71） A. M. Wing and A. B. Kristofferson：Response delays and the timing of discrete motor responses, Percept. Psychophys., **14**, 1, pp.5–12（1973）

72） D. M. Wolpert, C. R. Miall, and M. Kawato：Internal models in the cerebellum, Trends Cogn. Sci., **2**, 9, pp.338–347（1998）

73） K. Yamamoto and H. Kawabata：Temporal recalibration in vocalization induced by adaptation of delayed auditory feedback, PLoS ONE, **6**, 12, e29414（2011）

74） K. Yamamoto and H. Kawabata：Adaptation to delayed auditory feedback induces the temporal recalibration effect in both speech perception and production, Exp. Brain Res., 232, pp.3707–3718（2014）

第4章 乳幼児の発達における音声知覚生成相互作用

4.1 乳幼児の音声言語脳機能研究

乳幼児の「聞くと話す」の脳機能研究は従来**脳波**（EEG），あるいは脳波の中でも特定の認知事象の電位変化に着目する**事象関連電位**（ERP）を用いて少しずつ積み重ねられてきた。近年の**機能的磁気共鳴画像法**（fMRI）や特に乳幼児の計測に適した**機能的近赤外分光法**（**fNIRS**）の脳機能イメージング手法の進展により，今世紀に入って乳幼児の認知神経科学研究は急速に進んできた。

ヒトの脳の形態構造は生後2～3年以内に急速な発達変化を遂げるが，その後も徐々に発達し，前頭葉の形態的・機能的発達が思春期までに完了することで成人の脳構造が完成する。高次脳機能と呼ばれる言語機能の神経回路もほぼ同じタイミングで構築が完了すると考えられ，特に微細なニュアンスの違いを持つ感情音声の韻律理解や語用論的理解は思春期あたりまで発達する。しかしながら，音韻，語彙，文法といった音声言語の基本的枠組みは特に生後2～3年に獲得され，この時期に最も著しい音声言語処理の神経回路の発達，それに伴う構造変化が見られる。本章ではこの顕著な発達が見られる時期に着目し，知見をまとめる。

4.2 音声言語知覚の発達

行動研究から示されている言語獲得の発達タイムラインを**図 4.1** にまとめる。本節では図 4.1 に沿って各過程の脳内基盤について述べる。図上部の①～④は知覚発達，下部には音声発話の特徴を示す。音声言語は母音，子音を含める②**分節音**（segment）と，分節音にかぶさる①**超分節音**（supra-segment，韻律，プロソディとも呼ばれる）という大きく二つの特徴に分けられる。乳児はまず母語のイントネーションやリズムの特徴である超分節音を学習し，その後により小さい単位である分節音を学習する。このように大きい韻律単位からより小さい韻律単位，そしてさらには最小の分節音を獲得するという過程はプロソディックブートストラッピング（prosodic boot-strapping）とも呼ばれる。これらの学習を経て，乳児の音声知覚はどの言語圏にいる乳児にも共通した**言語普遍的**特性から母語に特化した，**言語特異的**な特性に変化していく。図中の発達初期の超分節音部分が分節音よりやや濃いのは，言語特異的傾向が早期から強いことを示す。分節音という小さい単位にも注意を向けられるようになった生後 6 ヶ月以降で，単語をセンテンスから切り出し（分節化）語彙を学習したり（③），音韻の音声特性の頻度情報に応じた**統計学習**（度数分布依存学習）

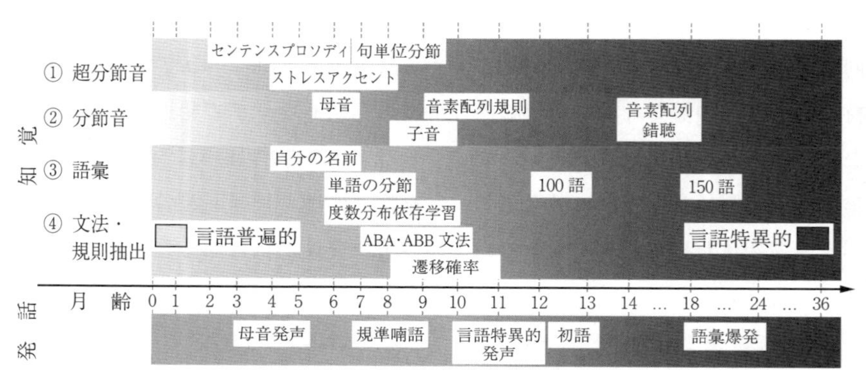

図 4.1　行動学的な研究結果から示す発達初期の言語獲得の発達タイムライン

により音韻カテゴリーをより精緻にしたりする（④）。さらには，音節の遷移確率から音節規則を抽出するような文法学習を行えるようになる（④）。

脳機能研究は図 4.1 のこの行動研究の結果に比して，多くの場合はより若い時点で各機能が十分に発達していることが示されている。例えば，単語の分節化はオランダ語の場合は行動的には 10 ヶ月齢から可能であるが，ERP 研究ではそれより 3 ヶ月早いことを示す脳波指標が報告されている。

乳幼児は生後 1 年の間に母語の音声特徴（超分節音と分節音）のほとんどを獲得する。この獲得に伴い，乳児の知覚は言語普遍的特性（language universal）から言語（母語）特異的（language specific）な特性へと変化する。図 4.1 はより研究が多い英語圏の結果を主として示しているが，言語特異的に変化する過程と時期は乳児の母語特徴によって異なる。それは学習する語彙，規則の複雑性が異なったり，検出すべき音響特徴の顕著性が異なったりするためである。学習や規則抽出を可能にする脳機構や，入力である音声を受容する基礎的な知覚的脳機構は，ほぼ普遍的なものであると考えられるが，言語の脳機能発達は，言語特異的な母語特徴を乳児が環境要因として受容して学習し，それらを効率的な言語機能回路へ組み込んでいく言語特異的な脳の可塑的変化過程としてとらえられる。

4.2.1 分節音（音韻）

出生直後に乳児はほぼあらゆる言語の分節音（以下音韻とする）を弁別することができるが，言語環境に応じた入力を受けることで生後 1 年のうちに音韻の知覚能力は言語（母語）特異的になることが行動学的研究により示されてきた[76),115)]。母音はほぼ生後 6 ヶ月，子音は 1 歳前までには母語特異的な知覚になるといわれている。例えば，日本人乳児は生後 8 ヶ月あたりまでは英語 /r/, /l/ の弁別が可能であるが，1 年後には弁別能力が失われる[81)]。この音韻獲得過程を支える脳機能発達を明らかにするために，母音や子音などの刺激によって誘発される脳波，ERP を用いた脳機能研究が比較的初期から行われてきた。ついでより空間分解能のよい fNIRS を用いた研究が今世紀に入って行われ始めた。これらの研究はいずれも，音韻知覚の言語特異的な脳機能発達を明快に示してきた。

音韻弁別を検討するためにERPやfNIRS実験では，音韻Aを連続的に聴覚呈示し馴化させ，その後に逸脱刺激として音韻Bを呈示する。この結果，側頭葉の聴覚野近傍で変化検出の脳反応，すなわち脳波の場合 **mismatch negativity**（**MMN**）という陰性のERP，fNIRSやfMRIでは血行動態の変化反応が得られる。例えば音韻Aに/ba/を使って音韻Bに/ga/を使えば異なる音韻の弁別能力が検討できる。一方で，VOT（voice onset time）が物理量として同様に異なる［p^ha］［pa］［ba］の合成音をそれぞれ刺激A，刺激B，刺激Cとして刺激A vs. 刺激B，刺激B vs. 刺激Cでそれぞれミスマッチ反応を比較すれば，/pa/，/ba/のカテゴリー境界を検出することができる。例えば刺激A，刺激B，刺激CのVOTをそれぞれ40 ms，5 ms，－30 msとする。このとき，刺激A vs. 刺激Bよりも刺激B vs. 刺激Cで強い反応が出れば境界は5 msと－30 msの間にあると考えられ（例えば日本語の/p/，/b/はこのあたりに境界がある），逆に，刺激A vs. 刺激Bでより強い場合は40 msと5 msの間に境界があると考えられる（例えば英語の/p/，/b/）。

同種の手法を用いて音韻カテゴリー（範疇）知覚の生得性がとらえられている。新生児や3ヶ月の乳児では，VOTを操作した一対の比較刺激においてその音響変化量は同じでも，音韻の範疇境界を越えた変化の場合に，境界を越えない変化刺激より大きいERPが得られている[35),75)]。音韻刺激を用いた成人のMMNは刺激呈示後100～250 ms当りの左半球優位な側頭部の陰性反応として得られ[92)]，これは自動的な変化検出反応を反映しているといわれている。同様な刺激弁別における注意を反映すると考えられているP300（潜時300 msの陽性成分）は**図4.2**に示す通り，発達に伴い潜時が速くなるとともに振幅が増加するが，MMNの場合もより月齢が小さいほど潜時が遅くなる。発達に伴ってミエリン化など神経細胞が発達し，同時に刺激入力により効率化した神経回路が構築され，潜時が速くなると考えられる。新生児ですでに見られる音韻対立の範疇知覚はヒト言語の生得性ともとらえられたが，これらの音韻境界

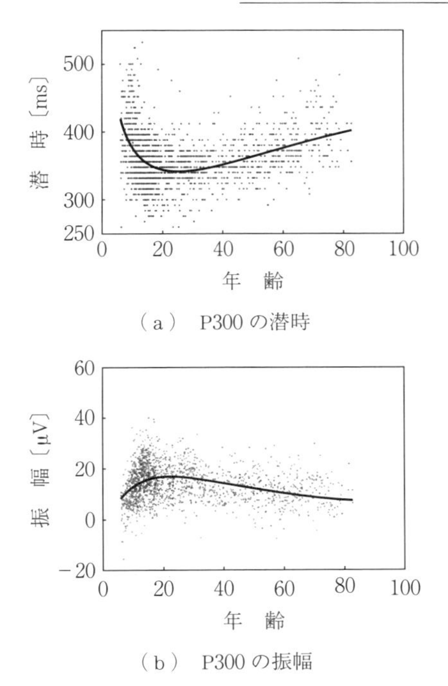

（a） P300の潜時

（b） P300の振幅

図4.2 P300の潜時と振幅の年齢による変化（75論文のメタ解析）[117)]

に敏感である脳反応や行動反応はマカクザルや鳥でも報告されるので[72),88)]，ヒト乳児の音韻知覚の能力は生得的（生まれつき持っている）言語能力ではなく，ほかの動物にも通じる一般的な聴覚機構であると考えられる。

これら新生児の生得的知覚機構は母語の入力によって発達変化を遂げる。英語圏の7ヶ月児，11ヶ月児にに対するERP反応を計測した結果，7ヶ月児では両言語の対立に対して弁別性のあるMMNに相当するERPが得られたのに対し，11ヶ月児は母語の子音対立にのみ弁別性が見られた[65)]。このほかにも，フィンランド語圏やエストニア語圏の6ヶ月児は母語によらず弁別性を示すERP反応を示しているが，1歳を過ぎると母語の母音変化にのみ敏感になる[59)]。脳波研究は以上のように母語特異的に変化する過程をとらえてきたが，脳波の空間分解能の限界から脳反応部位の正確な同定が難しいという問題があった。近年の高密度電極配置の ERP ではより正確な電流源推定が可能になり，例えば /ba/ vs. /ga/ などの音韻対立に対して 2 ～ 4 ヶ月児で左側頭部に優位な脳反応が観察されるなど，比較的小さい時期から音韻処理の**左半球優位性**が示され始めたが，純音でも左優位な脳反応が得られるなど，近年になっても言語音韻処理の大脳半球機能の左右差については一貫した結果が得られていない。

成人において音韻は一般的に左側頭部優位に（両側で処理されるが比較的左半球で強く）処理されるが，脳波研究からは，その発達変化は明確ではなかった。つまり生後すぐに左半球優位に音声処理するのか，それとも発達に伴って機能が分かれてくるのかという点は脳波研究からは十分に明らかにされていなかった。そこへ，fNIRS による音韻発達研究が脳機能側性化について新しい展開をもたらした。fNIRS の音韻弁別実験では，ベースライン区間として 15 ～ 20 秒に馴化刺激 A を呈示し，ターゲット区間 15 ～ 20 秒に刺激 A と刺激 B を交互に呈示するというブロックを繰り返して，ベースラインに対するターゲット間での血液変化反応を計測する，という上述した変化検出課題に似た課題を用いる。この手法を用いた fNIRS 研究より，日本語話者の成人における音韻対立，韻律対立に対する左右側頭部の機能側性化が報告されている[111]。日本語 /itta/ vs. /itte/ という語末母音の第 2 フォルマント周波数を変化させて母音対立を作った音韻対立刺激，/itta/ vs. /itta?/ の語末母音の F_0 を変化させた韻律対立の 2 種類の刺激を用いた研究の結果，右利き成人では音韻対立に対して左半球優位，韻律刺激対立に対して右半球優位な脳反応が得られている（**図 4.3**）。これらの反応は聴覚野近傍のチャネルから得られており，このヘモグロビン変化量を用いて**側化指数**（laterality index：LI）を算出すると，音韻対立に対しては正の値（左優位），韻律対立では負の値（右優位）であり，両者には有意差が見られる。

上記の実験手法をそのまま乳幼児に適用し，音韻対立に対する側頭部の**機能側性化**の発達過程が明らかにされた。7 ヶ月齢 ～ 5 歳までの乳幼児の複数の年齢グループの結果をまとめたのが**図 4.4** である。音韻対立に対する聴覚野反

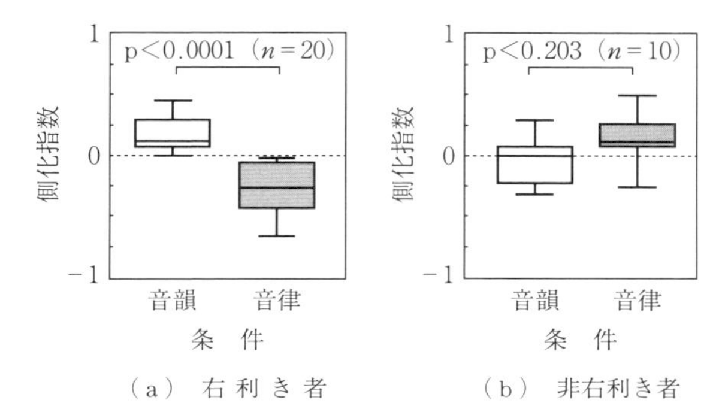

側化指数は左右の各聴覚野近傍における最大総ヘモグロビン反応をそれぞれL，Rとして，LI＝(L－R)/(L＋R) の式で算出した[111]。

図 4.3 右利き者と非右利き者における音韻と韻律に対する左右の聴覚野近傍の脳反応の側化指数

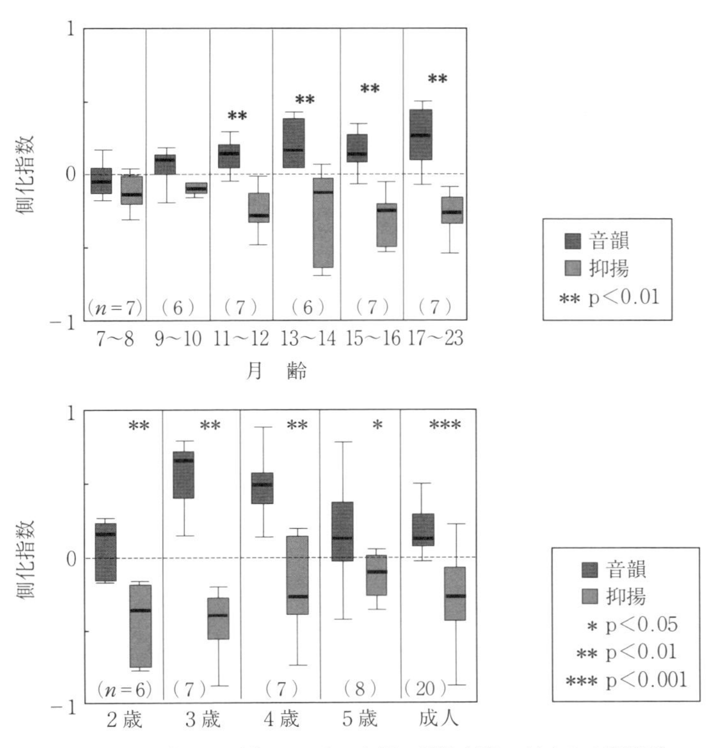

図 4.4 7ヶ月齢～5歳児における音韻，韻律刺激に対する大脳半球の機能側性化の発達変化[110]

応は7～8ヶ月児では有意な左右差がないが，11ヶ月以降の乳児，そして検討された2～5歳児まで左側頭部の優位性が見られる[110]。同様の手法を用いて，このほかにも母語と非母語の音韻カテゴリー境界の敏感性，長・短母音，語彙的アクセント，イントネーション変化について側頭部の大脳半球優位性とその発達変化がfNIRSを用いて検討されてきた。

図4.5はそれらの複数の研究をもとに算出した側頭部反応のLIの発達的変化を音声の種類別に示したメタ解析結果である[105]。図中のアクセントや韻律の超分節音については後に触れることとし，分節音である音韻について説明する。音韻は母音，子音という種類によって異なる傾向が見られるが，母音では新生児から7～8ヶ月程度までLIがゼロ近辺の両側性の反応が見られ，その後，発達とともに左半球へ側性化していく過程が認められる。ただし同じ母音であっても非母語の母音対立については左への側化が見られず，両側性の反応が続いている。これは音韻の入力がある母語の音韻にだけ，その処理に特化し

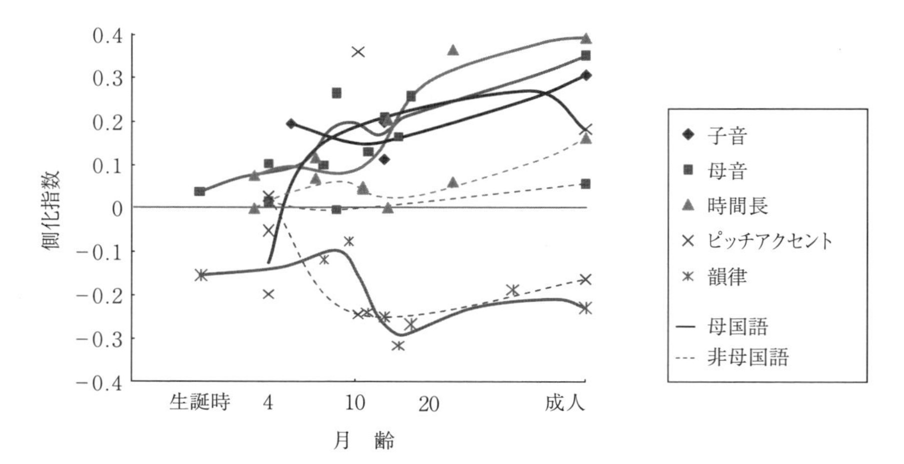

これらの音声特徴は子音，母音のほかに時間長（長・短母音対立），ピッチアクセント（日本語のピッチアクセント），韻律（平叙文，疑問文のイントネーション）を含む。母国語の音声特徴は実線，非母国語の音声特徴は破線で示す。側化指数は側頭部の聴覚野近傍の反応を測定した結果を用いている。側化指数は左優位であるとゼロより上になり，右優位であるとゼロ以下となる[105]。

図4.5　先行研究におけるさまざまな音声特徴に対する脳反応（側化指数）の発達変化

た回路が左側頭部の聴覚性言語野で構築されたことを示唆するといえよう。ただし同じ母音でも長・短母音の左側性化のタイミングはやや遅い傾向がある。この結果は長・短母音などのいわゆる特殊拍の獲得は，一般音韻と異なる発達過程をとるという行動学的手法の研究結果とも一致する。子音についてはデータが限られているが，発達初期からやや左優位な傾向が見られる。図4.5の包括的な解釈，およびこの結果をもとにした左右側性化の発達モデルについては後述する。

左右大脳半球機能に焦点を当ててきたが，左右差ばかりでなくERP研究で着目されたような脳活動の強さも同時に重要な点である。この両者の関係について，日本語長・短母音対立を用い，物理的には等しい音響差（母音差）を持つが，音韻カテゴリー内かカテゴリーを越えた変化かという言語的特徴の異なる刺激ペアを用いて脳反応の発達変化を検討した研究が，つぎのような結果を報告している[106]。日本語を母語とする乳児は，まず音韻カテゴリー境界を越えた刺激ペアに対して，カテゴリー内対立刺激よりも強い脳反応を生後6～7ヶ月あたりで示すが，その際の反応は両側性の反応である。1歳を過ぎる頃に初めて左優位な反応が認められるので，音韻境界に知覚的に敏感になることと，それが言語回路で処理されるタイミングはそれぞれ異なることが示唆される。

4.2.2 分節音：音韻知覚の脳反応と後の言語発話能力

4.2.1項で述べたような音韻に対する脳反応が，その後の言語獲得に関係するといういくつかの報告がある。Kuhlらは，英語圏の7.5ヶ月児を対象に中国語やスペイン語の非母語の子音対立，そして母語の子音対立に対するERPによるMMN反応を計測し，それらERP反応と2歳，2歳半時の言語能力の関係を検討した[80]。7.5ヶ月齢で母語の子音対立により強いERPを示した乳児は，2歳時の単語発話や文章の複雑性などさまざまな表出性の言語能力が高かった。それに対し，同じ時期に非母語の子音対立に強いERP反応をした乳児は，2歳時に単語，文章の複雑性などに対して低い能力を示した（**図4.6**）。

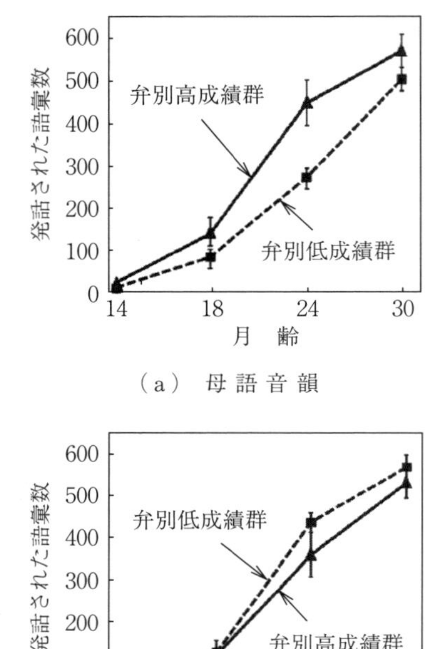

（a） 母 語 音 韻

（b） 非母語音韻

7.5ヶ月齢時点での母語音韻へのMMNが大きい（弁別高成績群）と語彙量が大きく，非母語の音韻ではその逆になる[80)]。

図4.6　7.5ヶ月齢の英語圏乳児における母語（英語）と非母語（スペイン語）の音韻対立に対するERP反応とその後の語彙獲得との関係

これらの結果は母語の音韻に敏感な脳内機構を早く構築した乳児は，語彙，文などの産出能力も早く獲得されるという結果を示している。さらには，母語音韻を獲得する機構ばかりでなく，自分の環境に対して不要な非母語音韻対立に対する敏感性を失う（抑制力を持つ）ことも，言語獲得に重要であることを示すという意味で興味深い。後者の点はRivera-Gaxiolaらも先立って報告しており，英語圏7ヶ月児のスペイン語の子音対立に対するERP反応が強い乳児ほど，月齢18ヶ月，22ヶ月，25ヶ月，27ヶ月，30ヶ月時点の語彙量が少なかった[66)]。Kuhlらは，以上の結果などに基づき発達初期の言語経験が後の言語の脳内基盤構築に影響をすることをNLM-e（native language magnet model-expanded）というモデルで説明している[80)]。

音韻についての7ヶ月児の上述した結果が，新生児においても得られることがfNIRS研究より示された[113)]。新生児時期の日本語音韻対立（/itta/ vs. /itte/）に対する血行動態反応の典型性が1歳時点の表出性言語能力と正の相関を示した。通常fMRIのBOLD（blood oxygenation level dependent）反応やfNIRSの酸化ヘモグロビン反応では刺激の呈示により正方向のHRF反応が得られる。一般成人で見られる**血行動態反応関数**（**hemodynamic response function：HRF**）との類似性の尺度をHRF指標として，新生児の音韻脳反応を算出し，後の受容や生成の言語能力と相関を検討すると，新生児時期に音韻に対する高いHRF指標を示した乳児ほど，1歳時の生成面に関係する表出言語得点が高かった。発達初期は血管系が未熟であったり，神経細胞の髄鞘化がなかったりするために，乳児では神経活動に伴う血液供給が追いつかず，刺激に対してしばしば負方向の血行動態反応が得られる。本研究の結果は，音韻処理に対して十分な神経血管系の成熟した脳機構ができあがっている乳児ほど，言語獲得が早くなることを示唆する。一方で，韻律対立（/itta/ vs. /itta?/）の方では有意な相関は見られていないので，韻律変化を検知する脳機構は表出性言語獲得と強くは関係していない可能性がある。

このように，発達初期の音韻に対する脳の反応性が語彙獲得や表出言語能力に関与するという結果は乳幼児の言語発達過程を考えても妥当であり，さまざまな理由が考えられる。成人の母語や非母語の音声知覚では，多少音韻知覚が困難であったとしても，語彙情報や文脈などのトップダウン情報から補完することができる。しかし，トップダウン情報のない乳児の場合，音声は切れ目のない連続的な音であり，そこから母音，子音という分節音を知覚しなければならない。そのような音韻カテゴリーを見つけることができて初めて，0歳後半において音韻配列規則の獲得が可能になり，さらには音韻をもとにする音節の遷移確率などの規則を抽出することができるのである。もちろん，この過程においてつぎで述べる超分節音も重要にはなるが，音韻のようなすばやい音変化を瞬時に知覚し，音節，形態素，単語へと処理を進める音声言語知覚では，音韻知覚の脳機構は言語発達の基盤であり不可欠なものである。音声生成の面から考えても，音韻知覚は発話運動の精緻化ないし発話声道モデルの構築に重要な要因となる。前述した発達初期の脳反応（HRF）との相関は，後の音声知覚能力との間ではなくむしろ表出系との間で出ていることは興味深い。

4.2.3　超分節音：語彙的アクセント

超分節音である韻律は単語レベルの局所的韻律（local prosody）とセンテンスに付与される全体的韻律（global prosody）に分けられる。局所的韻律は多くの言語において，単語の意味の弁別の手掛かりとなる**語彙的アクセント**を含む。例えば日本語はおもに高さ（ピッチ）の違いを持つ語彙的アクセントを持ち（**ピッチアクセント**），「雨」は高低，「飴」は低高のピッチパターンとなる。同様に高さの違いを持つ中国語，タイ語の声調も，強さの違いが主となる英語のストレスアクセントも語彙的アクセントである。これらアクセントも1歳までに獲得されることがさまざまな言語で明らかになっている。語彙的アクセントの成人の脳機能研究から，母音のピッチ変化を持つタイ語声調は，母語話者では左半球優位に処理され，日本語のピッチアクセントも左側頭部優位な反応が得られることが fMRI や MEG（脳磁図）を用いて示されている。特にタイ語を刺激にした fMRI 研究では，母語話者と非母語話者を比較検討した結果，母語話者でのみ声調という局所的韻律に対する左側頭部に優位な脳活動が報告されている[45)]。

この語彙的アクセントの側性化の発達過程も前述した変化検出反応として検討されている（図 4.5）。ここでは日本語のピッチアクセントでの結果のみであるが，その側性化の過程はおおむね音韻と似ている。ただし，母語のアクセントの場合は発達初期には比較的右側頭部に優位な傾向があり，その後 10 ヶ月あたりに左優位に機能分化する。一方で母語にないアクセント特徴は音韻のように両側性ではなく，発達初期と同じく右優位傾向のままである。語彙的アクセントも語彙の理解発達とともに左半球の言語回路の一部として構築されると考えられる。

ドイツ語のストレスアクセントパターンに対して，ドイツ人乳児が４ヶ月時点で母語のアクセントにより強いERP反応を示すことが報告されている[2]。日本人乳児のピッチアクセント反応は10ヶ月で左優位性が見られるということを考慮すると，ドイツ人乳児はかなり早い時期に母語特異的になるように思われる。この母語に対してより強い反応が出るメカニズムと左側頭部に優位な反応が出るメカニズムは部分的には一致しているが，先述した長・短母音のように別の認知機構が関与していると考えられる。母語パターンでより強い脳反応が出ているという場合は，母語のストレスという音響表象が聞きなれた韻律パターンとして処理されているレベルに留まるかもしれない一方で，左半球でより強い反応が得られるということは，より語彙処理に関連する言語的な回路に組み込まれていることが考えられる。

4.2.4　超分節音：センテンスの韻律

センテンスレベルの韻律，すなわち全体的韻律は一番初めに獲得される音声特徴である（図4.1）。胎内にも届く韻律の低周波数成分を聞いて，胎児はおもに母親声による母語のリズム，音調を含める全体的韻律を学習する。その結果，生後数日の新生児であっても，母語とリズム構造の異なる非母語を韻律を手掛かりに聞き分け，生後５ヶ月までには行動的にも母語とそれ以外のあらゆる言語を聞き分けるようになる。このときの弁別の音響的手掛かりが言語リズムを特徴づける全体的韻律としての基本周波数（F_0）の変化，および強さの変化である。このような長いスパンの刺激はERPでは検討が困難であったが，近年になってfNIRS，fMRIによって多くの研究が行われてきた。

２～３ヶ月児にセンテンスレベルの母語音声と統制条件として同じ刺激の時間反転再生音を聞かせたfMRI研究の結果，言語音では反転音より全体的により強い脳活動が見られ，特に左の角回に有意差が見られた[37]。新生児を対象とした同様のfNIRS実験では，母語の言語音声に対して側頭部で左優位の強い活動が見られたが，反転音では左右ともに活動は全体的に小さかった[64]。これらの左優位な脳反応は言語野の生得的な機能として，つまりヒト言語の生得性の証拠として注目が集まった。しかし，この後の言語音声聴取実験では大脳半球の優位性については，結果が一貫していない。新生児で日本語，英語の音声と反転音に対する脳反応を比較した際に，母語の日本語音声でのみ左の側頭–頭頂部で強い脳反応が得られている[41]。しかし，このほかには，左よりもむしろ右側頭部でより母語の音声に対する強い反応が得られたという報告[67]，右にやや優位な両側性の反応が3ヶ月児で見られるなどの報告[31]もある。さらには，この時期の乳児は韻律特徴を手掛かりに言語を弁別しているので，その脳活動は，一般的に韻律特徴を処理する右側頭部に認められるとするのが妥当な仮説であり，かつ反転音条件でも左優位な活動が出ている報告もある[37]ことから，なにが左優位な活動を引き起こしたかは明確ではない。言語の要因に特異的な神経回路の応答を論ずるには，朗読音声やその反転音ではあまりにも多くの成分を含み，分析的な議論が難しい。

言語音声と F_0 を平らにした言語音声の2条件に対する脳反応を比較することで，Homae らは言語音声の韻律要因をとらえている[31]。抑揚のない言語音声は通常の音声に比べて右側頭–頭頂部の3ヶ月児の脳活動を弱めていた，すなわち F_0 という韻律特徴を十分に持つ音声がより右側頭部を活性化させていた。一般的に韻律特徴は右半球優位に処理されるという成人の結果と一致している。興味深いことに同じ実験を10ヶ月児で行うと逆の結果になっており，抑揚のない音声が右側頭–頭頂部を活性化させていた。これは発達に伴い音声言語の通常の韻律を学習し，平らな不自然な音声が逆にある種の韻律特徴と感じられたためと解釈される。

朗読音声という音声刺激ではさまざまな音響要因を含むこともあり結果はさまざまであるが，音響的な韻律成分のみを抽出した刺激を用いた韻律知覚研究からは，比較的安定した結果が得られている。前述した日本語 /itta/–/itte/ の音韻比較刺激では，韻律比較刺激として /itta/–/itta/? という疑問調のイントネーション（F_0）変化を持つ刺激を用いた検討がされている。ここでは平叙文の F_0 変化をベースとした上昇調 F_0 に対する脳反応としてとらえられる。

図4.5の通り，F_0変化に対する脳反応は新生児期より右優位であることがわかる。先述した通り朗読音声とF_0を平坦にした朗読音声を比較した研究[31]でも同様な右側頭部優位な結果が得られている。これはゆっくりとした音楽のメロディーや言語のイントネーションのようなピッチ変化は右半球（側頭部）で処理され，すばやい音変化は左半球で処理されるという信号依存的（signal-driven）な脳機能分化が生下後に完成しているものと考えられる。

4.2.5　声の認識と感情プロソディ

ヒトの声処理に特化した**側頭声領域**（temporal voice area）と呼ばれる脳部位が，左右側頭部の上側頭溝を中心とした領域に存在する[74]。ここでは環境音やサルや鳥などの他種の声では活動せず，ヒトの声に対して強い活動が見られる。声は個人の同定など社会活動の中で重要な役割を担うだけに，このような特化した機構となっていると考えられる。fNIRS研究から，発達初期にはこのようなヒトの声への特異的反応はなく，他種の声にも側頭からの十分な反応があることが報告されている[105]。7ヶ月児でヒトの声に特化した反応が右半球の側頭部を中心として観察されている[97]。ただし，このように音声に特異的反応が得られるようになる以前にすでに，個体弁別に関与する声の認識の脳機能は，十分機能し始めている。4.3節でも触れるが，母親声という慣れ親しんだ声に対しては新生児においてさえ，成人と同様の右の上側頭回前部（anterior superior temporal gyrus：aSTG）に有意な活動が見られ，左背外側前頭前野（dorsolateral prefrontal cortex：DLPFC）との強い機能結合が観察されている[99]。

発達初期における情動プロソディについては，「喜び」「悲しみ」「怒り」「中立」などのプロソディ弁別などの行動実験やERP実験が行われてきた。紙面の関係で詳述はしないが，それらの感情カテゴリーの弁別は3ヶ月，5ヶ月など月齢を経るごとにより正確になってくる[5),6]。より安定して情動プロソディを聞き分ける7ヶ月児では，「喜び」「怒り」「中立」のプロソディの中で「怒り」に対してより強いERP反応が得られ，怒りというネガティブな音声に対して注意の量が増加したと解釈されている[98]。これらの結果は fNIRS でもある程度一貫しており，「怒り」に対して右側の上側頭部で特に強い血液変化量を示していた[97]。これら一連の結果は聴覚刺激の場合，乳児はネガティブ刺激を処理する能力を最初に身につけるネガティブバイアスを示している。これは顔の ERP の発達研究で観察されるポジティブバイアスとは対照的である。

4.2.6　分節音・超分節音の獲得と左右大脳半球の側性化

図 4.5 に示した各種音声言語処理の半球優位性のメタ解析，およびこれまでの脳機能研究をレビューした結果をもとに，Minagawa-Kawai らは音声言語処理における側性化の発達モデルを提案している[105]。ここでは 4.2.1 ～ 4.2.5 項の知見を統括する目的もかねて**図 4.7** に示す概念図に沿って，このモデルを説明する。図は縦軸，横軸が図 4.5 とほぼ同じであり，月齢とともに変化する側性化の発達過程を表した図である。このモデルでは発達初期は**信号依存的側性化**（**signal-driven lateralization**），すなわち音声言語の音響特性がおもに側性化を決定すると仮定する。より具体的には，抑揚変化のようなゆっくりした音変化である全体的韻律（global prosody）は右優位に処理され，逆にすばやいスペクトル変化（dynamic spectral contrast）を伴う時間分解能を求めら

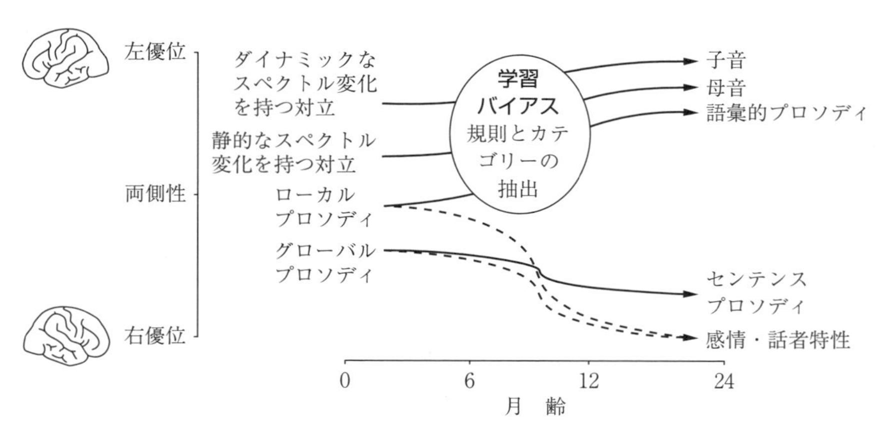

図 4.7　音声獲得に伴う大脳半球の機能側性化についてのモデル図[105]

れるような変化（例えば子音変化）は左優位な処理が行われる。急激な変化を持たず比較的定常なスペクトル変化（steady-state spectral contrast）の典型例としては母音が挙げられるが，この定常的スペクトル変化は両側性の反応が仮定される。これらの音響信号依存的な側性化についてはこれまで多くの成人の脳画像研究が示してきた通りである（例えば文献22)，文献73))。ただし最近の研究報告では急激なスペクトル変化も左優位ではなく，両側同等に行われるとするものも多くなっている。

図4.7モデルは発達初期，すなわち新生児～5，6ヶ月児においてはこのような音響信号依存的な脳内処理が行われると仮定する。しかし，生後1年以内に乳児は母語の入力を受け続けて規則とカテゴリーの抽出を行う学習メカニズム（learning biases）によって母語の音韻カテゴリーを獲得し，すなわち瞬時にカテゴリーを知覚処理し言語処理につなげる神経回路が左半球の言語野中心に構築されていく。その結果として母語の言語機能に特化した**領域依存的側性化（domain-driven lateralization）**が観察される。母語と非母語の母音が異なる側性化過程を経ることもこの点から説明される。

このモデルを用いて，例えば4.2.2項で触れた日本語の語彙アクセントの発達過程を説明することができる。日本語ピッチアクセントはその音響特性からsignal-driven仮説では発達初期には右優位に処理されるものであるが，その機能側性化は一般的韻律とは異なり，図4.5にも示される通り，音韻と同様に発達とともに左へ分化してくる。つまり，ピッチアクセントを持つ母語入力を受けることで左優位に処理をするdomain-driven型へと変化する。これは語彙アクセスが左の言語野で瞬時に行われるべき言語処理であることにも関与していると考えられる。同様の語彙アクセントの左優位性は声調言語の声調（ピッチ）変化に対する成人の脳反応でも観察され，中国語やタイ語の声調言語の母語話者にのみ声調特性に対する左優位な脳活動が得られる[46)]。一方で，言語の本質的な特性に関係せず，かつ語彙判断のような瞬時な処理を必要としない抑揚特性は左優位にはならない（ただし文法判断に関わるような抑揚など機能によっては左優位に処理されるものもある）。図4.5にもある通り，このような抑揚は音響信号依存的な特性が新生児時期から見られ，成人まで同じように右半球優位に処理される。

学習に関係する脳機能については4.2.10項でも述べるが，上記に述べた規則抽出，カテゴリー抽出のメカニズムはおもに左半球にある下前頭回（ブローカ野），大脳基底核やシルビウス溝近傍の言語回路に関係していることが先行研究から考えられる[52]。新生児において音節配列規則を抽出すると考えられる分節化過程の脳反応が左の前頭部で得られており[47]，単語の分節化や音韻配列規則に対する左優位な脳反応が6ヶ月齢以上の乳児でも得られている。この学習機構が左半球にあることも，母語の音声言語機能を左優位に処理する機構に関係している可能性がある。

4.2.7　単語の切り出し

センテンス単位の音声言語は数秒間の音声波形の塊であり，句や節のポーズの区切れは存在しても，単語の切れ目は明確ではない。そのような連続音声から乳児は6～9ヶ月齢あたりには単語を切り出す（word segmentation，以下**分節化**とする）ことができるようになる（図4.1）。乳児はポーズを用いて分節するのではなく，ストレスやピッチの違いで実現されるアクセントの手掛かりを用いて分節化する。したがって，言語によってその音響的手掛かりは異なり，英語の場合には強弱のストレスアクセント，日本語では高低のピッチアクセントを手掛かりにして分節しているようである。単語分節化の行動研究においては，まずある特定の単語を単独に繰り返し音声呈示して学習させる（学習試行）。学習後にその学習単語を埋め込んだセンテンスと非学習語を埋め込んだセンテンスを聞かせ，**選好注視法**でどちらのセンテンスを好んで聞くかを調べる（テスト試行）。選好注視法では左右にあるスピーカの一つから刺激が呈示され，呈示側をどれだけ注視したかの時間を測定し，選好を検討する（例えば文献109)）。英語母語話者であると7.5ヶ月児にテスト試行での学習単語条件の選好が見られ，この時期には単語の切り出しが可能であると解釈される。単語のアクセントパターンにより，切り出しのしやすさが異なり，英語であると強弱パターン（例えばkingdom）は7.5ヶ月であるが，弱強パターン（例えばmachine）であると3ヶ月遅くなる。乳児は強音節の直前に切れ目を感じるようである。同じように日本語の場合にも高低低のような1型アクセントパターンにおいて，より平易に切り出しできる可能性が示されている[109]が，日本語の場合，高低型の場合でも分節化できるようになるのは9ヶ月齢と英語母語話者よりも遅くなる。

この分節化に関与するERP研究では，行動研究と同様，最初に乳児に単語を繰り返し単独呈示し（学習試行），その後センテンスにその単語を埋め込み学習した単語とそうでない単語の脳反応を比較する（テスト試行）。この結果，オランダ語圏の7ヶ月児や10ヶ月児において，単語学習試行では単語に馴化するとともに正の電位反応が徐々に減衰し，テスト試行では既知単語を含むセンテンスに対してのみ陰性のERPが350～500 msあたりで観察されることが明らかになった[100),101)]。その後この傾向はフランス語圏の乳児でも一貫した傾向が報告されている。これらERP研究の優れた点は，選好振り向き法などの行動手法よりも敏感に単語分節化能力を検知できたことである。例えば，分節化が可能になる月齢は，オランダ語では行動的には9～10ヶ月から認められるがERPでは2～3ヶ月，フランス語では行動実験結果より4ヶ月早くERPが検知している。

上述したERP研究では関与する脳部位も明確ではなく，この電位変化は直接的になにに関与しているかは不明であった。fNIRSを用いてMinagawaらは同様の分節化の研究を，日本語圏の5～6ヶ月児，7～8ヶ月児，9～10ヶ月児に対して行った[104]。その結果7～8ヶ月児，9～10ヶ月児のグループの学習試行での学習単語条件でのみ後部上側頭回，縁上回が活動し，テスト試行では下前頭部が活動することが示された。前者は音韻貯蔵，音韻表象の形成に関与する部位であり，後者は音韻貯蔵，音韻の想起に関与する部位である。これらのことは，乳児の単語分節化には音韻の短期記憶に関する回路が用いられることを示唆する。同時に学習した単語にのみ音韻性短期記憶関連部位の脳反応が得られたことから，日本語母語話者においても行動指標よりも早くに単語分節化が可能であるという脳反応指標が得られている。

分節化には以上で述べた単語の分節化のほかにも，音節の遷移確率に基づき単語の切れ目を見つけ出すという分節化があるが，これは確率分布に基づく学習ともとらえられるので，学習の節にて述べることとする。

4.2.8 音素配列規則

言語にはその言語固有の音節を構成する母音・子音配列の規則，すなわち**音素配列規則**（**phonotactics**）がある。例えば日本語は，特殊拍（撥音 /N/，促音 /Q/ など）を除き子音（C）の後には必ず母音（V）がくる CV 構造を基本とする配列規則を持つが，英語などでは CVC，CVCC などの音素配列も許容される。乳児は生後 9 ～ 12 ヶ月ほどで母語の配列を獲得するので，日本語環境に育つ 14 ヶ月児は /abuna/ と /abna/ を弁別することが困難になる[89]。これは日本語では子音には必ず母音が後続するというバイアスともいえる規則を獲得するため /b/ の後に /u/ を聞くという音素錯聴が起こることに起因する。日本人が英語を話す際に不要な箇所に母音挿入をしてしまうのも，日本語の音素配列規則のためである。

この規則の獲得は統計学習あるいは規則学習の結果とも考えられるが，脳機能としては左上側頭回や縁上回の後部言語野が関係していることが fMRI 研究から報告されている[10]。音素配列について fNIRS-ERP で同時計測した研究でも，母国語の音素配列に関与する単語が強い N400（潜時 400 ms あたりに生じる陰性脳波成分）を生じさせているが，fNIRS からは左優位な側頭反応としてとらえられている[96]。乳幼児について類似した方法で同時計測した結果，12 ヶ月児ではすでに成人のように左側頭部に優位な Hb 反応が得られている。ところが，12・19 ヶ月児を検討した ERP 研究では，19 ヶ月児にのみ成人と似た N400 の効果が見られている[60]。N400 を用いた実験手法では単語と絵で示した物を関連させて覚えるタスクなど，その手法がさまざまであるので結果はそれら手法の差に依存するのかもしれない。

4.2.9 語　彙　獲　得

乳幼児の発話面での語彙獲得は1歳あたりでようやく初語が出て，その後少しずつ発話語彙が増え，1歳半～2歳までに**語彙爆発**が起こることで目覚ましい発達を遂げる。しかしながら，知覚面での発達は生後1年以内の早い時期から観察される。例えば，自分の名前の知覚能力は行動的には4.5ヶ月児で観察されるが[23]，5ヶ月児では自分の名前に対し特定の条件において自己認知に関与する脳部位が活動している[61]。乳児は11ヶ月齢までにはある特定の言語において頻度の高い単語に対して，低い頻度の単語よりも選好を示すようになる[71]。

14・20ヶ月児を対象としたERP研究では，既知単語と未知単語に対してN200，N350の陰性成分に違いが見られることから，これらの成分は意味処理に関係していることを報告している[19]。その後の研究から，それらのERP反応は13～17ヶ月児では両側性の広い分布であるのに対し，20ヶ月児では左半球優位になることが確認され，単語の意味処理過程が左言語野に側性化し始めたことが示された[20]。前述の報告では20ヶ月児で語彙数が多い群，少ない群で分けて検討をしているが，その結果，語彙数が多い群の方が，左側頭-頭頂部寄りの局所的なERP反応分布を示したのに対し，語彙数の少ない群ではより広いERP反応の分布が見られた[19]。この結果は獲得に伴い左寄りの局所反応へ変化するという発達過程とも一致している。20ヶ月児に新規な単語を教えて同様なERPを計測した結果でも，学習した単語に対してはこれまでの既知語に対するERP反応と同様な左側頭寄りのERP反応が得られている[18]。以上の結果は語彙爆発との関連からも興味深く，語彙爆発が始まる前の13～17ヶ月児ではまだ両側性の脳反応であるのに対し，語彙爆発が始まったと考えられる時期の20ヶ月児では語彙表象に関係するといわれる左側頭部分を中心とする神経回路で語彙処理が行われていると考えられる。

以上は既知単語vs.未知単語による反応の違いを検討しているが，単語音声と絵で示す物の組み合わせを学習したうえで，単語と絵の一致／不一致条件を用いてN400に相当する成分を抽出するERP研究も行われている。N400は成人のERP研究で着目される典型的な意味の逸脱に対するERP成分である。これらの結果では14・19ヶ月児は不一致条件でN400の振幅が強くなることが示されている。これらの反応は成人に比して前頭部でより広く強いことから，特定の刺激へより多くの注意を払わねばならないという，成人との異なるメカニズムが示唆されている[60]。

最後に，語彙の獲得と音韻知覚の関係を示すERP研究を紹介する。母語の音韻カテゴリーを獲得した1歳以上の幼児は，1歳前半では単語音声ペアを聞いた場合，単語全体の音声に注意が向くために，単語音声が全体的に似ていれば細かい音韻の違いを無視するようになる（例えば“bih”，“dih”）。この傾向は14ヶ月児で見られるが25ヶ月齢時点までに減少していく[25]。この点は新しい単語の学習にも関係しており，新しい物の名前を覚える学習において，音韻の似た単語（例えば“bih”，“dih”）の名前がついた物の学習は14ヶ月児では両者の混同により達成されないが，17ヶ月児ではそれが可能になる[12]。これらの行動研究を受けて，Millsらは先述の既知単語vs.未知単語のERP成分N200～N400を用い，語彙理解における音韻の影響を検討した[18]。その結果，14ヶ月児では既知語とその語と音韻的に似た未知単語（例えば“bear”，“gear”）ではN200～N400成分がほぼ変わらず，まったく音韻が異なる単語はその反応が弱く未知単語としてとらえられていた。この結果は行動研究と一致している。20ヶ月児では反応が変化し，音韻的に似ている単語でもN200～N400成分が弱く，未知単語としてとらえられていた，すなわち，単語を構成する音韻の詳細を聞き分けていたと考えられる。この研究からも1歳後半において精緻化した語彙処理の左半球を中心とした脳内機構が構築されていることが裏づけられる。

4.2.10　規則の抽出・学習と文法

ヒト乳児は語彙とともに文法規則を獲得し，無限に文を作り拡張できるようになる。乳幼児の文法や規則抽出の研究は大きく①隣接する音節どうしの**遷移確率**（例えば“ta”のつぎには高い確率で“go”が後続する）の研究，②隣接しない音節にも関与する規則の研究に分かれる。②は例えばABA（“di-le-di”），ABB（“ta-no-no”）のようにA，Bには任意のCV音節が入る3音節語が呈示され，乳児はABBなどの規則を抽出する。②にはこのほかにもAXB（“ka-le-do”，“ka-ti-do”）のように，Aがくれば任意のXのつぎには必ず同じBが入るといったものもある。これらの規則の抽出は7～12ヶ月児で可能になることが行動実験より示されている。

脳機能計測はこれよりも早い時期に乳児の規則抽出に対応する脳反応を検知している。ABAタイプやABBタイプの規則を検討したfNIRS研究[47]では，新生児はABBタイプでは左前頭部（背外側前頭前野あたりと考えられる）が活動し，学習が進むとともに脳活動レベルも長期スパンで上昇している。ただしABAなどではこのような活動は見られず，この反応は単純に同じ音節の連続に対する記憶学習であり，その規則が音節を越えると学習できないことが示唆される。この学習は音節という音声ばかりでなく，異なる周波数を持つトーンの並びでも，遷移確率に基づく分節化学習が行われている。以上は隣接する音節の遷移確率に基づく比較的容易な学習である一方で，3～4ヶ月児において比較的高度といえる②のAXBタイプの規則に対するミスマッチERPが得られることが報告されている[48]。

文法獲得研究の中で議論されてきた問題として，文法を獲得する際に乳児は統計学習に基づいて学習するのか，それとも生得的な規則抽出システムが機能しているのかという問題が挙げられる。概括的には，前述の①遷移確率は統計学習に大きく依存し，②での文法構造は統計学習に加えやや高次な認知機構である規則抽出システムにより依存していると考えられる。実際には鳥類やマウスでも遷移確率に基づく学習が可能とする研究を考慮すると，新生児で確認されている遷移確率や音節連続特徴（ABBタイプ）の学習は，統計学習あるいは短期記憶学習に依存するdomain-generalそして種によらない（species-general）一般的な認知機構とも解釈される。一方，3～4ヶ月児でAXBタイプのような非隣接的規則の抽出ができるという能力は規則抽出システムの発現とも考えられる。今後はそのシステムの詳細を明らかにするためにも脳機能結合とその発達などの脳機構を明らかにする必要がある。

Homae らは３ヶ月児の言語聴取による短時間での脳機能ネットワークの可塑的変化を fNIRS で示している[30]が，規則抽出過程の**脳機能結合**変化を同様の

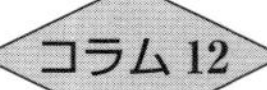

小児や乳幼児の fMRI 計測と現況

乳幼児や小児を対象とする脳機能研究において fMRI の使用は困難を伴うことが多い。それは fMRI 計測では高磁場環境に曝されるという保護者の抵抗感ばかりでなく，体動は計測信号の大きなノイズ成分になるが，小児がスキャナー内でじっと動かずにいることは難しいためである。そこで，小児の場合にはモックスキャナー（スキャナーを模した装置）で動かずに刺激を見たり聞いたりする練習を行ってから本計測をすることが多い。乳児の場合には言葉の指示が通らないため，計測はほぼ睡眠中に限られてくる。したがって聴覚や嗅覚刺激呈示以外の認知タスクの実施はハードルが高い。特に乳児の fMRI 研究は，ほんの限られた研究施設でしか行われていなかった。ところが，近年急激に様相が変化した。この背景としてこの 10 年間で成人の fMRI 研究において resting state connectivity（安静状態での神経結合）や DTI（diffusion tensor imaging）の研究が盛んになったことが挙げられる。これらの研究から，安静状態の脳部位の結合あるいは神経線維の構造は，認知の脳機能についてもさまざまな情報を持つことが明らかになった。つぎの段階として，その結合や構造の発達はどのような過程であるか，または，ある認知機能に関する結合は乳児期でも機能しているかなど，さまざまな問題が現れてくる。そうすると，寝ている安静状態の乳児も貴重なデータを提供してくれることになる。このような乳児の fMRI 研究は欧米諸国で近年盛んに，しかも大規模に行われ始めた。わが国においては，残念ながら認知神経科学には大規模予算がつかないせいか，欧米諸国のビッグデータ研究には成人，小児などの研究対象を問わず大きく水をあけられている。ただし，日本は日本の利点を活かした，いってみるなら町工場は町工場の技術や特徴ならではのニッチな研究は可能であろう。例えば乳幼児研究であれば，日本では比較的技術環境が整っている fNIRS でのみ行える（例えばライブの２者間相互作用など特徴ある認知タスクの脳機能研究），洗練された実験計画のもとに「聞くと話す」の認知機能発達の知られざる側面を明らかにしてくれるだろう。研究の規模を問わずこれらのさまざまな研究が，認知の脳内基盤発達をつぎつぎに解明してくれることを期待したい。

手法で明らかにすることも可能であろう。

学習については単純な聴覚刺激の呈示ばかりでなく，実際場面での視線や動作を含めた**社会的相互作用**の重要性が示されてきた。9ヶ月児が外国語の音韻を学習する場合にもそのような社会的要因が重要であった[82]。乳幼児の学習における視線，共同注意，指さし，随伴性といったキーワードを含む社会的要因の重要性は，Csibra（チブラ）による Natural Pedagogy[34] においても指摘されてきた。

成人の言語についての ERP 研究では，意味的な逸脱センテンス（例えば "The woman was feeding her picture."）によって N400 が得られ，統語構造の逸脱センテンス（例えば "The woman was feed her baby."）に対し頭頂あたりで得られる P600 や LAN（late anterior negativity）や ELAN（early left anterior negativity）が得られることが示された。発達においても，これらの ERP 成分に着目した音声言語研究が行われてきた。例えば 2 歳児において句構造の逸脱に対して ELAN の先駆体と考えられる左優位な脳波が報告されている[93]。7〜13 歳にかけて成人に似た P600 が観察されるなどの報告もある。意味処理や文法処理のこれらの ERP 研究は概して，意味や句構造の理解は行動的に観察されても，年齢が若い時期は ERP 成分の潜時が成人よりも遅く，そして電位の分布も比較的広範である傾向がある。発達とともに潜時も短くなり，電位分布も局所的になる。これらのことは発達に伴って言語処理に特化した脳部位でより処理速度の速い効率的な脳内機構が構築されていることを示す。今後文法処理についても fNIRS を用いることでより明確な統語構造処理についての脳内機構の発達過程が見えてくると思われる。

4.3　母子愛着，対乳児音声と音声獲得

一般的に記憶の定着には情動要因や注意資源が重要であり，これらの条件が整うと記憶定着が進みやすくなるといわれている。音声獲得についてもしかりで，より情動要因や注意をひきやすい社会的な文脈で学習は促進する。特に発

達初期では，情動要因の大きい**母子相互作用**や**対乳児音声**で知覚や生成の音声獲得は効果的に進む。発達初期の主要な入力刺激となる母親の音声や，音響的特性が明確な対乳児音声は音声獲得に強い影響を及ぼす。脳科学研究は上記のような行動学的研究からの知見をさらに大きく進歩させるレベルまでには達していないが，脳反応などの生理指標は言語反応の得られない乳児から新しい示唆を提供し，また脳の反応部位は認知処理メカニズムを推察する手掛かりを与えてくれる。本節では，現在までに得られている脳機能研究の知見を中心に，関連する行動研究にも触れながらまとめる。

4.3.1　母子愛着が音声獲得の脳内機構に与える影響

発達心理学において母子愛着は重要なテーマであり，多くの研究が積み重ねられている。特に乳児期において，社会認知能力やコミュニケーション能力はまず母親（養育者）との相互作用で発達し，乳児は母親との安全基地（secure base）をもとにしながらしだいに外界の社会へ行動範囲を広げ，その社会的能力そして言語能力も発達させていく。この乳児期における養育者からの聴覚，視覚，触覚などの入力が十分でないと，脳の灰白質が十分に大きくならない，あるいは言語能力を始めさまざまな認知機能の発達が悪くなることも報告されている[58)]。これらのことは音声獲得においても母親（養育者）からの入力や相互作用が重要になることを示唆するが，以下にまとめる通り先行研究も母親刺激の重要性を示している。

乳児は生後すぐに母親声を他者（女性）声と弁別するばかりでなく，胎児期（在胎週数47週）からすでに同様な弁別を行うことが心拍の計測より報告されている[8)]。新生児期の母語・非母語弁別能力のように，胎児は胎内に伝わる低周波数成分すなわち韻律情報を聞いて声の違いを学習していると考えられる。脳波を用いた研究でも母親声に対しては他者声と異なる特異的な脳波反応が得られる[49),85)]。それでは，このような母親声に対する異なる脳反応はなにを反映しているのであろうか。最近のfNIRS研究[99)]では新生児は母親による話しかけを聞いたときに，音声言語処理に関与する左脳の下前頭回（inferior frontal gyrus：IFG），左右のSTG（上側頭回）のほかに，左のDLPFC，前頭極や右のaSTGなどで他者声条件より強い脳活動が見られた。さらには，母親声条件のときにこれらの脳部位の脳機能結合が強くなっていたことが示された。脳機能結合の中でも特に大きい二つのネットワークが，①声の話者同定に関与する右のaSTGから作業記憶に関わるDLPFCや言語処理の左IFGの回路，②左IFGと左STG，縁上回の結合，すなわちブローカ野とウェルニッケ野の言語回路，であった。これらの結果は新生児期において，母親声であると声の認識を行う回路そして言語機能の回路の両者が強く活性化されることを示唆する。これは，母親声で音声言語処理が成人に似た回路で効果的に進み，これが基本的な音声言語処理回路の形成に寄与していることを示しているのかもしれない。

このfNIRS研究の結果は2ヶ月児おけるfMRI研究結果とも多くの点で一致しており，2ヶ月児においても母親声音声に対して左の上側頭回後部が他者声や音楽条件よりも強く活動していた，すなわち母親声は言語野をより活性化していた[36]。このほかにもこの2ヶ月児の研究では，母親声での前頭前野前部活動の上昇と扁桃体での下降反応が得られている。これらは母親声に対して注意が高まったことや警戒心が解けるといった母子愛着の情動反応として解釈されている。ただし，新生児など月齢の浅い乳児は母親声による直接的な愛情の喚起というより，胎児期から聞いて慣れ親しんだという親密性から生じる安心の感情喚起と解釈されるかもしれない。

新生児期以降も音声獲得における母親の影響は強く，摩擦子音の知覚特性が母親の同子音の発話特性に影響を受ける[1]。6・8ヶ月児の語彙学習は母親声で促進される[7]，楽しい，悲しいなどの表情と声のプロソディマッチングは一般的には生後7ヶ月で可能であるが，母親声の場合は4ヶ月早く行うことができる[24]など多くの報告がある。母親声と他者声を用いて乳児の名前，他人の名前それぞれを呈示したfNIRS研究では，母親声の自分の名前に対してのみ5ヶ月児で前頭前野背内側部の前部に反応が見られた[61]。この部位は自己の概念に関与しているといわれている部位であり，この反応が行動実験における名前呈示時の選好注視時間と相関していたことから，5ヶ月児は慣れ親しんだ母親に呼ばれる名前という音声に対して自己が結びついている可能性を示している。以上のことは，言語を始めあらゆる認知機能は，まず養育者との愛着のある密な相互作用で育まれることを示すが，脳機能レベルで考えると，まず親しみのある声や顔の視聴覚刺激に注意が向き，成人が使う認知機能の脳部位（例えば自己認知であれば前頭前野背内側部）が使用されて基本的な回路が構築される。乳児が社会的行動範囲を広げるにつれ，他者に対しても養育者との間で構築された回路が徐々に使われていくことでさらに脳機能結合が強まり，脳機能も発達していくことが考えられる。

4.3.2　対乳児音声が音声獲得の脳内機構に与える影響

マザリーズ（motherese）とも呼ばれる**対乳児音声**（infant-directed speech）は，乳児に向けて独特な韻律で発話される，いわゆる赤ちゃん言葉である。乳児に対して私達は自然と抑揚豊かで，ゆっくりとやや高めの声で話しかけをしているが，このような対乳児音声は情緒豊かな心理特性を持つばかりでなく，音響的にも韻律情報や音韻が明瞭になるという特性も持つ。この結果，乳児は対乳児音声において，話し手の伝達意図を受容しやすい，音声獲得が容易になる，注意を向けやすいといったさまざまな利点を得ている。

特に音声獲得の研究においては，4.2節で紹介した音韻弁別，単語の分節化，語彙，文法規則などさまざまな面において，対乳児音声でより効果的な学習がなされることが示されている[112)]。例えば，文法規則獲得の原型とも考えられている音節の遷移確率に基づく分節化は一般的には8ヶ月児から可能になるといわれているが，対乳児音声を用いると7ヶ月でも遷移確率に基づいた学習がなされ分節化ができるようになる[27)]。これは連続呈示された音節の音響特性が顕著になるため，遷移確率学習が促進された結果と考えられる。

対乳児音声の感情豊かで注意をひきやすいという特徴を反映する脳活動がERPやfNIRSでとらえられている。9ヶ月児では対乳児音声に対して心拍数が低下し前頭部の脳波成分が大きい振幅を示した[21)]。新生児で得られているfNIRS計測による対乳児音声での強い前頭部反応も親密な声に対して生じた注意に関連しているものと考えられる[107]。Naoiらは4～13ヶ月齢までの乳児を3グループに分けて，自分の母親あるいは他者の語りかけでの対乳児音声vs.対成人音声に対する前頭部，側頭部の脳反応を検討している[68]。この脳反応は他者声条件の場合は月齢による変化は見られていないが，母親声条件の場合には前頭部，側頭部ともに7～9ヶ月児で最も強い反応が得られ，10～13ヶ月では前頭部，側頭部ともに下がる。これは行動学的に1歳を過ぎると乳児の対乳児音声への選好が弱まるとする研究と一部一致している。この研究での対乳児音声での前頭部の血動態変化は左半球優位であり，快感情の左半球優位説に立脚すると，乳児は特に母親声の対乳児音声で快の感情を感じていると推察される。

語彙獲得において対乳児音声が効果的であることは，行動学的にも脳波研究からも立証されている。6ヶ月児と13ヶ月児に親密度の低い単語と高い単語を対乳児音声と対成人音声で呈示した場合の脳波を計測したところ，注意に関与するといわれるN600～N800の脳波成分はいずれの月齢においても高親密度語の対乳児音声条件時にのみより強かった。一方で，単語の意味に関与する初期の成分N200～N400は13ヶ月児においてのみ高親密度語の対乳児音声で得られた[94]。この脳波成分は左側頭部からの反応であり，語彙獲得の言語処理回路の一部と考えられる。

以上の脳機能研究を統括すると，4.3.1項で概観した母親声，4.3.2項の対乳児音声それぞれが音声獲得に与える影響は類似した部分が多く，どちらの場合も多くは快感情が含まれているため乳幼児の感情を喚起しやすく，注意をひ

コラム13

外国語の早期教育

本章にて発達初期の脳は環境に応じていかに柔軟に可塑的変化を遂げるかということを述べたが，ここで早期教育の必要性を考えた読者も少なくないだろう。実際に講義でこのような話をすると学生から「自分の子供には0歳から英語を聞かせたい」などのコメントがよくくる。外国語教育をいつから始めるかという問題は，何語をどのような環境でどのように学習するかなどさまざまな

要因が絡むため，一概に何歳が最適などとはいえない。小学校からの英語教育の是非についても激論が続いていることからもその難しさは伺える。ただし0歳の外国語教育については，これまでの乳児研究のエビデンスから考えると，受け身でただ外国語をCDなどで聞かせる，DVDを見せるだけといった中途半端な早期教育は無駄であるとはいえる。確かに乳児は聞いただけ脳が反応し学習するが，乳児は逆にすぐ忘れるのである。また入力される刺激が言語的・社会的に意味がない部分的・人工的なものであれば，結局音声言語として乳児の脳で体系化されず，真の意味での言語学習は成立しないであろう。社会的相互作用がある場面で言語学習は成立する。したがってバイリンガル環境のような現実的な相互作用を持つ，実際の人間のコミュニケーションが外国語で乳児に対して行われるような場合は，十分に学習効果はある。特に最近はバイリンガル環境の乳児が，その環境特有の認知的負荷のもとで訓練されることにより，優れたバイリンガル能力を持つことを示す研究も多い。それでもバイリンガル教育が一概によいという訳ではなく，言語刺激の与え方が適当でなかったり，精神的ストレスがかかったりする場合には，2言語どころかどちらの言語の獲得も不安定になる。言語の遅れは，子供のメタ認知能力の発達にも影響を及ぼし，まれに発達全体の遅れを引き起こす場合もある。0歳代は4.3節で触れたように養育者が愛情を持って，触覚，視覚などあらゆる感覚を総動員し，母語でたくさん話しかけてあげるのが一番の早期教育かもしれない。

コラム14

外国語学習の臨界期：前頭葉の使い方の違い

従来，言語の臨界期はその境界を過ぎると途端に言語獲得が困難になる，といった急激な変化を伴うものだと考えられていた。もちろん視神経の臨界期など多くの研究では，そのような急激な変化も観察されているが，ヒト外国語学習の場合は徐々にその能力が下降していくという知見が行動研究より示されている。例えば，韓国，中国からアメリカへの移民のage of arriving（AoA，移住した年齢）と英語の文法能力を検討したところ，7歳までのAoAでは母語話者との違いがないが，7～16歳では文法の正答率はAoAの増加とともに徐々に下がるという相関が見られた[51]。発音の訛りについては5歳以降のAoAで能力が徐々に落ち始め，音声発話については早めに可塑性が失われてくることが示された[44]。

上述した年齢要因を系統的に比較した研究は，行動研究はあっても脳機能研究はほとんどないが，三つの年齢群を対象としたfNIRS研究を紹介する。日本語を母語とし英語を学習している，①学童群 8 ～ 12 歳，②思春期 13 ～ 16 歳，③成人期 18 ～ 22 歳の 3 群に対して，英語の /r/，/l/ を学習する訓練を約 1 ヶ月行った。その学習前と学習後で英語の /r/，/l/，日本語の音韻を単語刺激文脈で弁別しているときの脳活動と脳機能結合を fNIRS で検討した。**図 1** は学習後の脳機能結合を示す。脳機能結合はすべてのチャネル結果を呈示すると複雑なので，英語音韻弁別で強く活動したウェルニッケ野の一部である縁上回（supramarginal gyrus：SMG）からの結合を例として示している。三つの年齢群で全体的な特徴は学童期と思春期の間で境界が見られるような結果となった。すなわち，学童群は後部言語野の機能的結合が側頭領域内の比較的短い結合が多いのに対し，思春期以降の群では後部言語野と前頭葉の結合が多くなっている。ここでは示していないが思春期以降の群では左側頭から前頭葉への結合も多かった。これらは学童群においては聴覚野と後部言語野の結合が強まるボトムアップ的な知覚学習が進んでいたことに対し，思春期以降では前頭葉の高次脳機能を活かした，例えば「この出だしの音が暗い音色であれば /r/」のような方略を使ったトップダウン方式の弁別になっていたことが考えられる。これをさらに解釈すると，若年齢で見られたボトムアップ式の弁別方略は，本来母語学習でも見られる理想的なものである可能性も考えられる。つまり，まだ聴覚野の可塑性が十分残っている可能性の高い学童群でのみ得られた脳機能結合かもしれない。ただ，行動的には学習年数の浅さからも学童群がとりたてて弁別成績が優れているわけではないので考察は難しいが，少なくともこのようなボトムアップ学習を継続することで，母語話者並みの知覚能力を獲得するのかもしれない。

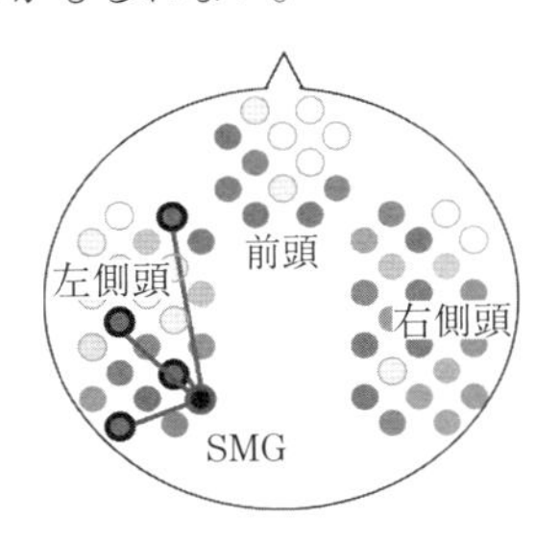

（a）カテゴリー訓練後の学童期群

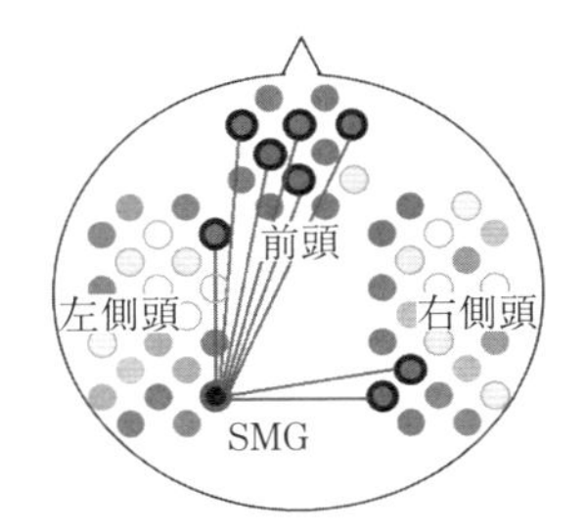

（b）カテゴリー訓練後の成人期群

SMG と強い結合がある部分がより濃い色で示してある。

図 1　学童期，青年期における音韻学習後の脳機能結合[118)]

きやすくなる。また，この反応がやや遅い脳波成分のパワーの違いや，前頭前野の脳活動として明らかにされてきた。同時に，この前頭前野の活動が，前頭部以外で行われる声の認識，声の発話者同定に伴うさまざまな社会的要因の処理，言語処理あるいは身体性反応（呼吸・心拍）などのさまざまな認知機能を統合的にそして効果的に制御していると考えられる。多くの場合（特に1歳前において），母親声や対乳児音声がより強く広い脳活動を引き起こしているが，これは音声獲得途上の乳児にとって教師信号ともいえる，ある特定の音声入力に対して学習がされた結果の脳活動，神経回路といえよう。これらの回路の活性化が繰り返し行われることで安定した効率的な回路が構築され，それらは母親声でない場合や対乳児音声でない場合にも発達とともに汎用されていくと考えられる。

母親の声で言語学習を進める乳幼児ばかりでなく，逆に言葉を語りかける立場の母親の脳機能の特殊性が示されている[108]。ここでは詳述しないが，対乳児音声を頻繁に用いる母親においてのみ対乳児音声聴取時の左半球のIFG，STGの古典的言語野で強い脳活動が見られた。音声知覚の運動理論からも興味深い結果である。

4.4　音声の知覚生成相互作用と多感覚統合

視覚，聴覚などさまざまな感覚・知覚はおのおのに発達するばかりでなく，それらの統合にも発達段階がある。本節ではこの多感覚統合の発達について述べる。まず，知覚あるいは多感覚の脳機能発達で重要なキーワードである**知覚的狭小化**（**perceptual narrowing**）について述べる。具体的には，視覚，聴覚などの単一モダリティにおける知覚的狭小化とその主たる要因と考えられているシナプスの刈り込みについて述べる。ついで，音声の知覚と生成の相互作用特性が発達する過程について，発話者の調音運動という視覚情報と音声の知覚の関係を中心として研究をまとめる。この分野は歴史も浅く，残念ながら知覚相互作用について十分な脳機能研究は行われていない。しかしながら，乳幼児の行動実験や視線計測による研究は，その脳機能発達についてある程度の示唆を与えてくれるので，本節では乳幼児の行動学的研究結果を中心に脳機能研究も加えながら音声の知覚生成の相互作用について述べ，その脳内メカニズムにせまる。

4.4.1 知覚的狭小化とシナプスの刈り込み

すでに4.2.1項にて音韻の獲得について述べたように，乳児はほぼあらゆる言語の母音，子音を弁別できるが，言語経験により音声知覚は言語特異的なものに発達変化を遂げる。音声獲得研究が明らかにしてきたこの発達特性は，当初，音声にのみ見られる現象だと思われてきたが，じつは分野によらない領域一般的（domain-general）なものであることが明らかになった。音声以外の代表的な例が，顔の弁別能力である。6ヶ月ヒト乳児はヒトばかりでなくサルの顔の個体弁別ができるのに対し，9ヶ月齢になるとサルの個体識別能力は消失する[70)]。人種による顔の弁別も同様のことが起こり，3ヶ月児は人種にかかわらず顔の高い弁別能力を示すが，9ヶ月齢あたりにはその能力は低下する[14)]。このほかにも，音楽のリズムについての弁別能力や，言語による発話運動の違いの視覚的弁別（4.4.4項で詳述）についても同様のことが報告されている。4.2.5項でも触れたが，乳児は生後4ヶ月あたりまではヒト以外のほかの種の声に対しても側頭部の十分な脳の反応性がある一方で，生後7ヶ月までにはヒトの声に特化した反応を示すようになる。このように普遍的であった視覚や聴覚の弁別能力が，言語経験などにより文化・言語特異的な限られた弁別能力に特化し，限定された知覚に変化する現象は知覚的狭小化と呼ばれる。換言すると，生後6ヶ月あたりまで乳児は詳細な視覚的あるいは聴覚的特徴を弁別する知覚のエキスパートであるが，環境から入力を受けるに従って不必要な能力を落とし，必要な能力を保持そして精緻化し，環境に最適な知覚回路を構築していくといえる。

この発達初期の知覚の鋭敏性は，発達初期において神経細胞および**シナプス**数が生涯の中でも最大であることが関与しているといわれている。**図4.8**は

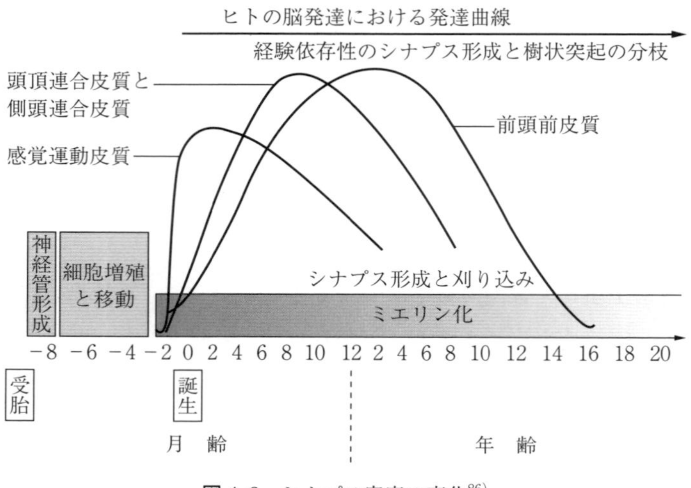

図 4.8　シナプス密度の変化[86]

シナプス数の発達による変化を脳の部位別に示した図であるが，視覚や聴覚の感覚野のシナプスは前頭葉のシナプスよりも早い時期にピークを迎え，しだいに刈り込まれていく（**シナプスの刈り込み**，synaptic pruning）。この過程の中で乳児は環境入力に応じて必要な神経回路の結びつきを強くし，より効率的な神経回路を作る一方で，不要な回路は削除していくという戦略をとって，脳を発達させていく。この刈り込みがうまく行われず混線した状態であることがASD障害などの発達障害の一つの理由であるともいわれている[83]。視聴覚統合の観点からは，音と視覚の同期性の検出が発達初期においてとても鋭敏であるといわれているが，これもこの視覚野・聴覚野のシナプス数の多さに関係しているといえよう。ただし，これら異なる領野のシナプスがたがいにどのように関連し変化しているかについては，まだ定かではない。近年，乳児の安静時（resting state）の脳部位コネクティビティ（connectivity）の研究も行われているが，乳児は発達とともに大脳半球を越えるような長いコネクティビティを構築するとの報告もある[32]。

大脳皮質のシナプスばかりでなく，聴覚であれば内耳の有毛細胞と蝸牛神経をつなぐらせん神経細胞の数も生後まもなくピークを迎え，徐々に減少していく。有毛細胞に刺激が伝わらなければそれにつながるらせん神経細胞も死滅するので，生後1年の音韻知覚の知覚的再構成はこの内耳–延髄レベルの神経細胞の刈り込みも関係していると考えられる。

4.4.2 マガーク効果

マガーク効果については2.2.5項で，運動理論との関連性について述べたが，ここではマガーク効果が乳幼児で生起するかどうかについて言語獲得の視点から述べる。

マガーク効果は英語母語話者などでは比較的頑健に観察される現象であるが，日本語母語話者では視覚系の影響が弱く，その効果の程度は低い[54)]。このように文化差があるということは，言語環境によって口形と音韻の視聴覚統合の発達も異なることが考えられる。実際に日本語環境と英語環境で育つ6・8・11歳児と成人を比較検討した研究[53)]では，その発達変化の違いは6～8歳にかけて生じ，この時期に視覚の影響性が英語母語話者において徐々に強くなってくることが報告されている（**図4.9**）。一方でこの結果は6歳までは言語や文化によらず普遍的に視覚の影響を比較的受けにくいことを示しており，乳幼児ではむしろマガーク効果も弱めになることが示唆される。この見解はlip

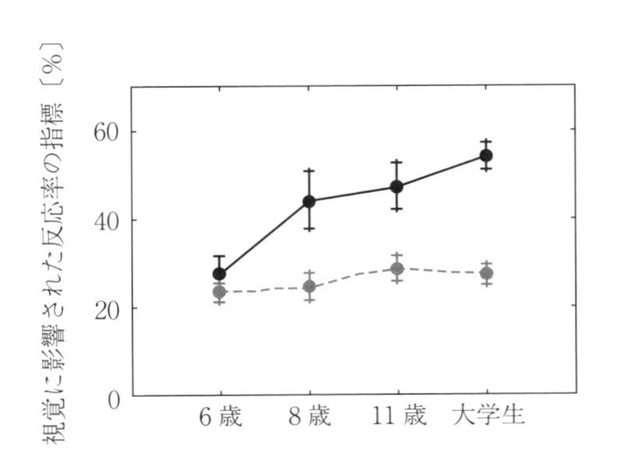

視覚に影響された反応率の指標は視聴覚一致条件時の正答率と視聴覚不一致条件時の正答率の差分を示している[53)]。

図4.9　日本語母語話者，英語母語話者におけるマガーク効果の発達変化

reading（読唇）の能力は発達とともに獲得されるという報告[26]とも一致する。

これまでに乳児のマガーク効果を検討する行動実験が複数試みられてきた。当初は乳児でも成人と同様な効果がありそうだと認められていたが，積み重なった研究を詳細に検討すると，乳児の注視時間の解釈の難しさもあり，乳児のマガーク効果の存在を十分に示すデータは実際には多くはなく，解釈は分かれている。Rosenblum ら[55]は視覚刺激 /va/・聴覚刺激 /va/ で５ヶ月児をまず馴化させ，視覚 /va/・聴覚 /da/（成人は /da/ を知覚する）を呈示すると注視時間が増加したことから乳児でマガーク効果が生起すると考察しているが，ここで本当に乳児が /da/ を聞いているのか，それとも視聴覚の乖離に対して違和感があり注視時間が伸びたのかは定かではない。4〜5ヶ月児で行われたそのほかの研究も明確にマガーク効果を支持する結果とはなっていない[91]。

このようなやや複雑な背景の中，脳波を用いた乳児のマガーク効果研究は新しい視点を提供した。マガーク効果は融合（fusion）と結合（combination）の二つに区分されることが多い。発話の視覚情報として両唇を調音点として使わない非唇音（例えば /d/，/g/，/n/）の場合には視覚 /ga/・聴覚 /ba/ の同時呈示で /da/ という融合音が知覚されるが，両唇音（例えば /b/，/m/）は顕著な視覚手掛かりとなるので視覚 /ba/・聴覚 /ga/ と併せて呈示されても融合しない /bga/ という結合音が聞こえるとされる。これまでの行動実験では融合タイプの解釈に重きが置かれており，結合タイプの解釈がなされることは少なかった。Kushnerenko らは５ヶ月児においてこれらの二つのタイプの神経処理過程が異なることを示した[29]。具体的には，視聴覚のミスマッチによる脳波成分として AVMMR（audio visual mismatch response）が知られているが，５ヶ月児では結合タイプ（視覚 /ba/・聴覚 /ga/ → 知覚 /bga/）には AVMMR が誘発される一方で，融合タイプ（視覚 /ga/・聴覚 /ba/ → 知覚 /da/）では誘発されないと報告している（**図 4.10**）。この理由として，融合タイプでは視覚 /ga/・聴覚 /ba/ に対し /da/ という融合音が知覚されるため（ただし /ba/ を聞いている可能性も否定できない）知覚の乖離を示す AVMMR が生じなかったが，視覚 /ba/・聴覚 /ga/ では乖離を感じ，成人と同

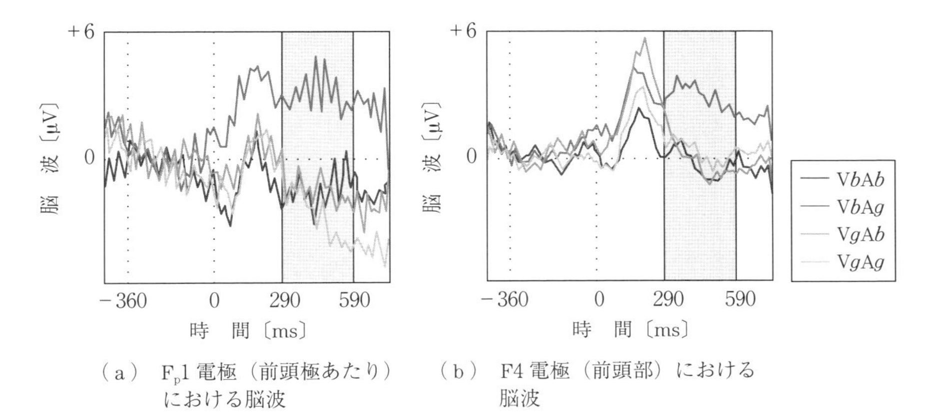

（a）F_p1 電極（前頭極あたり）における脳波　（b）F4 電極（前頭部）における脳波

視覚（V）が /b/ で聴覚（A）が /g/（凡例 V*b*A*g*）の場合には灰色領域（図中の 290 ～ 590 ms）の潜時においてほかの 3 条件にはない強い AVMMR が観察される[29]。

図 4.10　5 ヶ月児における視聴覚ミスマッチ反応（AVMMR）

様に結合音 /bga/ のように聞き取ったのではないかと考察されていた。ところがこの結合音の解釈は，後に同研究グループが否定することになる。同じ刺激音を用い，アイカメラと脳波の計測をすると視覚 /ba/・聴覚 /ga/ 条件では刺激呈示時に口を見ない乳児（6 ～ 9 ヶ月）ほど，AVMMR が大きかったのである[28),84)]。この結果から視覚 /ba/・聴覚 /ga/ に対し，即座に視覚情報が聴覚と整合していないことに気づいた乳児ほど，口形に有用な情報がないので口を無視し目へ注意がそれる。このとき，視聴覚統合による /bga/ の知覚は生じず視聴覚の乖離感を示す AVMMR が大きかったと解釈した。これらはアイカメラと脳波を効果的に用いたからこそ得られた貴重な知見であろう。

繰り返しにはなるが，なぜ視覚 /ba/・聴覚 /ga/ によりミスマッチを感じるかという理由については，両唇音である /ba/ は発話形状としてもわかりやすく十分な視覚情報を持っているのに対し，/ga/ は曖昧な情報しかないため視覚 /ga/・聴覚 /ba/ は融合されやすいことによると考えられている。確かに乳児は発話においても両唇音が先に出ることが一般的であり，5 ～ 6 ヶ月児ではある程度の調音表象もできていると考えられるため，視覚 /ba/ では聴覚情報と融合しにくいという解釈は適当であろう。しかしながら，視覚 /ga/・

聴覚 /ba/ は視聴覚の融合が起こった /da/ として知覚されたかについてはAVMMR からは強く主張はできず，視覚的に弱くかつ調音経験も少ない /ga/ の場合，完全に聴覚優位に /ba/ が感じられた可能性も否定できない。このような意味では脳波を用いても行動実験で問題となった点は十分には解決されていないといえる。

この問題を解決することは，聴覚や視覚などのおのおののモダリティで万能な知覚能力を有する知覚的狭小化前の乳児が，それらを同時に呈示された場合，まったく別系統のものとして処理するのか，それとも高い融合能力を持って新しい事象を知覚しているのか，という点を明らかにしてくれる。もちろんこの過程は知覚事象が音の同期性などのような低次知覚処理による純粋なボトムアップ処理か，言語のような高次認知能力のようなトップダウン処理も関係してくる事象であるかによって異なってくることが考えられる。

4.4.3　発話者の顔の注視特徴と音声獲得

乳幼児の顔知覚の研究はその生得性や特異性に関心を持たれていたこともあり，比較的歴史が長く，さまざまな知見が蓄積されている。乳幼児は生後7ヶ月以前では顔の部位に基づいた知覚をする一方で，8ヶ月以降には成人の顔の知覚処理機構にかなり近い特徴を持って顔の全体処理を行う。よって感情による表情変化も7ヶ月以前は部位情報に基づいた判断がされるのに対し，8ヶ月以降ではカテゴリカルに知覚することができるとされている。どの顔の部位を見るかということについては見解が分かれており，例えば表情判断の際に4～7ヶ月児では比較的口の手掛かりを用い[87]，6ヶ月児では目を用いるとされている[9]。顔の全体処理ができる8ヶ月あたりに感情プロソディと表情のマッチングができるようになるといわれている[4]。これら初期の研究ではビデオデータに基づく注視部位評価の限界と動画刺激を用いた研究が少ないこともあり，実際の話しかけなどのコミュニケーション時の顔部位の注視特徴は明らかにされていなかった。

近年，メガネなどなにも装着する必要のない近赤外光で眼球運動を計測するアイカメラが一般的になり，乳幼児の顔の部位に着目した研究が増加した。まずは6ヶ月以前の英語を母語とする乳児は，母語音声の発話者の動画を見る場合，比較的目を見る傾向が強いこと[95]，この時期に口を見る乳児もいるがこれらの乳児の方が後の言語発達が良好であること[39]などが示されてきた。Lewkowiczらは4・6・8・10・12ヶ月児の乳幼児5群と成人群に対して母語と非母語をおのおの発話している顔動画を音声とともに呈示し，口と目のどの部位に注視するか，その特徴の横断的変化を検討した[17]。**図4.11**に示す通り4ヶ月児では目を選好注視する傾向が見られたが，後の発達変化が興味深い。8・10ヶ月児では母語，非母語にかかわらず口を選好注視するようになる。12ヶ月児では非母語に対してのみ口への選好が残る一方で，母語では口を注視するものの統計的な有意性は消えている。この時点で視聴覚特性にも言語経験が反映されてくるといえる。13ヶ月以降に再度目へ選好が移ると考えられるが，まだそれらについては結論が出ていない。この結果は乳児の発話の発達と深い関係があると解釈されている。すなわち注視部位が目から口へ移る時期は規準喃語が始まる時期とほぼ一致するのである。母音子音の発話運動表象が獲得されて，乳児は視覚的にも口唇部に興味を持つようになると考えられる。

以上の研究は英語母語話者に対する結果に留まるが，読唇やマガーク効果の

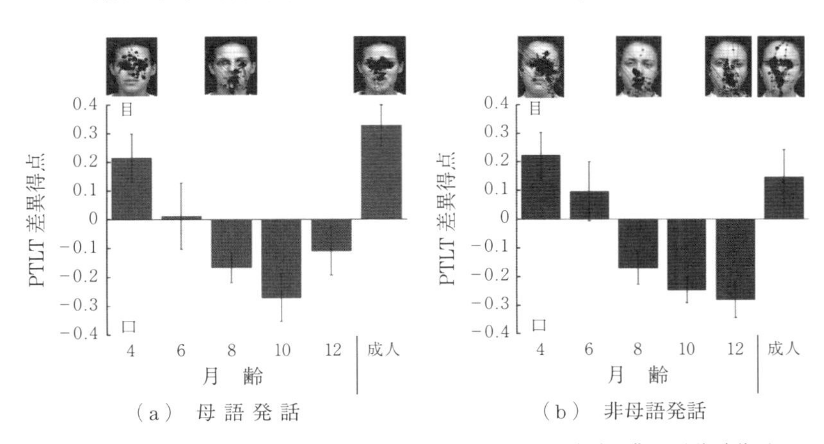

図4.11 4・6・8・10・12ヶ月児，成人における母語発話・非母語発話動画に対する視線反応[17]

発達に言語特異性が観察されることを鑑みると，これらの注視特性も言語差，文化差があることが予想される。**図4.12**は日本語母語話者の結果であるが[116)]，予想通り日本語環境の場合，目への選好時期が長く続き，12ヶ月以降にその特徴が消失する。消失の時期が英語話者よりも4～6ヶ月遅く，発達初期における音声知覚に対する視聴覚利用の言語特異性が観察された。音声知覚に口唇視覚情報の影響を受けにくい成人日本語話者の特徴とも一貫した結果といえる。

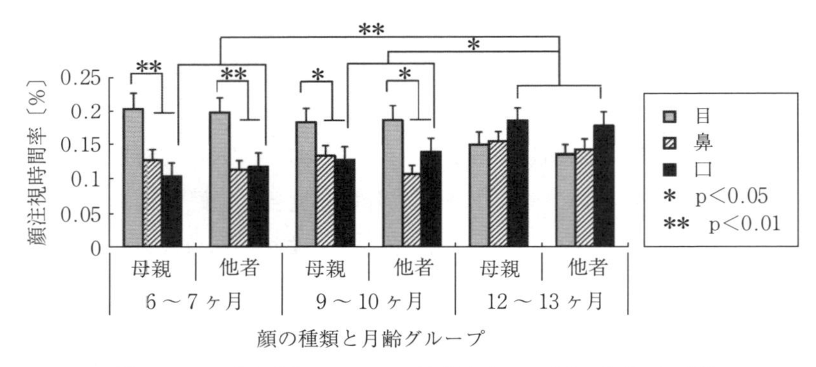

図4.12　日本人乳児における母語発話動画に対する視線反応[116)]

発達初期における口や目の注視時間特性と後の言語獲得の関係を検討し，それらの相関が報告されている。これらの結果はやや複雑であり，視覚刺激の種類によってその傾向は変容する。前述したが，連続音声発話時の動画の口を注視する6ヶ月児は後の言語発達が良好であるという報告がある[95)]。口を6ヶ月あたりで注視するということは口の発話特徴をよく観察しているので，効果的な音声獲得につながると考えられる。一方で発達初期に話者の目をよく見る乳幼児が後の発達が良好とする別の説もある[42),43)]。これは目をよく見る乳児はより社会性が強く，その結果コミュニケーション能力も高まりやすいと考えられる。このほかにも4.4.2項のマガーク効果刺激の場合には，6～9ヶ月時に視聴覚不一致条件の動画に対して目への選好が強いほど，14～16ヶ月時の受容的言語スコアがよいと報告されている[28)]。この場合には，視聴覚統合の乖離を感じて，口の情報を無視する傾向がある（目をより見る）乳児ほど知覚的にも鋭く，その結果言語獲得が良好になると解釈されている。日本語を母語とする乳児は目や口部位注視の発達傾向が英語圏乳児と異なるので，注視特徴と言語獲得の良好性の関係もこれらの研究と異なってくることが予想される。そもそもあまり視覚的手掛かりを音声知覚に使わない日本語においては，口の注視特性などはさほど音韻獲得などに影響してこないのかもしれない。

4.4.4 音声口形マッチング

ヒト乳児は生まれながらにして視覚と身体感覚の統合能力を持つことが**新生児模倣**の研究で示された[3]。新生児模倣，すなわち出生後数時間でも，口尖らせ，舌出しなどの口唇運動を**模倣**することができる能力は，発達心理学全般に大きなインパクトを与えた。新生児模倣は再現性が弱いこともあり，批判的な意見も多く現在でも論争が続くが，この模倣が口唇運動特有の事象ということもあり，これを機に，調音運動の視覚情報と音声知覚の関係を検証する音声口形マッチングなどの研究が行われてきた。

Kuhl らは英語母音の /a/，/i/ を発話している顔の映像を画面に二つ並べ，画面の中心から /a/，/i/ どちらかの音声を呈示し，4.5 ～ 5 ヶ月児の口形マッチング能力を検討した[78]。その結果，乳児は呈示音声と一致した画像を選好注視する傾向が見られ，音声情報と口形をマッチングできる能力が確かめられた。この結果は同じく英語を母語とする 4 ヶ月児の /i/，/u/ でも一貫しており[79]，2 ヶ月児のカナダの英語圏乳児，新生児でも再現されている[56),63]。ただし，これら新生児や月齢の低い乳児の場合はマッチングできるための環境が限定されているようである。このほかにも生後 7 日の新生児では，母音 /a/ や /i/ を聴覚呈示すると，呈示された母音に近い口形で口を開く傾向が観察されている[103]。欧米言語の研究が多い中，日本語圏乳児の研究[114]ではやや異なる発達経過が報告されている。5 ヶ月児では /i/，/a/ の口形マッチングは不可能で，8 ヶ月で /a/ が可能になり，11 ヶ月でようやく両方のマッチングができるようになる。この結果は新生児期ですでにマッチングが可能な英語圏乳児とは対照的である。

音声口形マッチングも音韻獲得のように発達初期は母語，非母語にかかわらずマッチングさせることができるが，知覚的狭小化の過程で母語に限定した能力が残るのではないか，という仮説に対して Pons らはスペイン（西）語圏と英語圏乳児を対象とした研究を行った[33]。調音方法の異なる両唇音 /b/（英・西語）と唇歯音 /v/（英語）の発話動画を用い音声とのマッチングを検討したところ，スペイン語を母語とする 6 ヶ月児は母語にある /b/ ばかりでなく非母語 /v/ もマッチングできたが，11 ヶ月児は母語のみに限定された。英語を母語とする 6 ヶ月児，11 ヶ月児が両者ともマッチングできたため，スペイン語圏乳児は母語の経験により非母語への敏感性が失われたと解釈された。この結果は知覚的狭小化が多感覚知覚でも生じていることの証拠であるとも述べられている。しかしながら，この結果から発達初期の乳児であればあらゆる音韻の視聴覚統合ができると結論づけるのは早急である。Mugitani らは，アフリカ言語の音韻の一種である口唇ふるえ音（trill）と口笛音（whistle）を用いて日本語圏乳児の口形マッチングを検討した[90]。5 ヶ月児はいずれも不可能で，8 ヶ月児は口唇ふるえ音のみのマッチングが可能であった。この音韻種や言語環境の違いについては 4.4.6 項にて感覚運動情報との関連から考察する。

乳児の音声口形マッチングの脳機能研究については Bristow らが唯一脳波研究を行っている[13]。実験 1 ではオドボールパラダイムを用いて，聴覚単一モーダル手法のほかにも，視覚情報で仏語 /a/ または /i/ の口形情報を与え乳児を馴化させ，そこへ /a/ または /i/ の音声を呈示するクロスモーダル手法を使って，口形と一致した音声が出る条件と不一致の条件を比較した。その結果，単一モーダル時もクロスモーダル時も不一致条件の場合，刺激呈示 150 ～ 300 ms あたりで強いミスマッチ反応が誘発され，その陽性・陰性反応のトポグラフィーが両者で類似していた。このことからクロスモーダルのオドボールパラダイムの妥当性が確認されたとし，実験 2 では同じく音韻 /i/，/a/ の口形マッチングと男女声と男女顔のマッチングについてクロスモーダル実験を行った。高密度電極の利点を活かし，ダイポール推定を行ったところ，音韻と声の弁別という言語／非言語条件で対照的な結果が得られた。すなわち，言語の場合左半球のIFGそしてSTGに電流源が見られたのに対し，声の弁別の場合は反対側の右半球のシルビウス溝周辺で反応が見られた。生後2ヶ月時点においてこのような言語・非言語による視聴覚のミスマッチ反応の大脳半球側性化が観察されることは興味深い。

4.4.5　連続音声知覚と視聴覚情報

乳幼児の音声に関する視聴覚統合については4.4.4項で概説した通り，おもに音韻について研究が行われてきた。より日常の言語場面に近い連続音声（running speech, fluent speech）については近年いくつかの研究が行われるようになった。まず単一モダリティではあるが，連続音声を発話する場面の動画を音声なしで英語圏の4・6・8ヶ月児に呈示した研究では，乳児は4・6ヶ月時点では母語，非母語（フランス語）ともに発話運動という視覚刺激に対して優れた弁別をしたのに対し，8ヶ月時点では母語の英語にのみその弁別能力が見られた[102)]。この結果も知覚的狭小化で説明されており，6ヶ月以前では鋭い視覚能力で口唇の動きの物理的弁別ができるが，8ヶ月では母語についてのみその能力が残るとされている。ただし，この能力はバイリンガルでは特徴が異なり，スペイン語とカタロニア語のバイリンガルは8ヶ月時点でもスペイン語とカタロニア語以外の非母語の視覚的弁別が可能であった[69)]。これにより，バイリンガルの知覚的狭小化の異なるメカニズムが示唆される。

連続音声について視聴覚の複数モダリティを用いた研究でも，上述の研究と類似した結果が得られている[11)]。ドイツ語圏の乳児にドイツ語とフランス語の連続発話動画と各音声を組み合わせて呈示したところ，4.5ヶ月児は母語，非母語ともに視聴覚マッチングが可能であったが，6ヶ月児では母語のみ可能であった。この刺激では音声と動画を別々に呈示していたので，この能力は視聴覚刺激の同時性を手掛かりにしておらず，発話運動と音声の時系列変化（リズム情報など）のマッチングが可能であったと考えられる。音声と動画を同時に呈示したつぎの実験では，4.5ヶ月児，6ヶ月児ともに母語・非母語のマッチングが可能であり，12ヶ月児ではなぜか非母語でのみ可能であった。この結果は，12ヶ月児は母語での口唇注視がなくなるからとの考察がなされているが，基本的にはこの全般的結果も知覚的狭小化で説明されている。

4.4.6　感覚運動情報としての視聴覚知覚

音声言語獲得研究あるいは音声知覚の発達研究の流れにおいては，上述した通り音声という聴覚情報そして口形などの視覚情報という二つの知覚から説明される場合が多い。しかし，実際には視覚情報の中にはそこから喚起される感覚や運動の情報も含まれている。音声知覚は，調音運動の知覚をベースとするというのが音声知覚の運動理論[57]であるが，この理論も感覚運動情報を重視した理論である（感覚運動系の理論は諸説あるが，詳細は2章を参照されたい）。最近ではHickokら[38]やRauscheckerら[50]の音声の脳内処理モデルでも感覚運動情報が背側経路において音声知覚に用いられるとされている。そのような感覚運動情報という視点も加えながら，これまで本節で紹介した音声の視聴覚統合あるいは多感覚知覚の発達について再検討する。

概観したように，欧米言語を中心とした視聴覚統合の発達研究では，近年，音声口形マッテング，連続音声のマッチングいずれも知覚的狭小化で説明されることが多く，多感覚統合においても単一感覚知覚と同様に知覚的狭小化が起こるといわれている[15]。つまり知覚的敏感性を持つ発達初期においては母語，非母語にかかわらず視聴覚のマッチングが可能であるが，言語経験，文化経験により必要な統合能力のみが保持される。発達初期の神経細胞やシナプスの多さを考慮しても，この時期の乳児の視聴覚同期性の検出力は優れており，その能力を活かし，視聴覚の一致・不一致を成人よりも正確に検出するという考えは理解しやすい。しかしながら，日本語圏に育つ乳児のデータはこの解釈に必ずしも合致しない。音声口形マッチングの場合，知覚的狭小化説を適用するならば5ヶ月児でもマッチングができるはずであるが，日本語圏乳児は/i/，/a/のほかにも口唇ふるえ音のマッチングが不可能であり，それらは生後1年の間に徐々に獲得される[90),114]。つまり，音声言語を論ずる場合，低次な知覚処理が主となる知覚的狭小化のみで単純に説明することは容易ではないと思われる。

これら異なる特徴を包括するために，感覚運動情報を考慮した解釈が有効かもしれない。視聴覚音声情報は声道の内部表象モデルを介した感覚運動情報として受容されるとする考えに立脚すると[77),79)]，乳児は胎児期の口動かしや生後初期のクーイングなどの発声経験からしだいに内部声道モデルを構築，発達させていくと考えられる。つまり口開けなどによる声道形状の変化と発声の音響特性とのマッピング能力を発達させる。例えば，視聴覚マッチングは非言語音よりも音声のときにより頑健に起こり，その傾向は発達とともに強くなること[16),79)]，乳児におしゃぶりや歯固めを与え，口形を /i/ や /u/ にすることで音声口形マッチングが不可能になるという報告[40)]は，この感覚運動情報と内部声道モデルを仮定した考え方を裏づけるともいえる。音声口形マッチングもこの声道モデルの発達に関与すると考えると，以下のように解釈できる。出生前に，胎内での指しゃぶりや飲み込みなど口唇運動経験や口唇周辺を触ることにより，ある程度自身の声道モデルはできているが，生後母親の話しかけを見ること，それをまねして発声すること，あるいは初期に見られる子音ともつかぬさまざまな口唇音の発声により声道モデルは精緻化していく。この声道モデルは，養育者を中心とするさまざまな話者との言語経験とともにより離散的なものから範疇的なものに変化し，同時により言語特異的なものに変化していく。発達初期にはこれらの声道モデルと知覚の鋭敏性を用いて，優れた視聴覚マッチング能力が一般的に見られると考えられる。ところが，日本語環境の乳児においては，生後数か月の間に欧米言語のような開口度の明確な母音を見聞きする機会が少ないため，すでに発達初期から母音の声道モデルの構築が遅れる。このために音声口形マッチングの発達も遅くなることが想定される。

マガーク効果の項（4.4.2項）にて，乳幼児が視覚 /ga/・聴覚 /ba/ を呈示された場合にはたして /da/ と /ba/ のどちらを知覚するのかという問題提起をしたが，声道モデル発達説を適用すると発達初期には /ba/ を聞くと解釈できよう。非口唇音の子音 /ga/ にはほとんど視覚情報はないといえるし，発達

初期には乳児は /ga/ を発声することもないため，発達初期には声道モデルはほとんど構築されていない。そのため /ga/ の視覚情報を与えられても感覚運動情報は喚起されないと考えられる。言語経験を積み，声道モデルを構築することで，/ga/ の視覚情報から感覚運動情報が喚起され聴覚 /ba/ と融合し，/da/ が知覚されると考えられる。このとき言語特異的な声道モデルを構築するので，結果的に視覚情報から受ける感覚運動情報も言語により異なり，マガーク効果の言語差が生じるとも解釈されよう。以上は仮説の域に留まるが，今後，感覚運動情報も考慮したさらなる研究が望まれる。

上述した視聴覚音声情報は，声道の内部表象モデルを介した感覚運動情報として受容される[77),79)]という説は Hickok[38)]や Rauschecker[50)]らのモデルでいう背側経路での処理過程といえよう。詳細は2章と5章に譲るが，聴覚野から入った音声は上側頭回後部→縁上回，頭頂側頭境界部→下前頭回の**背側経路**でも処理が進み，感覚運動情報との相互作用が起こる。この背側経路の発達，すなわち声道の内部モデル発達のためには自身の発話経験と口唇の動きという視覚情報も重要になることが推察される。

この声道の内部表象にも関わる背側経路の発達について，生成と知覚の相互作用とも併せてさらに考えてみる。発達初期の乳児は声道内部表象としての声道モデルを作りあげる一方で，音声の受容をも行っているが，この時点では生成と知覚は完全には結びついていないとも考えられる。すなわち発達最初期には運動理論は適用できないのかもしれない。例えば4.2.6項で示した単語分節の研究[104)]から一つの推察ができる。ここでは7ヶ月齢以上の乳児においてのみ，繰り返し呈示される単語の学習が成立し，センテンス中からその学習した単語の想起（retrieval）を示す脳活動が見られた。ここでは，その学習と想起に音韻性短期記憶の回路が関与しており，その回路が十分発達した7ヶ月齢以上の乳児のみ分節化が可能と解釈された。この音韻性短期記憶は音声言語の背側経路で処理される認知過程であり[50)]，この記憶の成立には生成能力の関与する認知能力，つまり音韻の内部構音リハーサルが必要とされる。単語学習時には5～6ヶ月児も7～8ヶ月児，9～10ヶ月児と同様に SMG と IFG の活動が見られ，IFG において構音リハーサルがなされているような活動が見えた。それにもかかわらず，ランダム単語呈示（非学習条件）との差分では，それらの活動は 5 ～ 6 ヶ月児においてのみ消失した。すなわち学習条件で短期記憶が十分に形成されていなかったことが示唆された。5 ～ 6 ヶ月児でも音声受容時に生成系の IFG 活動がなにかしら喚起されるものと思われるが，まだ調音を含む声道モデルと音韻知覚がこの時期では完全につながっていないために，背側経路の**音韻性短期記憶**の回路が十分機能していないことが推察される。生成と知覚が十分つながった時期に初めて，より正確な音韻表象である短期記憶が成立し，後の語彙の獲得へつながっていくものと考えられる。

4.3.1 項でも紹介した通り，新生児でさえも音声言語聴取時での背側経路の IFG から STG，SMG の結合が見られるので，知覚における生成系の活性化は発達初期から見られる。しかし，この背側経路の結合がどこまでのレベルの認知活動を担っているのかについて，注意深い統制刺激を用いた検討が必要である。単語分節化の研究から示唆された通り，生後半年過ぎたあたりで初めて成人の認知処理に近い機能を持ち始めるのかもしれない。また上記の研究や最近の乳幼児脳研究が示すように，音声を聞くだけで新生児や 2 ～ 3 ヶ月児の生成系の IFG が活動することは興味深く，音声の起源や進化についても洞察を与えてくれる。しかしながら，音声や聴覚に関係しない乳児の安静状態での脳内結合において，左の IFG が中心的なハブの役割をしていることも報告され始めている。IFG はヒト乳児の脳の発達において言語に特異的に関与するというより，domain-general な制御機能を持つ可能性もある。今後の研究が期待される。

以上 4.4 節では「聞くと話す」の相互作用について音韻知覚を中心としてまとめたため，知覚的狭小化や声道モデルの発達からの考察が中心となった。しかし Bristow らの研究でも明らかになった通り，音韻情報と性差のような非言語音声情報は脳内処理もまったく異なるし，感情プロソディについても異なる処理が行われ，発達過程も異なる[13)]。これら主として右半球が担うプロソディやパラ言語情報の視聴覚統合は，知覚的狭小化というより，言語経験で発達が進むという従来通りの発達過程をとる場合が多いように思われる（例えば文献62)）。

4.5 まとめと展望

生涯の中で最も急激に変化する生後2～3年間の「聞くと話す」の脳機能発達を中心として概説した。生後ヒト乳児は他種にも通じる一般的な聴覚機構で，かつ一生を通じて最も多いシナプスやニューロンでの鋭敏な知覚機構を用いて音声を聴取している。その後の言語入力の内容によって乳児の知覚機構は変容し，不要な神経回路は削除され，必要な回路は強化されてくる。この過程がまさに言語獲得であるが，乳児は入力刺激である音声の統計学習や規則抽出の学習機構を用いて，音韻カテゴリー，語彙的韻律，音素配列そして語彙，文法を獲得する。この過程において，その音声刺激が与えられる文脈，環境は重要であり，豊かなプロソディ，そして視線，表情，感情を含む十分な社会的要因のもとに効果的な学習が進む。すなわち，IDSや愛着ある養育者を介して言語獲得が促進される。ただし，これら聴覚，視覚などの知覚要因だけでは不十分であり，発話運動経験を通して声道モデルを構築すること，すなわち声道の内部表象という感覚運動情報も音声知覚・発話にとって重要であることも補足した。

本章中でも少し触れたが，近年fMRIを用いた乳児の安静時脳機能結合の計測が大規模に行われている。これらの研究は，以前考えられていたよりも乳児の前頭葉発達は早いなど構造発達において少しずつ新しい知見を提供しつつあるが，まだ直接聴覚の発達と結びつけて考慮できる部分が十分にはないため，本章では，ほとんど触れなかった。今後これらのfMRI研究から聴覚についてもまとまった知見が得られると思われるし，fNIRSや脳波を用いた機能研究そして脳機能結合解析の進展とも併せ，10年後にはより明確な「聞くと話す」の脳内基盤の進化・発達が解明されているであろう。

引用・参考文献

1）A. Cristia：Fine-grained variation in caregivers' /s/ predicts their infants' /s/ category, J. Acoust. Soc. Am., **129**, 5, pp.3271-3280（2011）

2）A. D. Friederici, M. Friedrich, and A. Christophe：Brain responses in 4-month-old infants are already language specific, Curr. Biol., **17**, 14, pp.1208-1211（2007）

3）A. N. Meltzoff and M. K. Moore：Imitation of facial and manual gestures by human neonates, Science, **198**, 4312, pp.75-78（1977）

4）A. S. Walker-Andrews：Intermodal perception of expressive behaviors：relation of eye and voice?, Dev. Psychol., **22**, 3, pp.373-377（1986）

5）A. S. Walker-Andrews and E. Lennon："Infants" discrimination of vocal expressions：contributions of auditory and visual information, Inf. Behav. Dev., **14**, 2, pp.131-142（1991）

6）A. S. Walker-Andrews and W. Grolnick：Discrimination of vocal expressions by young infants, Inf. Behav. Dev., **6**, 4, pp.491-498（1983）

7）B. A. Barker and R. S. Newman：Listen to your mother! The role of talker familiarity in infant streaming, Cognition, **94**, 2, B45-53（2004）

8）B. S. Kisilevsky, S. M. Hains, K. Lee, X. Xie, H. Huang, H. H. Ye, K. Zhang, and Z. Wang：Effects of experience on fetal voice recognition, Psychol. Sci., **14**, 3, pp.220-224（2003）

9）C. A. Nelson：The recognition of facial expressions in the first two years of life：mechanisms of development, Child Dev, **58**, 4, pp.889-909（1987）

10）C. Jacquemot, C. Pallier, D. LeBihan, S. Dehaene, and E. Dupoux：Phonological grammar shapes the auditory cortex：a functional magnetic resonance imaging study, J. Neurosci, **23**, 29, pp.9541-9546（2003）

11）C. Kubicek, A. Hillairet de Boisferon, E. Dupierrix, O. Pascalis, H. Loevenbruck, J. Gervain, and G. Schwarzer：Cross-modal matching of audio-visual German and French fluent speech in infancy, PLoS ONE, **9**, 2, e89275（2014）

12）C. L. Stager and J. F. Werker：Infants listen for more phonetic detail in speech perception than in word-learning tasks, Nature, **388**, 6640, pp.381-382（1997）

13）D. Bristow, G. Dehaene-Lambertz, J. Mattout, C. Soares, T. Gliga, S. Baillet, and J. F. Mangin：Hearing faces：how the infant brain matches the face it sees with the speech it hears, J. Cogn. Neurosci., **21**, 5, pp.905-921（2009）

14) D. J. Kelly, S. Liu, K. Lee, P. C. Quinn, O. Pascalis, A. M. Slater, and L. Ge：Development of the other-race effect during infancy：evidence toward universality?, J. Exp. Child Psychol., **104**, 1, pp.105-114（2009）

15) D. J. Lewkowicz：Early experience and multisensory perceptual narrowing, Dev. Psychobiol. **56**, 2, pp.292-315（2014）

16) D. J. Lewkowicz and A. A. Ghazanfar：The decline of cross-species intersensory perception in human infants, Proc. Nat. Acad. Sci. USA., **103**, 17, pp.6771-6774（2006）

17) D. J. Lewkowicz and A. M. Hansen-Tift：Infants deploy selective attention to the mouth of a talking face when learning speech, Proc. Nat. Acad. Sci. USA., **109**, 5, pp.1431-1436（2012）

18) D. L. Mills, K. Plunkett, C. Prat, and G. Schafer：Watching the infant brain learn words：effects of vocabulary size and experience, Cogn. Dev., **20**, 1, pp.19-31（2005）

19) D. L. Mills, S. A. Coffey-Corina, and H. J. Neville：Language acquisition and cerebral specialization in 20-month-old infants, J. Cogn. Neurosci., **5**, 3, pp.317-334（1993）

20) D. L. Mills, S. A. Coffey-Corina, and H. J. Neville：Language comprehension and cerebral specialization from 13 to 20 months, Dev. Neuropsychol., **13**, 3, pp.397-445（1997）

21) D. L. Santesso, L. A. Schmidt, and L. J. Trainor：Frontal brain electrical activity（EEG）and heart rate in response to affective infant-directed（ID）speech in 9-month-old infants, Brain Cogn., **65**, 1, pp.14-21（2007）

22) D. Poeppel：The analysis of speech in different temporal integration windows：cerebral lateralization as “asymmetric sampling in time”, Speech Commun., **41**, 1, pp.245-255（2003）

23) D. R. Mandel, P. W. Jusczyk, and D. B. Pisoni：Infants’ recognition of the sound patterns of their own names, Psychol. Sci., **6**, 5, pp.314-317（1995）

24) D. R. Montague and A. S. Walker-Andrews：Mothers, fathers, and infants：the role of person familiarity and parental involvement in infants’ perception of emotion expressions, Child. Dev., **73**, 5, pp.1339-1352（2002）

25) D. Swingley and R. N. Aslin：Spoken word recognition and lexical representation in very young children, Cognition, **76**, 2, pp.147-166（2000）

26) D. W. Massaro, L. A. Thompson, B. Barron, and E. Laren：Developmental changes

in visual and auditory contributions to speech perception, J. Exp. Child. Psychol., **41**, 1, pp.93-113 (1986)

27) E. D. Thiessen, E. A. Hill, and J. R. Saffran : Infant-directed speech facilitates word segmentation, Infancy., **7**, 1, pp.53-71 (2005)

28) E. Kushnerenko, P. Tomalski, H. Ballieux, H. Ribeiro, A. Potton, E. L. Axelsson, E. Murphy, and D. G. Moore : Brain responses to audiovisual speech mismatch in infants are associated with individual differences in looking behaviour, Eur. J. Neurosci., **38**, 9, pp.3363-3369 (2013)

29) E. Kushnerenko, T. Teinonen, A. Volein, and G. Csibra : Electrophysiological evidence of illusory audiovisual speech percept in human infants, Proc. Nat. Acad. Sci. USA., **105**, 32, pp.11442-11445 (2008)

30) F. Homae, H. Watanabe, T. Nakano, and G. Taga : Large-scale brain networks underlying language acquisition in early infancy, Front. Psychol., **2**, 93 (2011)

31) F. Homae, H. Watanabe, T. Nakano, K. Asakawa, and G. Taga : The right hemisphere of sleeping infant perceives sentential prosody, Neurosci. Res., **54**, 4, pp.276-280 (2006)

32) F. Homae, H. Watanabe, T. Otobe, T. Nakano, T. Go, Y. Konishi, and G. Taga : Development of global cortical networks in early infancy, J. Neurosci., **30**, 14, pp.4877-4882 (2010)

33) F. Pons, D. J. Lewkowicz, S. Soto-Faraco, and N. Sebastian-Galles : Narrowing of intersensory speech perception in infancy, Proc. Nat. Acad. Sci. USA., **106**, 26, pp.10598-10602 (2009)

34) G. Csibra and G. Gergely : Natural pedagogy, Trends Cogn. Sci., **13**, 4, pp.148-153 (2009)

35) G. Dehaene-Lambertz and S. Baillet : A phonological representation in the infant brain, Neuroreport, **9**, 8, pp.1885-1888 (1998)

36) G. Dehaene-Lambertz, A. Montavont, A. Jobert, L. Allirol, J. Dubois, L. Hertz-Pannier, and S. Dehaene : Language or music, mother or Mozart? Structural and environmental influences on infants' language networks, Brain Lang., **114**, 2, pp.53-65 (2010)

37) G. Dehaene-Lambertz, S. Dehaene, and L. Hertz-Pannier : Functional neuroimaging of speech perception in infants, Science, **298**, 5600, pp.2013-2015 (2002)

38) G. Hickok, J. Houde, and F. Rong : Sensorimotor integration in speech

processing：computational basis and neural organization, Neuron, **69**, 3, pp.407-422（2011）

39） G. S. Young, N. Merin, S. J. Rogers, and S. Ozonoff：Gaze behavior and affect at 6 months：predicting clinical outcomes and language development in typically developing infants and infants at risk for autism, Dev. Sci., **12**, 5, pp.798-814（2009）

40） H. H. Yeung and J. F. Werker：Lip movements affect infants' audiovisual speech perception, Psychol. Sci., **24**, 5, pp.603-612（2013）

41） H. Sato, Y. Hirabayashi, H. Tsubokura, M. Kanai, T. Ashida, I. Konishi, M. Uchida-Ota, Y. Konishi, and A. Maki：Cerebral hemodynamics in newborn infants exposed to speech sounds：a whole-head optical topography study, Hum. Brain Mapp., **33**, 9, pp.2092-2103（2012）

42） I. Schietecatte, H. Roeyers, and P. Warreyn：Can infants' orientation to social stimuli predict later joint attention skills?, Br. J. Dev. Psychol., **30**, Pt 2, pp.267-282（2012）

43） J. B. Wagner, R. J. Luyster, J. Y. Yim, H. Tager-Flusberg, and C. A. Nelson：The role of early visual attention in social development, Int. J. Behav. Dev., **37**, 2, pp.118-124（2013）

44） J. E. Flege, G. H. Yeni-Komshian, and S. Liu：Age constraints on second-language acquisition, J. Mem. Lang., **41**, 1, pp.78-104（1999）

45） J. Gandour, D. Wong, L. Hsieh, B. Weinzapfel, D. Van Lancker, and G. D. Hutchins：A crosslinguistic PET study of tone perception, J. Cogn. Neurosci., **12**, 1, pp.207-222（2000）

46） J. Gandour, D. Wong, M. Lowe, M. Dzemidzic, N. Satthamnuwong, Y. Tong, and J. Lurito：Neural circuitry underlying perception of duration depends on language experience, Brain Lang., **83**, 2, pp.268-290（2002）

47） J. Gervain, F. Macagno, S. Cogoi, M. Pena, and J. Mehler：The neonate brain detects speech structure, Proc. Nat. Acad. Sci. USA., **105**, 37, pp.14222-14227（2008）

48） J. L. Mueller, A. D. Friederici, and C. Mannel：Auditory perception at the root of language learning, Proc. Nat. Acad. Sci. USA., **109**, 39, pp.15953-15958（2012）

49） J. M. Therien, C. T. Worwa, F. R. Mattia, and R. A. deRegnier：Altered pathways for auditory discrimination and recognition memory in preterm infants, Dev. Med. Child Neurol, **46**, 12, pp.816-824（2004）

50） J. P. Rauschecker and S. K. Scott：Maps and streams in the auditory cortex：

nonhuman primates illuminate human speech processing, Nat. Neurosci., **12**, 6, pp.718-724 (2009)

51) J. S. Johnson and E. L. Newport：Critical period effects in second language learning：the influence of maturational state on the acquisition of English as a second language, Cogn. Psychol., **21**, 1, pp.60-99 (1989)

52) K. McNealy, J. C. Mazziotta, and M. Dapretto：Cracking the language code：neural mechanisms underlying speech parsing, J. Neurosci., **26**, 29, pp.7629-7639 (2006)

53) K. Sekiyama and D. Burnham：Impact of language on development of auditory-visual speech perception, Dev. Sci., **11**, 2, pp.306-320 (2008)

54) K. Sekiyama and Y. Tohkura：McGurk effect in non - English listeners：Few visual effects for Japanese subjects hearing Japanese syllables of high auditory intelligibility, J. Acoust. Soc. Am., **90**, 4, pp.1797-1805 (1991)

55) L. D. Rosenblum, M. A. Schmuckler, and J. A. Johnson：The McGurk effect in infants, Percept Psychophys, **59**, 3, pp.347-357 (1997)

56) M. A. Aldridge, E. S. Braga, G. E. Walton, and T. G. R. Bower：The intermodal representation of speech in newborns, Dev. Sci., **2**, 1, pp.42-46 (1999)

57) M. A. Liberman and I. G. Mattingly：The motor theory of speech perception revised, Cognition, **21**, 1, pp.1-36 (1985)

58) M. A. Sheridan, N. A. Fox, C. H. Zeanah, K. A. McLaughlin, and C. A. Nelson 3rd：Variation in neural development as a result of exposure to institutionalization early in childhood, Proc. Nat. Acad. Sci. USA., **109**, 32, pp.12927-12932 (2012)

59) M. Cheour, R. Ceponiene, A. Lehtokoski, A. Luuk, J. Allik, K. Alho, and R. Naatanen：Development of language-specific phoneme representations in the infant brain, Nat. Neurosci., **1**, 5, pp.351-353 (1998)

60) M. Friedrich and A. D. Friederici：Phonotactic knowledge and lexical-semantic processing in one-year-olds：brain responses to words and nonsense words in picture contexts, J. Cogn. Neurosci., **17**, 11, pp.1785-1802 (2005)

61) M. Imafuku, Y. Hakuno, M. Uchida-Ota, J. Yamamoto, and Y. Minagawa："Mom called me!" Behavioral and prefrontal responses of infants to self-names spoken by their mothers, Neuroimage, 103, pp.476-484 (2014)

62) M. L. Patterson and J. F. Werker：Infants' ability to match dynamic phonetic and gender information in the face and voice, J. Exp. Child Psychol., **81**, 1, pp.93-115 (2002)

63) M. L. Patterson and J. F. Werker：Two-month-old infants match phonetic

information in lips and voice, Dev. Sci., **6**, 2, pp.191–196（2003）

64） M. Peña, A. Maki, D. Kovacic, G. Dehaene-Lambertz, H. Koizumi, F. Bouquet, and J. Mehler：Sounds and silence：an optical topography study of language recognition at birth, Proc. Nat. Acad. Sci. USA., **100**, 20, pp.11702–11705（2003）

65） M. Rivera-Gaxiola, J. Silva-Pereyra, and P. K. Kuhl：Brain potentials to native and non-native speech contrasts in 7- and 11-month-old American infants, Dev. Sci., **8**, 2, pp.162–172（2005）

66） M. Rivera-Gaxiola, L. Klarman, A. Garcia-Sierra, and P. K. Kuh l：Neural patterns to speech and vocabulary growth in American infants, Neuroreport, **16**, 5, pp.495–498（2005）

67） N. Naoi, Y. Fuchino, M. Shibata, F. Niwa, M. Kawai, Y. Konishi, K. Okanoya, and M. Myowa-Yamakoshi：Decreased right temporal activation and increased interhemispheric connectivity in response to speech in preterm infants at term-equivalent age, Front Psychol., **4**, pp.94（2013）

68） N. Naoi, Y. Minagawa-Kawai, A. Kobayashi, K. Takeuchi, K. Nakamura, J. Yamamoto, and S. Kojima：Cerebral responses to infant-directed speech and the effect of talker familiarity, Neuroimage, **59**, 2, pp.1735–1744（2012）

69） N. Sebastian-Galles, B. Albareda-Castellot, W. M. Weikum, and J. F. Werker：A bilingual advantage in visual language discrimination in infancy, Psychol. Sci., **23**, 9, pp.994–999（2012）

70） O. Pascalis, M. de Haan, and C. A. Nelson：Is face processing species-specific during the first year of life?, Science, **296**, 5571, pp.1321–1323（2002）

71） P. A. Hallé and Bénédicte de Boysson-Bardies：Emergence of an early receptive lexicon：infants' recognition of words, Inf. Behav. Dev., **17**, 2, pp.119–129（1994）

72） P. A. Morse, D. Molfese, N. K. Laughlin, S. Linnville, and F. Wetzel：Categorical perception for voicing contrasts in normal and lead-treated rhesus monkeys：electrophysiological indices, Brain Lang., **30**, 1, pp.63–80（1987）

73） P. Belin, M. Zilbovicius, S. Crozier, L. Thivard, A. Fontaine, M. C. Masure, and Y. Samson：Lateralization of speech and auditory temporal processing, J. Cogn. Neurosci., **10**, 4, pp.536–540（1998）

74） P. Belin, R. J. Zatorre, P. Lafaille, P. Ahad, and B. Pike：Voice-selective areas in human auditory cortex, Nature., **403**, 6767, pp.309–312（2000）

75） P. G. Simos and D. L. Molfese：Electrophysiological responses from a temporal order continuum in the newborn infant, Neuropsychologia, **35**, 1, pp.89–98（1997）

76) P. K. Kuhl：Early language acquisition：cracking the speech code, Nat. Rev. Neurosci., **5**, 11, pp.831-843 (2004)

77) P. K. Kuhl and A. N. Meltzoff：Speech as an intermodal object of perception, Perceptual development in infancy, in A. Yonas (Ed.), The Minnesota Symposia on Child Psychol., 20, pp.235-266 (1988)

78) P. K. Kuhl and A. N. Meltzoff：The bimodal perception of speech in infancy, Science, **218**, 4577, pp.1138-1141 (1982)

79) P. K. Kuhl and A. N. Meltzoff：The intermodal representation of speech in infants, Inf. Behav. Dev., **7**, 3, pp.361-381 (1984)

80) P. K. Kuhl, B. T. Conboy, S. Coffey-Corina, D. Padden, M. Rivera-Gaxiola, and T. Nelson：Phonetic learning as a pathway to language：new data and native language magnet theory expanded (NLM-e), Philos. Trans. R. Soc. Lond. B Biol. Sci., **363**, 1493, pp.979-1000 (2008)

81) P. K. Kuhl, E. Stevens, A. Hayashi, T. Deguchi, S. Kiritani, and P. Iverson：Infants show a facilitation effect for native language phonetic perception between 6 and 12 months, Dev. Sci., **9**, 2, F13-F21 (2006)

82) P. K. Kuhl, F. M. Tsao, and H. M. Liu：Foreign-language experience in infancy：effects of short-term exposure and social interaction on phonetic learning, Proc. Nat. Acad. Sci. USA., **100**, 15, pp.9096-9101 (2003)

83) P. Penzes, M. E. Cahill, K. A. Jones, J. E. VanLeeuwen, and K. M. Woolfrey：Dendritic spine pathology in neuropsychiatric disorders, Nat. Neurosci., **14**, 3, pp.285-293 (2011)

84) P. Tomalski and M. H. Johnson：Cortical sensitivity to contrast polarity and orientation of faces is modulated by temporal-nasal hemifield asymmetry, Brain Imag. Behav., **6**, 1, pp.88-101 (2012)

85) R. A. Deregnier, C. A. Nelson, K. M. Thomas, S. Wewerka, and M. K. Georgieff：Neurophysiologic evaluation of auditory recognition memory in healthy newborn infants and infants of diabetic mothers, J. Pediatr., **137**, 6, pp.777-784 (2000)

86) R. A. Thompson and C. A. Nelson：Developmental science and the media：Early brain development, Am. Psychol., **56**, 1, pp.5-15 (2001)

87) R. F. Caron, A. J. Caron, and R. S. Myers：Do infants see emotional expressions in static faces?, Child. Dev., **56**, 6, pp.1552-1560 (1985)

88) R. J. Dooling, K. Okanoya, and S. D. Brown：Speech perception by budgerigars (Melopsittacus undulatus)：the voiced-voiceless distinction, Percept.

Psychophys., **46**, 1, pp.65–71（1989）
89） R. Mazuka, Y. Cao, E. Dupoux, and A. Christophe：The development of a phonological illusion：a cross–linguistic study with Japanese and French infants, Dev. Sci., **14**, 4, pp.693–699（2011）
90） R. Mugitani, T. Kobayashi, and K. Hiraki：Robust right–side bias of infants' audiovisual matching in lips and voice for rapidly changing sound, Cognitive Studies, **18**, 3, pp.402–415（2011）
91） R. N. Desjardins and J. F. Werker：Is the integration of heard and seen speech mandatory for infants?, Dev. Psychobiol., **45**, 4, pp.187–203（2004）
92） R. Naatanen, A. Lehtokoski, M. Lennes, M. Cheour, M. Huotilainen, A. Iivonen, M. Vainio, P. Alku, R. J. Ilmoniemi, A. Luuk, J. Allik, J. Sinkkonen, and K. Alho：Language–specific phoneme representations revealed by electric and magnetic brain responses, Nature, **385**, 6615, pp.432–434（1997）
93） R. Oberecker, M. Friedrich, and A. D. Friederici：Neural correlates of syntactic processing in two–year–olds, J. Cogn. Neurosci., **17**, 10, pp.1667–1678（2005）
94） R. Zangl and D. L. Mills：Increased brain activity to infant–directed speech in 6– and 13–month–old infants, Infancy, **11**, 1, pp.31–62（2007）
95） S. Hunnius and R. H. Geuze：Developmental changes in visual scanning of dynamic faces and abstract stimuli in Infants：A Longitudinal Study, Infancy, **6**, 2, pp.231–255（2004）
96） S. Rossi, I. B. Jurgenson, A. Hanulikova, S. Telkemeyer, I. Wartenburger, and H. Obrig：Implicit processing of phonotactic cues：evidence from electrophysiological and vascular responses, J. Cogn. Neurosci., **23**, 7, pp.1752–1764（2011）
97） T. Grossmann, R. Oberecker, S. P. Koch, and A. D. Friederici：The developmental origins of voice processing in the human brain, Neuron, **65**, 6, pp.852–858（2010）
98） T. Grossmann, T. Striano, and A. D. Friederici：Infants' electric brain responses to emotional prosody, Neuroreport, **16**, 16, pp.1825–1828（2005）
99） U. Uchida–Ota, T. Arimitsu, D. Tsuzuki, I. Dan, K. Ikeda, T. Takahashi, and Y. Minagawa：Maternal speech shapes cerebral social and language network in neonates：hemodynamic time–varying functional connectivity（in Revision）
100） V. Kooijman, P. Hagoort, and A. Cutler：Electrophysiological evidence for prelinguistic infants' word recognition in continuous speech, Brain. Res. Cogn. Brain. Res., **24**, 1, pp.109–116（2005）

101）V. Kooijman, P. Hagoort, and A. Cutler：Prosodic structure in early word segmentation：ERP evidence from dutch ten-month-olds, Infancy, **14**, 6, pp.591-612（2009）

102）W. M. Weikum, A. Vouloumanos, J. Navarra, S. Soto-Faraco, N. Sebastian-Galles, and J. F. Werker：Visual language discrimination in infancy, Science, **316**, 5828, p.1159（2007）

103）X. Chen, T. Striano, and H. Rakoczy：Auditory-oral matching behavior in newborns, Dev. Sci., **7**, 1, pp.42-47（2004）

104）Y. Minagawa, Y. Hakuno, A. Kobayashi, N. Naoi, and S. Kojima：Infant's word segmentation recruits the cerebral network of phonological short-term memory, Brain Lang., 170, pp.39-49（2017）

105）Y. Minagawa-Kawai, H. van der Lely, F. Ramus, Y. Sato, R. Mazuka, and E. Dupoux：Optical brain imaging reveals general auditory and language-specific processing in early infant development, Cereb. Cortex., **21**, 2, pp.254-261（2011）

106）Y. Minagawa-Kawai, K. Mori, N. Naoi, and S. Kojima：Neural attunement processes in infants during the acquisition of a language-specific phonemic contrast, J. Neurosci., **27**, 2, pp.315-321（2007）

107）Y. Saito, S. Aoyama, T. Kondo, R. Fukumoto, N. Konishi, K. Nakamura, M. Kobayashi, and T. Toshima：Frontal cerebral blood flow change associated with infant-directed speech, Arch Dis Child Fetal Neonatal（Ed.）, **92**, 2, F113-116（2007）

108）Y. T. Matsuda, K. Ueno, R. A. Waggoner, D. Erickson, Y. Shimura, K. Tanaka, K. Cheng, and R. Mazuka：Processing of infant-directed speech by adults, Neuroimage, **54**, 1, pp.611-621（2011）

109）佐藤久美子，梶川祥世，坂本清恵，松本博文：日本語母語乳児の文中からの単語切り出しにおけるアクセントと音素配列の役割，音声研究 11，pp.38-47（2007）

110）佐藤　裕，森　浩一，古屋　泉，林　良子，皆川泰代，小泉敏三：乳幼児の音声言語処理における左右聴覚野の発達：近赤外分光法による検討，音声言語医学，**44**，3，pp.65-71（2003）

111）古屋　泉，森　浩一：左右聴覚野の音声言語処理における機能分化—多チャネル近赤外分光法（Nirs）による検討，脳と神経，55，pp.226-231（2003）

112）松田佳尚：対乳児発話（マザリーズ）を処理する親の脳活動と経験変化，ベビーサイエンス 14，pp.22-33（2014）

113）皆川泰代，有光威志，池田一成：新生児期の音声言語に対する脳反応と認知発達との相関性，第58回未熟児新生児学会報告，**2**，143（2013）
114）麦谷綾子，小林哲生，関　一夫：日本人乳児における母音の視聴覚音声口形マッチングの検討，音声研究8，1，pp85-95（2004）
115）森　浩一，皆川泰代：乳幼児の音声知覚と脳活動，音響会誌，60，pp.85-90（2004）
116）森澤範子，白野陽子，皆川泰代：乳児音声聴取における視聴覚情報利用の発達変化：母親と他者の場合，音声研究17，3，pp.77-85（2013）
117）R. van Dinteren, M. Arns, M. L. Jongsma, R. P. Kessels：P300 development across the lifespan：a systematic review and meta-analysis, PLoS ONE, **9**, 2：e87347（2014）
118）K. Yatabe, E. Hoshino, R. Akahane-Yamada, N. Naoi, and Y. Minagawa：Correlations in hemodynamic fluctuations between cortical regions during non-native phonemic category processing among participants from late childhood to young adulthood., The 20th Annual Meetings of Architectures and Mechanisms for Language Processing（2014）

第5章 脳における音声の知覚と生成 —言語の加齢変化と失語症—

5.1 加齢と脳損傷が脳内での音声言語情報処理に与える影響

日常生活においてことばは大切な役割を担っている。あいさつし，雑談し，ものを頼み，頼まれたり，質問したり，されたりする。多くの場合，こうした会話や雑談などは，たとえ記憶に残らないようなものでも，日常生活の重要な一部になっている。テレビ，ラジオ，新聞，書物などから得る情報の多くも言語を介してであり，仕事でもことばは重要な役割を果たしている。

ことばの受容と生成を困難にする要因はいろいろある。高齢になると耳が遠くなる人が増えてくる。耳が遠くなると聞き返すことが増え，会話が滞る。何度も聞き返すのは相手に悪いと思うし，同じことを「えっ？」「聞きとれなかった」「なに？」「もう一度」などと3度や4度聞き返した経験のある人にはわかることだが，このような会話を続けるには大変な気力を必要とする。聞き返しが頻繁だと相手もイライラする。だからといって，わからないままにしておくと，トンチンカンな会話になり，気まずい沈黙が続いたりする。このような状況が続くと，段々会話が億劫になる。人に会わないように外出を控えたり，引きこもりがちになったりする。鼓膜の損傷などの耳の伝音系の損傷により生じる伝音性難聴では，多くの場合補聴器が有効であるが，加齢による聴力低下などの蝸牛以降の神経系の障害により生じる感音性難聴では，補聴器は有用ではあるが，伝音性難聴の場合ほど劇的な効果をもたらさない。

音声信号は，耳という聴覚情報の入口から脳幹，間脳の内側膝状体，聴放線を介して左右大脳半球の聴覚野に達し，さらに左側頭葉で言語情報としての処理が行われる。脳内における言語情報の処理については，わかっていないことが多い。19世紀に提案された**ウェルニッケ-リヒトハイム**（Wernicke-Lichtheim）の失語症図式が，いまだに幅を利かせている状況にある。言語中枢にはウェルニッケ野（Wernicke's area）とブローカ野（Broca's area）があり，前者は音声言語の受容を，後者は生成を受け持ち，両者は弓状束（arcuate fasciculus）と呼ばれる神経線維束で結ばれているとする図式（モデル）である。失語症は，交通事故による外傷や脳腫瘍などでも生じるが，ほとんどの場合，脳血管障害の後遺症として発症する。認知症などに比べると，症例数が少ないためかあまり注目されないが，失語症における言語障害は深刻である。急性期を過ぎた後でも，言語症状は言語訓練などによりゆっくりと改善していくが，軽度の症例であっても発症前の状態まで回復することはほとんどない。職場復帰が可能な場合でも，病前のポジションへの復帰はまれである。

従来，脳における言語情報処理は，失語症状と脳の損傷部位を詳細に調べる神経心理学的手法により研究されてきた。最近になり脳イメージングの技法が発達し，健常者を対象にした研究や，失語症例の言語症状と脳イメージング技法による損傷の分析を組み合わせた研究，ニューラルネットワークを用いた健常者や失語症例のシミュレーション研究などにより，徐々に脳内での言語情報処理メカニズムが明らかになりつつある。

本章では，加齢とともに低下する聴力と音声知覚の特徴について述べる。音声の受容と生成の間にはなんらかの関係があるものと思われるが，加齢に伴う聴力低下が音声生成機能に与える影響はそう大きくない。さらに，従来から知られていた脳内の音声情報処理ルートに加え，いままでミッシングリンクであった意味処理ルートが，復唱，理解，発話においてどう影響を与え合い，処理が進んでいくのかを述べる。

5.2 老人性難聴と音声知覚

5.2.1 老人性難聴の出現率

加齢しか原因が見当たらない聴力障害を，**老人性難聴**（presbycusis）という。高齢になればだれもが老人性難聴になるわけではない。聴力の加齢変化も，身体や脳のいろいろな機能の加齢変化と同様に，個人差が大きい。難聴の出現率は，65歳以上の人の40～45％，70歳以上の人の80％を超えるという[1)]。**図5.1**に中高年アメリカ人の平均聴力を示す。図（a）が女性，図（b）が男性の**聴力図**（audiogram，250 Hz，500 Hz，1 kHz，2 kHz，3 kHz，4 kHz，

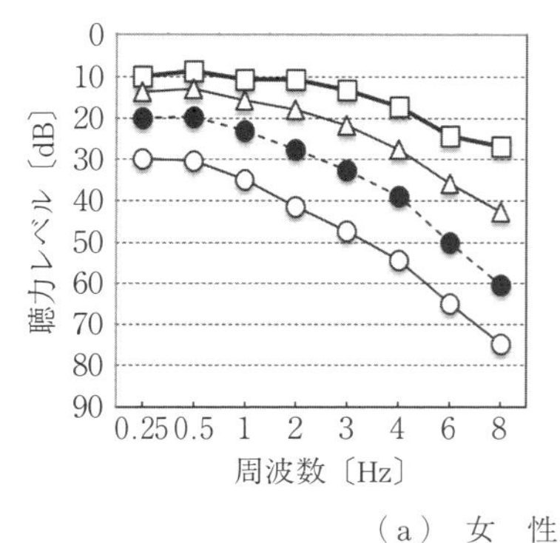

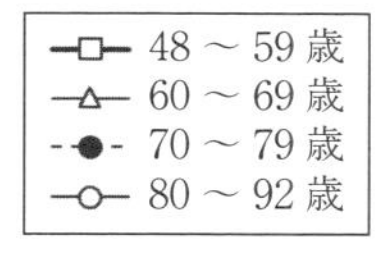

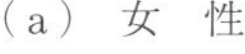

（a） 女 性

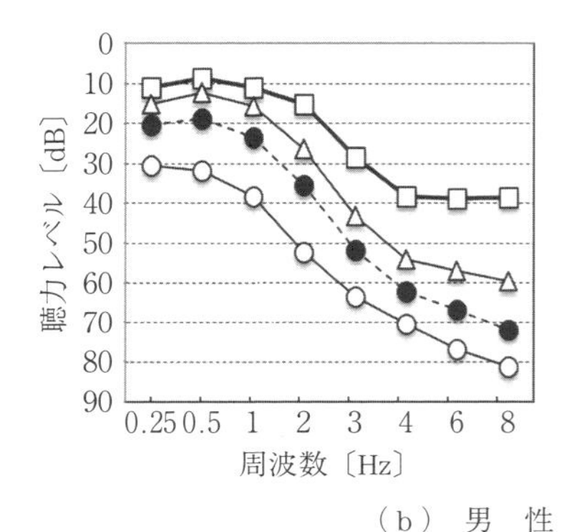

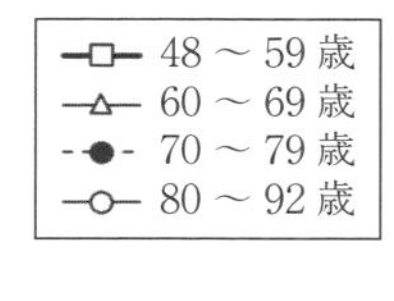

（b） 男 性

図5.1 年代別の女性と男性の聴力図[1)]

6 kHz，8 kHz の純音に対する耳の感度）である。

アメリカの国立衛生研究所（NIH）の数字はもう少し小さい。前期高齢者（65 ～ 74 歳）で 30 ～ 35%，後期高齢者（75 ～ 84 歳）と超高齢者（85 歳以上）で半数ほどである（40 ～ 50%）。図を見ると，加齢に伴い，低音域 0.25 ～ 1 kHz での聴力はほぼ平坦なまま小幅に低下していくが，2 kHz 以上では周波数の高い音の聴力ほど低下が大きくなる。老人性難聴は徐々に進行するため，自覚のない人もいるという。

聴力の加齢変化には著しい性差がある。同年代では，男性の方が女性より低下しており，特に 1 kHz ないし 2 kHz 以上の高域での聴力低下が大きい。女性の方が長寿なこともあるが，一般に男性は外で働く時間が長く，通勤その他で環境騒音に曝される。騒音は老人性難聴を加速させるとの説がある。

5.2.2　加齢による聴力低下の速さ

5.2.1 項の研究の対象者は，普通に生活している人であり，中には耳の病気がある人や，騒音のある職場に長くいた人なども含まれている。**図 5.2** は，男性では 30 年以上，女性では 17 年以上耳の病気をしたことがなく，騒音に曝されたこともなく，かつ蝸牛や聴神経に悪影響を与える薬物中毒になったことのない人たちの 10 年当りの聴力低下の速さを調べた縦断研究の結果である。高音ほど 10 年当りの聴力低下が大きいが，男女差は歴然としている。男性では，500 Hz の純音聴力が，50 歳くらいまでは 10 年間にほぼ 3 ～ 4 dB ほど低下するが，60 歳を越えると低下幅が大きくなり，80 歳では 10 dB を越える。1 kHz 以上の純音については，すでに 20 歳を過ぎる頃から聴力低下幅が大きくなり，80 歳では周波数によらず 10 年間で 15 dB ほど低下する。

これに対して，女性では，50 歳くらいまでは 10 年当りの変化幅はほぼ一定で，0 ～ 5 dB ほどと小さい。2 kHz 以下では変化幅が減少しており，負となることもある（聴力がよくなる）。4 kHz，8 kHz では低下幅がやや大きい。80 歳における低下幅は 8（500 Hz）～ 17 dB/年（8 kHz）前後である[2)]。聴力の性差は，寿命の差や環境騒音だけでは説明できない。

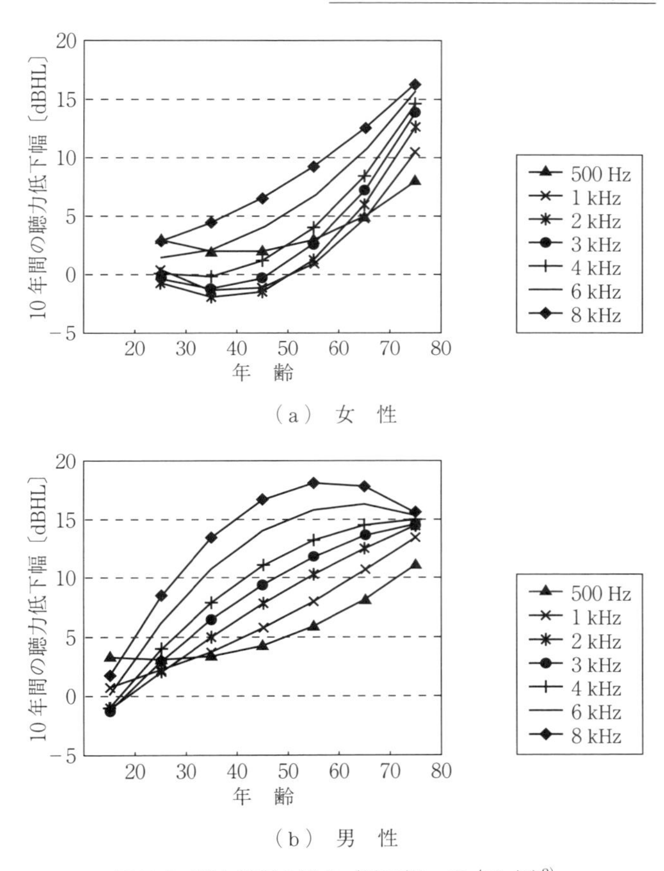

図 5.2　聴力低下の速さ（低下幅：dB/10 年）[2)]

著者の一人は，軽度から中等度くらいの老人性難聴である。よくいわれているように，物音のしない静かな深夜には，壁掛け時計の秒針の音やタイマー，体温計などのアラーム音が聞こえるが，日中だと，特にうるさいと感じない室内でも聞こえが悪い。アラーム音は方向依存性がひどく，50 cm ほどの距離でも正面付近では聞こえない。また，騒音下での会話は非常に困難である。車の多い道路ぎわや大きな駅のホーム，音楽の流れるスーパーマーケット，航空機の中などのうるさいところでは会話が成立しづらい。居酒屋などたくさんの人が大声でしゃべっているようなところでの会話は絶望的である。残響が大きいと，外国語はもちろん日本語でもわからないことが多い。

雑音下や残響下での単語の聞き取りが，加齢によって，また聴力低下（老人性難聴）によってどう変化するのかを調べた研究は多く，そのほとんどが，単語の聞き取り能力の加齢による低下は，聴力を補償してもまぬがれないことを示している。音声の知覚以外にも，より要素的な音響特徴の知覚能力も加齢に伴い低下する。1秒間隔で呈示される持続時間 200 ms の二つの 500 Hz 純音の持続時間と強度の弁別能力は，聴力を補償しても（閾値上 50 dB）低下していく[3)]。特に音の強度の弁別能力の低下が著しい。

5.2.3 残響の影響

図5.3は，残響下で文を聞かせ，文末の単語の聞き取り成績を表したものである。刺激は，静かなところで録音した文音声を，FFT を用いていろいろな残響特性を持つ仮想的な空間のインパルス応答を畳み込むことにより，残響下の文音声をシミュレートし作成している。対象は，難聴および健聴の若年者と高齢者である。高齢者は，難聴の有無にかかわらず，残響時間が短くても，若年者に比べると 10％以上成績が低下している[4)]。残響時間が長くなるに従い，聴力が低下した高齢者（四分法での平均聴力損失は約 31 dB）の成績は大きく低下し，残響時間が 0.6 秒では 30％を下回っている。やはり老人性難聴

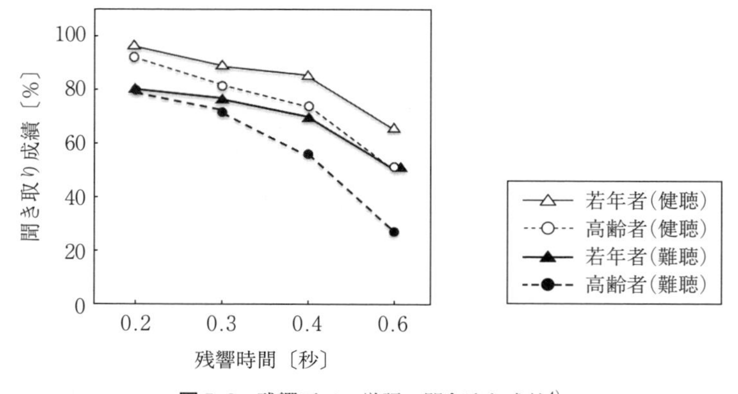

図5.3　残響下での単語の聞き取り成績[4)]

の人は残響の大きいところでの聞き取りが困難なようである。文献4）にはなぜそうなるのかに関しては説明がないが，少なくとも純音聴力の低下だけで説明するのは困難であろう。

高齢者を対象にした実験の多くは検査語を一様なものとして扱う。しかし単語には種々の属性があり，属性と聞き取り難易度の関係は検討されていない。

5.2.4 雑音の影響

難聴があり，しかも雑音下とくれば，当然聞き取りはさらに困難になるだろう。われわれが行った実験の結果はこの予測通りだが，興味の中心は，聞き取りが困難な状況下で高齢者が苦手とする単語には，どのような特徴があるのかを知ることである。単語はいろいろな属性を持っている。どういう音韻列，アクセントからなり，それらを聞いたり話したりする頻度，あるいはそれらに対する馴染みの度合い，また意味特徴として具象性が，聞き取りにどう影響を与えるのだろうか。単語属性とは無関係に，どの単語も一様に聞き取りが困難になるのか，あるいは聞き取りは単語属性に依存するのかを検討した。

単語の聞き取り実験において統制した単語属性は，親密度と心像性である。**親密度**とは，ある単語がどれくらい親密に感じられるかを7段階で評定した主観的尺度で，単語を音声で呈示した場合，文字で呈示した場合，音声と文字で呈示した場合の評定値を，NTTコミュニケーション科学基礎研究所が単語親密度データベースとして出版している[5),6)]。非常に大規模なデータベースで，約8万語の親密度が載っている。親密度は，主観的な頻度といわれることもある。また，このデータベースには，10年以上にわたり新聞に出てきた単語の**頻度**データも記載されている。頻度は客観量であるが，新聞に出てくる単語は政治，経済，社会などに関する「堅い」単語の頻度が高い傾向があるため，心理実験には親密度の方が適していることが多い。

心像性は，単語の心理的イメージ（形や姿，味，匂い，触った感じ，音など）の想起のしやすさを7段階で評定したもので，一般に，具象語は心像性が高く，抽象語は心像性が低い。意味との関連が深い主観量である。親密度が4

を下回ると知らない単語が増える傾向があるため，そうした単語を除いた約3～4万語について，音声呈示，文字呈示，音声・文字呈示の場合の心像性の評定値を，旧東京都老人総合研究所とNTTコミュニケーション科学基礎研究所が，データベースとして出版している[7)]。

親密度と心像性の間の相関は，音声呈示の場合を例にとると0.77と高い。親密度が低い単語は心像性もほぼ低い。しかし親密度が高くなると，心像性の分布幅が大きくなり，「リンゴ，牛乳」のように親密度，心像性ともに高いものもあれば，「税金，世界」のように親密度は高いが，心像性は中間くらいのものも出てくる[7)]。

〔1〕 雑音，難聴，加齢は親密度と心像性の低い語の聞き取りを困難にする

対象としたのは，健康な高齢者と大学生である。高齢者は，自治体が主催する高齢者大学校を卒業した男女56名であり，脳卒中，精神疾患の既往がなく，活動的な人々である。年齢により65～74歳の「前期高齢者」と，75～84歳の「後期高齢者」に分けた。事前に面接を行い，脳損傷や認知症，うつなどの精神疾患の既往のないこと，教育歴などを確認した後，いくつかの基本的な検査を行った。まず知能検査により知能が健常域にあることを確かめた。知能指数はほとんどの人が100を超え，全般に高めの人が多かった。聴力検査，視力検査も行った。高齢者に関しては，平均聴力が健常範囲にある人たち（四分法による平均聴力損失が20 dB未満の健常範囲の人たち）と，聴力がやや低下した軽度難聴ないし難聴と健聴の境界の人たち（四分法による平均聴力損失が20～40 dB）に分けた。刺激語は，聴力低下がなければ十分に聞き取れる大きさ（音圧レベル約60 dB）で呈示した。聞き取りに用いた単語は，3ないし4拍語で，親密度／心像性がそれぞれ高／高，高／低，低／低の25単語，計75語である。先述のように，親密度と心像性の相関は高く，低親密度で高心像の語は少ないので刺激語からは除いた。刺激語の例を以下に示すが，雑音なしの条件と，SN比－6 dBの白色雑音を加えた条件で呈示した。被験者には聞こえた通りに漢字か仮名で書き取ってもらった。

高親密度／高心像性：「昆虫」「芝生」「森林」「酒屋」など

高親密度／低心像性：「治安」「宿命」「西暦」「主任」など

低親密度／低心像性：「圧殺」「神仏」「主観」「挿し木」など

結果を**図 5.4** に示す。図（a）の雑音なしの結果を見ると，若年者および健聴の前期／後期高齢者の3群においては，年齢と親密度に交互作用があり，親密度が高い語では年齢の効果は見られないが，親密度が低い語では3群の成績に差が出る。すなわち親密度の低い語は加齢により聞き取りが困難になるが，心像性の影響は見られなかった。聴力が低下した前期／後期高齢者群では，当然ながら健聴群より成績が大きく低下しており，顕著な聴力損失の影響が見られた。また高齢者群には加齢の影響が見られた。親密度効果はきわめて大きかった。親密度効果ほどではないが，心像性効果も認められた。

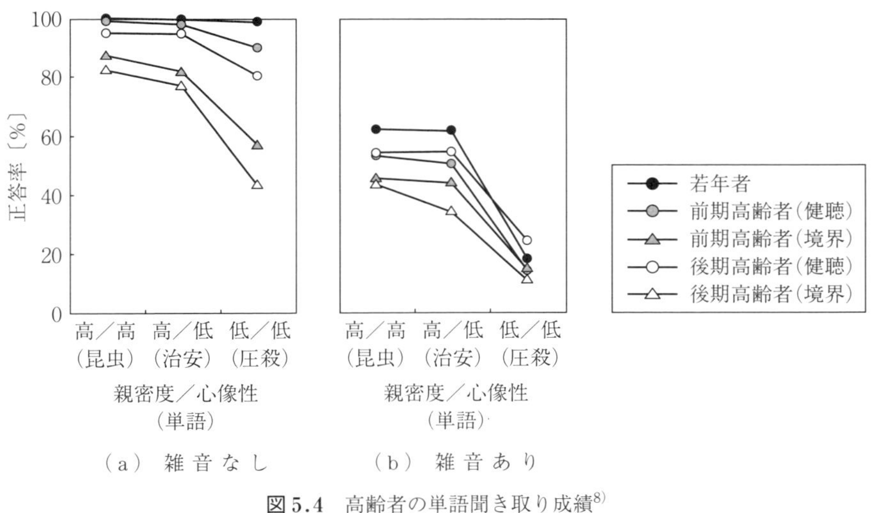

図 5.4 高齢者の単語聞き取り成績[8)]

雑音下での聞き取りの結果を図 5.4（b）に示す。顕著な親密度効果が見られるが，心像性効果は見られなかった。また高親密度語では加齢効果と聴力損失の影響が見られたが，雑音下の低親密度語は難しすぎてどの群の成績も 20 %前後と低くなり，群間の差が消える床効果（floor effect）が見られた。

雑音下における心像性効果についてさらに検討した。成績が低下しすぎて床効果を示さないように，用いた刺激語はすべて高親密度とした。そのうえで，心像性が高／中／低の各25語を用いた。刺激語の例を以下に示す。対象は65歳以上の健常高齢者で，健聴者と軽度ないし境界程度の難聴者である。聞き取り条件は，雑音なしと雑音ありの2通りとした。

高親密度／高心像性：「卓球」「口紅」「豚汁」「親指」など

高親密度／中心像性：「欲望」「悪者」「熱愛」「横顔」など

高親密度／低心像性：「道徳」「実物」「見所」「最悪」など

結果を**図5.5**に示す。雑音なし条件では，聴力損失の影響が顕著である。軽度・境界群では，心像性が低い語ほど聞き取りが困難になる心像性効果が認められた。雑音下での聞き取りにおいては，聴力損失，および心像性の主効果が見られ，両者の交互作用が見られた。聴力損失の影響は，心像性が低くなるほど大きくなった。一般に，聞き取りが難しい低親密度語の方が単語属性効果が大きく現れる傾向があるが，聴力の低下や雑音下など聞き取りが困難な状況下では，高親密度語においても心像性効果は現れた。

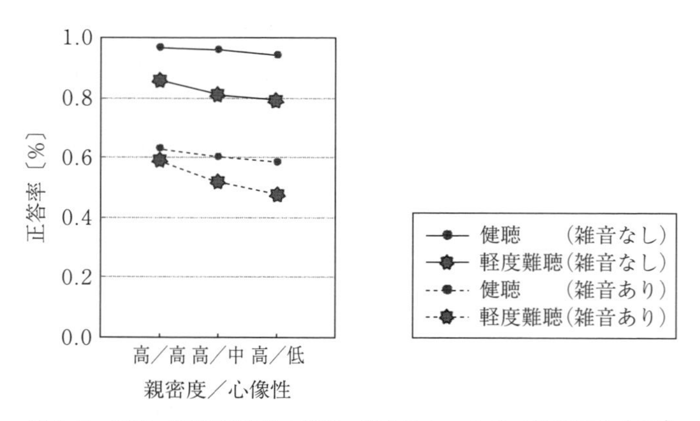

図5.5　健聴・難聴高齢者の単語の聞き取りにおける単語属性効果[8)]

二つの実験の結果をまとめると，聴力が健常範囲にあっても，親密度の低い語では加齢の影響が現れた。聴力損失の影響は非常に大きく，境界程度の聴力損失でも聞き取りが困難になり，大きな親密度効果と若干の心像性効果，さらに加齢の影響も出現した。雑音を付加し聞き取り困難な状況を作ると，健聴者でもわずかだが心像性効果が見られた。すなわち単語の聞き取りは，老人性難聴や雑音，加齢の影響を受けるが，どの単語も一様に聞き取り困難になるわけではなく，親密度（そしておそらく頻度），および心像性（具象性）の低い単語の聞き取りが困難になることが明らかとなった。

〔2〕 **原因は言語機能の低下ではなく聴力低下**　老人性難聴に見られる聞き取り困難は，聴覚だけの障害によって生じるのだろうか。それともより高次の言語機能の影響も反映しているのであろうか。以下の実験では，この点についても検討した。

被験者は，四分法による聴力損失が左右耳の平均で20 dB未満の健聴高齢者と，境界程度の難聴の高齢者，および若年健聴者（大学生）である。前述のように，老人性難聴においては低音域の聴力も低下するが，2 kHzを超える高音域の聴力が大きく低下していく。そこで，境界程度の難聴の高齢者の聴力パターンを模したフィルタを介して刺激語を再生し（以下，フィルタ音声と呼ぶ），健聴および境界程度の難聴高齢者と若年健聴者に聞き取ってもらった。実験条件は先述の実験と同一である。もし，若年健聴者においてフィルタ音声の聞き取り成績が，境界程度の難聴の高齢者の成績と同程度になるなら，大学生の若年健聴者に言語機能の障害があるとは考えにくいので，境界程度の難聴高齢者の成績低下は主として聴力損失により生じた可能性が高い。

図5.6（a）に125 ～ 4 000 Hzの範囲での各群の被験者の左右耳の平均純音聴力を示す。四分法では高齢健聴群の聴力は健常域に入ってはいるが，若年群に比べると125 ～ 500 Hzでは約10 dB低下，1 000 Hz以上になると差は開き始め，4 000 Hzでは30 dBほどの開きがある。高齢境界群は高齢健聴群に比べると，全周波数域にわたってさらに10 dB以上低下しているが，聴力パターンは類似している。刺激語には，先述した実験での高親密度の高／中／低心像性語に加え，下記の低親密度語各25語も用いた。

低親密度／中心像性：「上腕」「甘塩」「反物」「笹舟」など

低親密度／低心像性：「適材」「軽業」「豪傑」「赤恥」など

図5.6（b）に，聞き取りの成績を示す。若年健聴群および高齢健聴群の聴

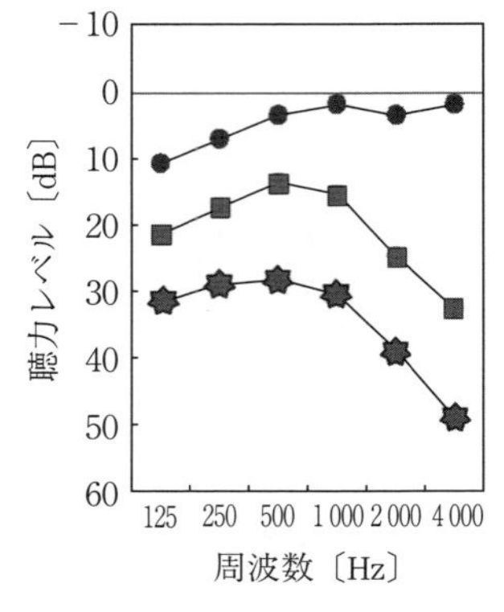

（a） 左右耳の平均純音聴力

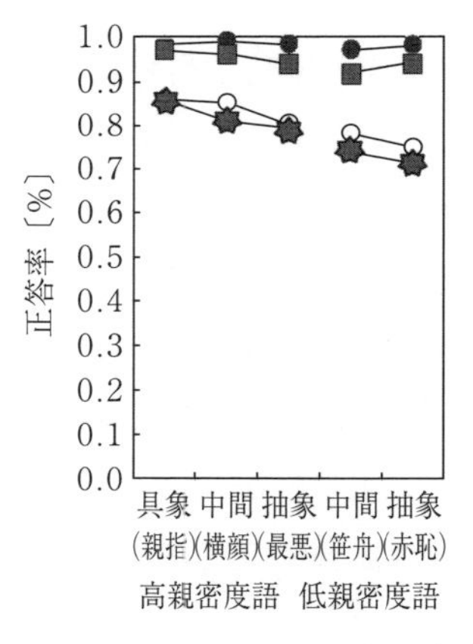

（b） 聞き取りの成績

図 5.6 難聴高齢者の聴力図を模したフィルタをかけたときの若年者の単語の聞き取り成績（未発表データ）[8)]

力には，1 000 Hz 以上の高音域で大きな開きがあるにもかかわらず，聞き取り成績は天井効果を示し，差がなく，また親密度効果，心像性効果もない。一方，星型で示した高齢境界群の成績は低下しており，親密度効果，心像性効果を示している。

白丸は，フィルタ音声を若年健聴群が聞き取った成績であるが，高齢境界群の成績ときわめて類似しており，2群の成績には有意差がない。若年健聴者は大学生であり，聴力の低下もなければ，ことばの障害もない。それにもかかわらず，音声に高齢境界群の平均聴力のフィルタをかけるだけで，高齢境界群とほぼ同じ聞き取り成績となった。この結果は，聴力を低下させるだけで，高齢境界群のことばの聞き取り成績がシミュレートされたことを示しており，高齢境界群の言語機能はほぼ健常である可能性が高い。

〔3〕 **身近な単語・具象語が聞き取りやすい理由**　聴力低下があったり，雑音があったりすると，なぜどの単語も一様に聞き取り困難にならずに，親密度効果や心像性効果が出るのだろう。私たちがある単語，例えば「魚」を聞いたときには，その音韻表象 /sakana/ が頭の中で活性化する。音韻表象が活性化すれば，「魚」の意味表象も活性化する。しかし聴力が低下すると，必ずしも音韻列のおのおのが正確に聞き取れるわけではない。そのような場合，ターゲットの単語の音韻表象は，健聴なときのように，ほかの単語の音韻表象を圧するほどに活性レベルが高くなるとは限らない。場合によってはターゲット候補が群雄割拠の状態になるかもしれない。しかし親密度（ないし頻度）の高い単語の音韻表象は，過去に繰り返し何度も聞いており，学習の回数が多い。そのため親密度の低い単語の音韻表象より容易に活性化する可能性が高く，活性レベルが最終的に一番強くなる確率が高い。これが，聴覚障害がある場合や雑音下で，頻度効果ないし親密度効果が出現する理由と思われる。高親密度語や高頻度語ほど，聴力損失や雑音による音声の質の低下に対して頑健な理由である。いわゆるトップダウン処理が働くと言い換えてもいい。

音韻列が正確に聞き取れないと，音韻の類似した単語が聞き取りを妨げることもある。「味醂（みりん）」に対して，これと似た音韻列を持つ単語，例えば「キリン」「カリン」「五輪」「眉間」「未婚」「未然」「ミカン*」「サリン*」「ミシン*」「弥山*」「ミトン*」「ミリ波*」などを隣接語（neighbor）と呼ぶ（*印の語は，いわゆる標準語でのアクセントが異なる）。隣接語は状況により「友達（friend）」になったり「敵（enemy）」になったりする。復唱や音読においては隣接語は友達となり，その数が多いほど反応潜時が速く（易しく）なるが，難聴や雑音などの単語の聞き取りを困難にする状況下では逆に敵となり，聞き誤りを増加させる可能性がある。「味醂」に対して，親密度，心像性がともに高い「キリン」のような単語は，強敵となり，聞き誤りを誘引する可能性が高い。

心像性の高い単語が聞き取りやすいのはなぜだろう。心像性は単語のイメージの豊富さを表す指標であり，心像性の高い単語，例えば「魚」「電話」「雷」は，聞いたときにいろいろなイメージが豊富に浮かんでくる。「魚」なら，形，味，匂い，ウロコ，骨などが思い浮かぶ。意味的に豊富であり，多くの意味素性を活性化させる。**意味素性**とは単語の意味に含まれるいろいろな要素，特徴のことである。心像性の低い単語，例えば「平和」「安心」「運命」「解散」は，単独で聞いた場合には，魚ほどイメージが浮かんでこない。意味的に豊富ではなく，少数の意味素性しか活性化させないからである。

/sakana/ や /heiwa/ という単語を，老人性難聴の人，あるいは若年者や健聴高齢者が雑音下で聞き取るときには，必ずしも音韻列が正確に聞き取れているとは限らないが，それでもターゲット語の意味表象は，不十分かもしれないが活性化されるだろう。/sakana/ のような具象語は，意味的に豊富であり，いろいろな意味素性が活性化するが，抽象語の /heiwa/ は，少しの意味素性しか活性化しない。意味素性の活性化は音韻表象にフィードバックされる。そうすると，いろいろな意味素性からのフィードバックがある高心像語の /sakana/ の音韻表象は，多くの意味素性に助けられ，より大きく活性化する。その結果として，心像性の高い単語の方が，正確に聞き取れる確率が高くなり，心像性効果が出現すると考えられる。

高齢者では，いろいろな認知能力も低下しているという研究が多い。健聴および聴力低下のある若年者と高齢者を対象に，主語関係節文と目的語関係節文を聞かせ，その理解を調べた研究がある[9]。刺激文は，オリジナルの文と，最大50％まで時間圧縮して速くした文とを用いた。時間圧縮は，音声信号を等間隔に「間引く」という方法により行っている。この方法は，3章に述べられている音声信号処理法に比べるとかなり荒っぽい。**主語関係節文**とは，“Men that assist women are helpful.” ないし “Women that assist men are helpful.” というタイプの文で，主節の主語が関係節の主語でもある文である。**目的語関係節文**とは，“Women that men assist are helpful.” ないし “Men that women assist are helpful.” というタイプの文で，主節の主語が関係節の目的語となっており，主節と関係節の主語が異なっている。被験者は，行為（assist）を行ったのが男女のいずれかを答える。一般に目的語関係節文の方が理解は難しい。

余談になるが，刺激文にある that は関係詞と習った記憶があるが，生成文法ではそうではないようだ。上記2タイプの文の関係節文のおおもとの文には，**wh-句**（関係詞）が存在していると考える。wh-句は，主語関係節文では assist の前に，目的語関係節文では assist の後に位置している。英語では wh-句は文頭になければならないので，いずれも **wh-移動**と呼ばれる操作により，補文標識 that の前に移動してくる。しかる後に wh-句は消去されて，目には見えなくなる（音声としては実現されない）。2タイプの文の wh-移動の距離を比べると，目的語位置からの移動となる目的語関係節文の方が，移動距離が大きい。一般に，移動距離の大きい文は，統語的に複雑で理解が難しいとされる。基本語順の文（例えば「清志が寿司を食べた」）の名詞句 NP の順番を入れ替えて作られる**かき混ぜ文**（例えば「寿司を清志が食べた」）では，目的語の NP「寿司」が，文末から文頭に大移動するが，かき混ぜ文の理解は，受け身文や基本語順の複文などより，失語症例や**特異的言語発達障害児**（specific language impairment：SLI）には困難であることがわかっている。

さて，主語関係節文の時間圧縮していないオリジナルの速度の文には，加齢の影響も聴力障害の影響もなかったが，時間圧縮すると，難聴の影響だけが現れた。これに対して，目的語関係節文では，オリジナルの速さでも，高齢難聴群には成績の低下が認められた。時間圧縮文では，若年難聴群および高齢難聴群の成績が悪くなる聴力の影響が見られた。すなわち聴力の低下があると，速い発話の理解が困難になる。ついで年齢の影響を見ると，健聴，難聴のいずれでも高齢群の成績が悪く，加齢の影響が見られた。特に高齢難聴群の成績の低下が顕著であった。難聴があれば，年齢に関係なく速い発話の理解成績が低下するのは予想通りの結果であり，驚きはない。しかし聴力低下の有無に関係なく，高齢群の成績が低下するのは注目に値する。著者らは，高齢群で目的語関係節文の理解が困難になるのは，**処理資源**（processing resource）の低下によるとしている。加齢によって処理資源が低下することはよく知られている。処理資源とは，情報の処理に割り当て可能な心理的エネルギーの総量のようなもので，高齢者の処理資源の量は若年者より少ないので，複雑な文や速く発話された文の処理は困難になるとする。ただし，時間圧縮の手法を考えると，高齢者，特に難聴の高齢者で，文理解の成績が低下するのは，発話の速さの影響だけではないかもしれない。

高齢者では認知機能が低下することを示した研究は多く，**作動記憶**（working memory，作業記憶ともいう），**選択的注意**（selective attention），**分割的注意**（divided attention）などの能力が低下することがわかっている。選択的注意とは，特定の情報だけに注意を向け，そのほかの情報を無視すること，また分割的注意とは，複数の情報の同時処理，つまり複数の情報に同時に注意を向けることを指す。さらに知覚も含め，高齢者はすべてにおいて処理速度が低下しているとする **general slowing 説**までもが提唱されている[10]。確かに，単語の音読実験などで単語を瞬間呈示したとき，中高年者にはほとんど読めない呈示時間でも，若年者はいとも簡単に読んでしまう。

5.2.5　補　聴　器

高齢者における音声知覚は，聴力低下の影響や加齢の影響を受ける。日常の会話においては加齢の影響は大きくないが，聴力の影響は大きい。後者に関しては補聴器が有効である。難聴には，耳小骨や鼓膜などの伝音系だけの障害で起こる**伝音性難聴**と，蝸牛以降の聴覚神経系の障害で起こる**感音性難聴**がある。伝音性難聴は，聴力損失が 70 dB どまりである。125 ～ 8 000 Hz の純音に対する若年健聴者の閾値を基準（0 dB）にして聴力を表した聴力図をオージオグラムというが，伝音性難聴だけの場合，低音域と高音域の聴力の差は大きくない。一般に，補聴器が有効で治療法もある。近眼や老眼の場合，メガネやコンタクトレンズを装用すれば，特に訓練しなくてもすぐ見えるようになる。伝音性難聴における補聴器は，たとえていえば近眼や老眼におけるメガネのような効果をもたらす。

聴力は10代の終わり頃がもっとも高く，20代から低下し始めるといわれている。老人性難聴は感音性難聴である。聴力損失は70 dB以上になることもあるうえ，1 000 Hz付近までは聴力は一様に低下していくが，2 000 Hzを超える高音域では，周波数が高くなるほど聴力の低下が大きくなる。医学的な治療法は現在のところない。補聴器は有効であるが，感音性難聴の場合はメガネのようにはいかない。装用訓練が必要である。わが国では，老人性難聴の人の補聴器装用訓練を行っているところは非常に少ない。訓練なしに補聴器を与えても，早晩使わなくなるという。老人性難聴では，長い年月にわたって徐々に聴力，特に高音域の聴力が低下していくため，その状態に慣れている。そのため，ある日突然補聴器を装用すると，音が全体的に大きく聞こえるだけではなく，高音域の音が大きく聞こえるので，世の中の音が金属的に響き，大層不快なものらしい。また，老人性難聴の人の中には大きな音に対する耐性が低下している場合があり，音をそうそう大きくできない場合もある。高域の感度が落ち，高い周波数成分を含む音声の聞き取りが困難になるため，音声スペクトルを低域に移動させる補聴器もある。

現在，いろいろなタイプの補聴器が作られているが，アメリカでの調査では，難聴の高齢者の20%ほどしか補聴器を購入していない。また購入しても使っていない人が多いという。その理由の一つは，居酒屋などの雑音のひどい状況下や残響の大きいところでは，補聴器のメリットがほとんどないことだという。補聴器で残響や雑音に対処することはそう簡単ではないだろう。本書の読者には工学系の人が多いと思うが，出番であろう。

5.2.6 発話への影響

老人性難聴が発声，調音に与える影響についての記述は少ないようである。先天性の難聴では，発話に影響が出ることが多い。発話運動には，聴覚フィードバックのほか，筋，関節，腱などからの固有感覚のフィードバックがあり，どちらに障害があっても調音の学習は難しいと思われる。難聴が重度であると，十分な聴覚フィードバックがない状態で調音を学習するので，発音が不明瞭だったり，ピッチが不安定で声がひっくり返ったりする。他方，老人性難聴においては，言語獲得の時期には聴力は健常であり，その後，音声言語も健常に発達し，多くの場合，半世紀以上もの長期間音声言語を使用し続けた後に，聴力が徐々に低下し始める。聴力が低下してきても，少なくとも軽度や中等度の聴力損失なら，気導や骨導により自分の発話は聞こえている。また固有感覚からのフィードバックもあるだろう。先述したように，本章の著者の一人は軽度から中等度の老人性難聴だが，自分の発話は聞こえている。図5.1に示したように，加齢に伴い，聴力は周波数が高くなるほど低下していくので，感知される母音のフォルマント周波数が変化し，若いときに比べると，韻質が変化して聞こえている可能性がある。母音の韻質に大きく寄与するのは第1・第2フォルマント周波数だとすると，1 kHz前後まではおおむねフラットなので，韻質の変化は少ないかもしれない。また聴覚フィードバックが働いていれば，母音の韻質変化がある程度補正されている可能性が高い。老人性難聴で発話に大きな影響が出ないのは，こうしたことが関係していると思われる。ただ，声が大きくなったりはするだろう。聴覚からのフィードバックは，発声・調音の習得には必須だが，習得後には，通常の会話などであればそれほど重要ではないのかもしれない。

発話者の音声を実時間で細工し，聴覚フィードバックや調音に乱れ（摂動）を加えたときに発話に生じる影響については，3章で詳述している。

高齢になると，声の質が変わったり，声の高さが変わったりするが，これらは発声・調音器官の筋や粘膜の変化，そして形態などの変化によるもので，聴力低下の影響とは考えにくい。加齢に伴い発話速度も低下する。「ぱ」や「た」などをできるだけ速く繰り返す課題を行ってもらうと（例えば /pa pa pa pa pa‥‥/），60歳を過ぎる頃から発話速度が遅くなる人が増える。つまり発声・調音器官が速く動かなくなる[11]。前述のように，一般に高齢者では知覚，運動，認知課題を行うと反応時間が長くなる。こうした現象の観察に基づき，

general slowing 説が提唱されている[10]。誤解を恐れずにいえば，加齢とは，コンピュータのクロックが遅くなっていくプロセスだという考えであろうが，なぜか納得できた感じがしない説である。

単語レベルでは，高齢者は若年者より語彙が20%ほど豊富であるが，単語の想起が困難で，若年者の75%しか想起できず，中でも固有名詞は若年者の55%しか想起できない[12]。巷間に伝えられる通りである。

加齢に伴い，脳は萎縮する。脳の形態の変化を明らかにするため，VBM（voxel based morphometry）を用いてMRI画像を処理すると，高齢者の脳は，シルビウス裂周辺領域や，中前頭回から頭頂葉にかけて萎縮している[12]。シルビウス裂周辺領域には，上側頭回背側に聴覚野がある。老人性難聴には，聴覚野の萎縮も関係している可能性がある。

5.3 脳における音声言語情報の流れ

5.3.1 古 典 論

聴覚野で処理された音声情報は，つぎに言語情報としての処理を受ける。言語情報処理を行う脳の部位やそのメカニズムに関して，最初の糸口を見出したのは，フランスの神経科医ポール・**ブローカ**（Paul Broca）であろう。19世紀の中頃，ブローカは，現在**ブローカ野**（Broca's area）と呼ばれている左前頭葉下部の領域から，さらに後方まで広がる領域が損傷された症例を報告している。この症例は，ことばの理解はよいが発話が困難で，「タン」といえるだけだったため，損傷された領域は発話に関与すると考えられた。このタイプの症例は，現在ブローカ失語と呼ばれている。

その後の19世紀の終わり頃に，ドイツのカール・**ウェルニッケ**が，左上側頭回近傍が損傷され，発話は流暢だが，ことばの理解に障害のある症例を見出した。左上側頭回近傍は，現在**ウェルニッケ野**と呼ばれており，音声言語の受容の中枢とされている。

これらの症例の脳の損傷部位と言語症状に基づき，ウェルニッケとリヒトハイムは，神経心理学の世界ではきわめて有名な**図 5.7** の家型のモデル（図式）を提案した。このモデルに現代風の解釈を加味して，単語の復唱が行われるプロセスについて考えてみよう。音声情報は，入口である聴覚 a から聴覚言語中枢（ウェルニッケ中枢）A に至る。A にはことばの音声イメージが保持されており，これに基づきことばの同定が行われる。ここからルートは二つに分かれる。まず，意味処理を行う概念中枢 B へのルートがある。このルートは，図の中では一本の線で表されているが，実際には，いろいろな側面の意味処理を行う複数のルートがあるとされる。もう一つのルートは，発話のための情報を運動言語中枢（ブローカ中枢）M に伝える。M には発話運動のイメージがある。発話が正確に行われるためには，A にあることばの音声イメージが参照されなければならない。M では，さらに B からの意味経由の情報も加わり，発話運動のプログラミングが行われる。その情報は，発話運動の実行を担う m に伝わり，発話運動が実施される。

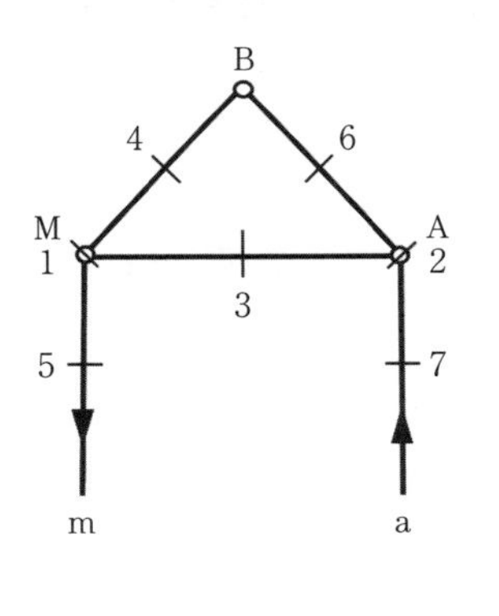

1：皮質性運動失語（ブローカ失語）
2：皮質性感覚失語（ウェルニッケ失語）
3：伝導失語
4：超皮質性運動失語
5：皮質下性運動失語（純粋語唖）
6：超皮質性感覚失語
7：皮質下性感覚失語（純粋語聾）

A：聴覚言語中枢（ウェルニッケ中枢）
M：運動言語中枢（ブローカ中枢）
B：概念中枢
m：（発話）運動
a：聴覚（入力）

図 5.7　ウェルニッケ-リヒトハイムの失語症の図式

〔1〕 **ブローカ失語**　　図 5.7 の 1 ～ 7 までの数字つきの短い線は，中枢ないし中枢をつなぐルートの障害を表す。1 は運動言語中枢の障害を表し，発話運動のイメージが損傷される。発話は遅くなり，調音が不正確になるので，歪みの多い発話となる。またターゲット語とは異なる音韻列を出力したりする。プロソディにも異常をきたし，**ブローカ失語**（Broca's aphasia）が生じる。運

動言語中枢であるブローカ野は，**図5.8**に示す**ブロードマン**（Brodmann）**の脳地図**の44野（以下，BA 44（前頭弁蓋部，pars opercularis））とBA 45（前頭三角部，pars triangularis）を指すが，現在では，ここだけに限定した損傷では，発話は非流暢にならないことが知られている。

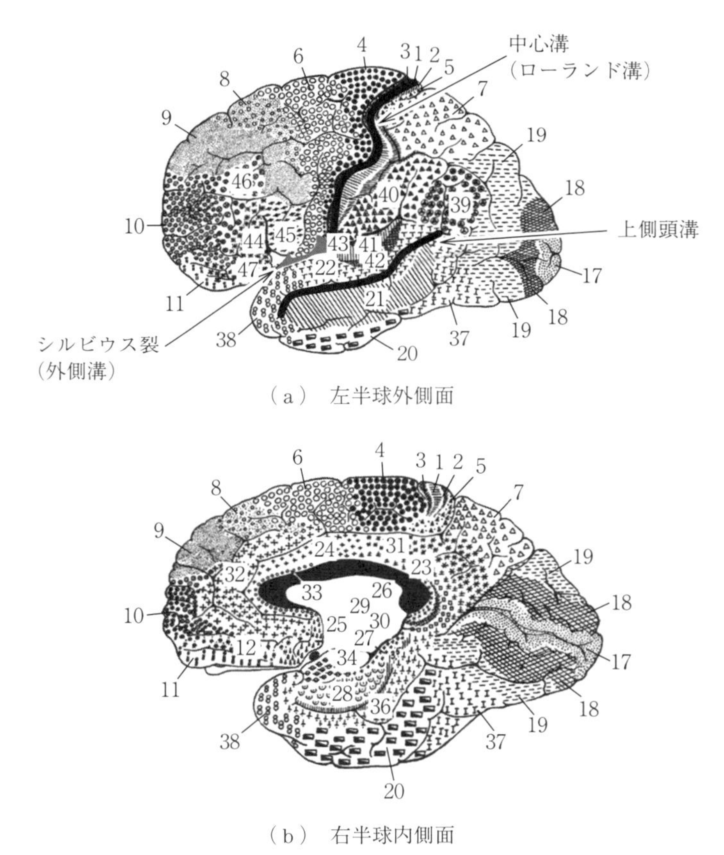

図5.8　ブロードマンの脳地図

発話が非流暢な，いわゆるブローカ失語は，ブローカ野から後方の運動野（BA 4）にかけての広い領域が損傷された場合に生じる。ブローカ失語では，仮名文字の読み書きにも障害があり，その原因は，後述する**音韻意識**（phonological awareness）の障害と考えられており，音韻意識を改善させない限り，仮名が読み書きできるようにはならない[13]。

〔2〕 **発 語 失 行**　図5.7の5の損傷は，**純粋語啞**（ごあ）（aphemia）ないし**発語失行**（apraxia of speech）と呼ばれる発話障害が生じる。調音器官に麻痺はない。損傷部位に関しては諸説あるが，ブローカ野の後方の運動野の下方が損傷された場合に生じるとする説が有力である。発語失行では，自発話，復唱など発話に障害をきたすが，理解はよく，また文字言語には障害がない。発話は一般に遅くてたどたどしく，歪みや音韻の省略がある。アクセント，イントネーション，モーラ長，リズムなどのプロソディにも障害がある。外国人に間違われる症例もあり（foreign accent syndrome），デパートで買い物をしていたらハワイの日系人と間違われ，英語を話す店員が対応に出てきた，といった逸話もある。パラトグラフィで舌の運動を観測した研究では，語頭の子音の調音は行われているのに，呼気の立ち上がりが遅れ，その結果として語頭の子音が省略されたように聞こえるとの報告がある[14]。フォルマントの立ち上がりと，ピッチの立ち上がりの協調運動のコントロールがうまくいっていないとの報告もある[15),16]。

〔3〕 **ウェルニッケ失語図**　聴覚言語中枢のあるウェルニッケ野の部位については諸説あるが，上側頭回（BA 22）と中側頭回（BA 21）の中央から後方にかけてとされることが多い。この部位が損傷されると音声イメージが損なわれ，語の理解が困難なウェルニッケ失語が生じる。先述のように，発話が正確に行われるためには，Aの音声イメージの参照が不可欠とされるが，損傷されているため，発話にも障害が現れる。発話は流暢で多弁，イントネーションは自然に聞こえるが，日本語にないような音声が出現したり，重度な場合には，以下のような意味不明のジャーゴン発話が出現する[17]。

> 「たまたま こう ひょっこり ひむらしてね。え それでわね ゆうかあだ うちの　であんかえ　あ　でんあ するんじゃないない。あれ せんだ いうそんところで あった。せったんですよ」

〔4〕 **純 粋 語 聾**　図5.7の7のルートが障害を受けると，聴覚障害はないのに，音声情報がことばの理解を司るウェルニッケ野Aに到達しないため，

音声言語の受容が困難な**純粋語聾**（pure word deafness）が生じる。A，M，および両者をつなぐルートは健常なので自発話は保たれる。風の音や動物の声などの環境音の認知は保たれているとされるが，環境音は音声に比べると音響的に単純で，音声のような速い音響特徴の時間変化が少なく，かつ類似した音の繰り返しも多い。詳細に調べれば環境音の知覚にも障害がある可能性がある。

図5.7の図式に基づく失語症分類を**古典分類**と呼ぶ。現在でも失語症のタイプ分けはこの古典分類が主流である。しかし注意すべきは，失語症例は，言語のほとんどの側面になんらかの障害を示すことである。例えばブローカ失語では，発話の非流暢さ以外にも，相対的に軽度ではあるが理解障害があり，物品の名称や人の名前を想起することに障害を示す。前述のように読み書きにも障害があり，特に仮名文字の読み書きが困難になる。ことばを喚起することの障害である**喚語困難**ないし語の想起障害や読み書き障害は，ほぼ例外なくどの失語症例にも見られる。またブローカ失語やウェルニッケ失語では，文の生成・理解においては，**失文法**（agrammatism）を示すものがあり，「が」「を」「に」などの格助詞の省略や誤用のほか，動詞活用に誤りが生じたりする。このように失語症の古典モデルでは説明できない言語症状はたくさんあり，古典分類は概念的なものと考えるべきであろう。

5.3.2　失語症のおもな言語症状

〔1〕　ブローカ失語─音韻意識にも障害　先述のように，非流暢な発話が特徴である。発話はたどたどしく，音の誤りや自己修正があり，調音には努力を要し，ことばがスムーズに流れない。復唱も，自発話と同程度に障害を受ける。ことばが出てこない喚語困難も顕著である。発話に比べると，音声言語の理解障害は軽度である。このタイプの失語症では，失文法すなわち文法障害を示すことがあり，文の理解や発話に障害を示す。脳の損傷部位は，ブローカ野（BA 44，BA 45）から中心前回（BA 4）にかけての広い領域にわたる。

渡辺らの報告したブローカ失語症例は，知能は健常域にあり，初診時（発症後5ヶ月）の自発話は，「おああさん（おかあさん）」などの単語レベルに限られ，発語失行があった[18]。すなわち調音プログラミングに障害があり，発話が流暢ではなかった。重度な場合，初期には声も出ない緘黙(かんもく)状態だが，徐々に母音のような音声は出るようになり，ついで子音が発話されるようになる。この症例には失文法もあり，自発話では，「バイト。うち。1万円（自宅でアルバイトをして1万円もらった)」のような単語の羅列が主であった。復唱では「友達に手紙を出した」を「ともだちの，で，てがみを，だす」のように，助詞の誤りや動詞活用の誤りを示した。

ブローカ失語では，文字言語にも障害があり，なかでも仮名文字の読み書きが困難になる。私たちには，漢字は仮名より数が圧倒的に多く，形も複雑で読み方も複数あり，ずっと難しく感じるが，ブローカ失語においては仮名の障害の方が目立つ。先述のように音韻意識に障害があり，連続的な音声がどんなモーラ（拍）列からなるのかを意識的に把握することは困難である。音韻の意識的な操作を**音韻操作**と呼んでいる。

私たちは「さかな」という音声の連続的な塊が「さ」「か」「な」という三つのモーラからなると難なく意識することができるし，各モーラを意識的に操作することもできる。「さかな」の最初の音を除く音韻削除（「かな」）や，真ん中の音はなにか（「か」)，「さか」と「な」という音声を結合させる音韻付加（「さかな」)，などはきわめて容易な課題である。しかし音韻意識に障害があると，モーラ数の同定，「か」が含まれるのか，含まれるならどこに，といった課題や音韻削除，音韻付加課題などが困難になる。

音韻意識の障害は，**音韻失読**（phonological dyslexia）と呼ばれる読みの障害も生じる。音韻失読では，単語の音読は非語に比べると成績がよいが，使用頻度ないし親密度が低いほど音読が困難になる頻度効果ないし親密度効果を示し，名詞，形容詞，動詞，機能語（助詞，接続詞など）の順に読みの成績が低くなる品詞効果を示す。非語（例えば「ねぶと」「紺役」）の読みは困難である。

ブローカ失語症例に仮名の読み書き訓練をする場合，やみくもに読み書き練習を繰り返しても改善しない。とはいっても /sakana/ と口頭でいって，「さかな」と仮名文字を書く訓練を重ねていくと，「さかな」と書けるようになる。仮名習得中の健常児や，ウェルニッケ失語症例の多くは，この段階で /sa/ を書き取らせると「さ」と書けるようになる。しかしブローカ失語症例は，「さ」と書けないことが多い。なぜか。患者は /sakana/ が三つのモーラ /sa/, /ka/, /na/ からなり，それぞれのモーラが仮名文字「さ」「か」「な」に対応することがわかっていないのである。「さかな」が，仮名 3 文字からなっているとは認識できずに，仮名 3 文字が，あたかも漢字のような一つの文字と認識しているように見える。

このような場合には音韻意識の訓練から始める。/sakana/ がいくつの音からなるか，/ka/ という音があるか，などの訓練から始める。それがある程度できるようになってから，各モーラと仮名文字の対応訓練を行う。しかし失語症例にとって意味を持たない仮名 1 字を想起するのはきわめて困難である。そのため，そのモーラで始まる単語で，もっとも想起しやすい単語を介在させ，その単語と仮名文字の対を学習させ，やっと仮名文字にたどりつく。/sa/ というモーラから「さ」を書き取る場合，/sa/→/sakura/→「さ」という経路をたどる。やっかいなことに失語症例には，ほぼ例外なく単語を想起することが困難な喚語困難があるため，それを軽減する訓練も必要である[12),13),19)]。

〔2〕　**伝導失語―復唱時の音韻性錯語**　　ウェルニッケは，図 5.7 の A と M の伝導路が損傷を受けると，**伝導失語**（conduction aphasia）が生じるとした。しかし，ウェルニッケの時代には，彼がその存在を予測した伝導失語症例が見出されることはなかった。伝導失語は，比較的まれな失語症である。ウェルニッケは，伝導失語においては**錯語**（paraphasia）つまり目標語のモーラの一部が別のモーラに置き換わる音韻性錯語や，別の単語に置き換わる語性錯語，非語（新造語）への置き換えなどの症状が出現するとした。また A と M の伝導路は，**シルビウス裂**（sylvian fissure，外側溝（がいそくこう）（lateral sulcus）ともいう）の奥に隠れている**島**（とう）（insula，BA 13）の近傍を通ると考えていたようである[20)]。

伝導失語の主要な言語症状は，ウェルニッケが考えたように錯語ではなく，復唱であるとしたのは，精神分析で有名なフロイト（Freud）で，当時は神経学が専門だったという。また，ウェルニッケが仮定したウェルニッケ野とブローカ野を結ぶとされる島の近傍を通る腹側ルートの損傷は，失語症を生じないという報告も当時なされていた。代わりに，当時の神経学の重鎮らは，背側の**弓状束**が，AとMを結ぶ直接経路と考えていた。脳の前方（図5.8では左側）を吻側（rostral），後方を尾側（caudal），上方を背側（dorsal），下方を腹側（ventral），また左右大脳半球の中心寄りを内側（medial），遠い方を外側（lateral）という（徹底した音読みで興味深い）。

後にウェルニッケは，伝導失語の症状を錯語から非語の復唱障害へと変更した。ウェルニッケ野とブローカ野を結ぶルートが障害を受けても，概念中枢Bを通るルートがあれば，単語の復唱は意味経由で可能と考えたのだろう。その場合，/haha/→/ohukuro/のような同義語への復唱の誤りが生じそうだが，そうした誤りは生じないようである。20世紀初頭に入ると，言語などの高次脳機能には脳全体が関わるとする全体論が支配的となり，ブローカやウェルニッケ-リヒトハイムらの局在論は衰退していく。

20世紀の中頃，Geschwindは，ウェルニッケ-リヒトハイムの考えを，離断症候群（disconnection syndrome）として復活させる。現在の伝導失語像は，彼の説の影響が大きい[21)〜23)]。伝導失語の主症状は復唱障害であり，**図5.9**に示す弓状束AFの損傷により生じると考えられている。音声情報は，まず側頭

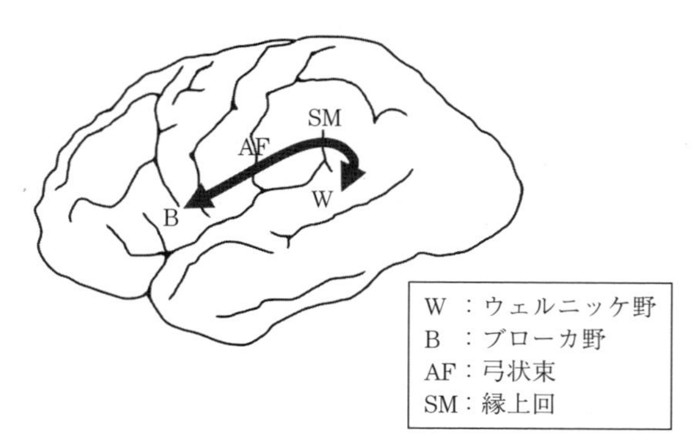

図5.9　ウェルニッケ-リヒトハイムの音声言語処理ルート（背側路）

葉にある聴覚野 BA 41，BA 42 からウェルニッケ野 W に至り，そこから弓状束によりブローカ野 B に伝わる。弓状束における情報の流れは双方向的で，音韻処理や音韻の短期記憶に関与するとされる縁上回（BA 40）を経由する。しかし，近年，発話のための音韻処理や調音プログラミングには，運動野（中心前回，BA 4）や島が関与するとされており，ブローカ野の役割ははっきりしない。

ウェルニッケ-リヒトハイムの図式（図 5.9）には，屋根，すなわちことばの意味を介して発話に至る経路もあるが，その脳内での経路はわかっていなかった。皮肉なことに，ウェルニッケがウェルニッケ野とブローカ野を直接結ぶルートと考えていた島付近を通る腹側路は，最近になり意味ルートとしてクローズアップされている。これについては後述する。

伝導失語症例は，前述のように，ことばの理解と発話は良好であるが，聞いたことばをそのまま繰り返す復唱に困難がある。発話は流暢で，理解もよく，会話をしているだけなら言語にはなんの問題もないように見えるが，復唱してもらうと，とたんに躓き，会話時との違いに驚かされることがある。復唱においては，発話される音韻列が徐々に目標語に近づく**接近行為**ないし**段階的接近**（conduite d'approche）と呼ばれる現象が見られることが多い。症例は自分の発話の誤りに気づいており，自己修正を行う。誤りのほとんどは音韻性錯語であり，目標語のモーラを含んでいることが多いが，そうでない場合もある。多くの場合，徐々に目標語に近づいていくが，そうでない場合もある。接近行為は障害を受けた直後より，時間が経ち，ある程度回復したときに見られ，非語より単語の復唱において多く出現する。伝導失語症には産生（reproduction）タイプと，短期記憶／復唱（repetition）タイプがあるが[24]，産生タイプでは復唱以外の発話でも音韻性錯語が生じる。音韻列の短期記憶は単に STM（short-term memory）と呼ばれることも多く，リハーサルしないと数十秒程度で消えてしまう記憶のことである。

Hickok ら[25)～27)]は，健常者が単語の復唱を行っているときの fMRI 画像の賦活部位すなわち活動部位と，復唱障害がある伝導失語例の損傷部位に共通するのは，左半球シルビウス裂後部の頭頂-側頭接合部 Spt であるとする[28),29)]。彼らは，健常者が復唱するときに活動する脳領域と，損傷されると復唱障害が起きる領域に共通する部位が Spt であることを見出した。発話には調音情報のみならず入力側の音韻情報の参照が必要で，両者を媒介するのが Spt とする。このため Spt の損傷は，発話全般に影響を与え，呼称のみならず自発話でも音韻性錯語が生じることになる。すなわち産生型の伝導失語である。

5.3.3　現代版の音声言語処理ルート―腹側路の登場

古典論や離断説では，左半球における音韻情報の流れに関しては，図 5.9 に示すように，発話に必要な音韻情報が弓状束を介してブローカ野に流れるとする。しかし古典図式の屋根にあたる意味経路が，最近まで具体的に議論されることはなかった。視覚情報の脳内処理については，見ている対象の空間上の位置，動きなどの情報を処理する背側路（where ルート）と，見ているものがなにかを処理する腹側路（what ルート）の 2 経路があることが知られている。最近になり，音声言語についても従来からの背側路（弓状束）に加えて，意味経路である腹側路が提案されている。

〔1〕 **意味認知症**　　近年，**意味認知症**（semantic dementia）が注目されている。意味認知症は，進行性の疾患で，**意味記憶**（semantic memory）に障害がある。意味記憶とは事物や人物に関する知識，例えば「ハサミ」の形，用途，材料など，あるいは「経済」の意味するもの，「聖徳太子」はどんな人物かなどに関する知識のことである。これに対して自分に関する，あるいは自分の見聞きした事柄に関する記憶は**エピソード記憶**（episodic memory）という。意味記憶は，最初はエピソード記憶として獲得されるが，徐々にエピソード記憶は薄れていき，意味記憶だけが残ると考えられている。私たちはハサミの用途，形などを知っているが，ハサミというものを最初に知ったときのエピソード，すなわち，いつ，だれが，どこで使い方や名前などを教えてくれたのか，そのさまざまな形状をどんなときに知ったのかなどに関するエピソード記憶は忘れ去っていることが多い。

意味認知症では意味記憶が発症初期から選択的に障害を受けるが，エピソード記憶は重度になるまで保たれている。例えば元銀行員が銀行の意味を聞かれ，「銀行，銀行，聞いたことあるけど，・・・わからない」といったきわめて特徴的な反応を示すが，前日や当日の出来事の記憶などは保存されている。発話は流暢である。意味認知症では両側側頭葉の前部から萎縮が始まる。萎縮は，徐々に後方にも広がっていく。しかし，エピソード記憶が関与する海馬のある側頭葉内側は保たれる。萎縮の程度は左右非対称のこともある。一方，側頭葉内側の海馬が損傷されるアルツハイマー型認知症では，ほんの数分前の出来事も思い出せないエピソード記憶の障害が顕著であるが，意味記憶は保たれており，「銀行？聞いたことあるけど，なんですか？」といった質問をすることはない。このようにエピソード記憶と意味記憶は別個に障害されるため，独立のシステムと考えられている。

〔2〕 **両側側頭葉前部は意味のハブ**　Pattersonらは，意味記憶に関わるのは側頭葉前部だとする[30)]。**図5.10**は，彼らの提案する意味記憶のネットワークである。意味にはいろいろな側面の情報（形，色，動き，音，行為，単語など）がある。それらは脳の異なる部位に分散して存在する。それぞれの部位には異なる種類の意味情報が存在するが，各部は神経線維により結ばれ，情報のやり取りをしている[31)]。この部位間の直接的な線維連絡とは別に，各部位は側頭葉前部を介してつながっており，側頭葉前部はこれら各側面の意味情報

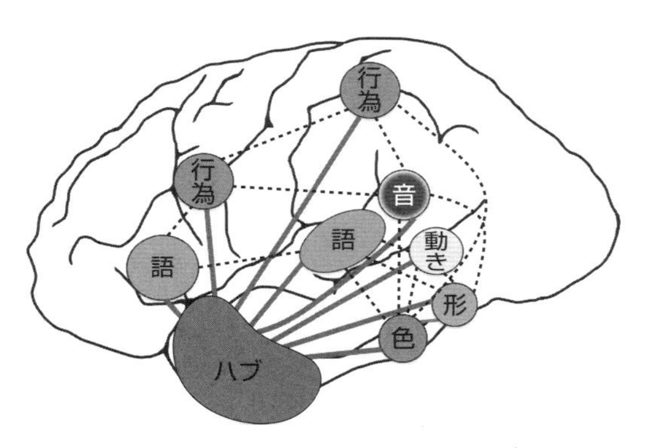

図5.10　意味記憶のネットワーク[30)]

のハブとして働くという。シーフードのエビとホタテ貝は意味の類似性が高いが，形も色も生態もまったく異なる。各部位をつなぐ直接経路（図中に点線で示す）だけでは，意味の類似性を説明するのは困難である。しかし，各種の意味情報を統合するハブを仮定すれば，2種類のシーフードの類似性を容易に説明できる。意味認知症では，両側側頭葉の萎縮が生じ，**意味のハブ**の機能低下が起こるので，モダリティに依存しない意味障害をもたらすという。

じつは，意味の部位に関しては異論もあるが，それには二つの原因がある。一つ目は，「意味障害」のとらえ方である。超皮質性感覚失語やウェルニッケ失語にも意味障害は見られる。これらを意味自体の障害ととらえると意味の領域は異なってくる。Patterson ら[30]によれば，これらの失語症に見られる意味障害は，意味のコントロールの障害であって意味記憶の障害ではないという。例えば，失語症例に意味が関与する課題を行わせると，目標語（正答）と意味的に連想関係にある語に誤ったりする。目標語の意味情報が失われていれば，意味的連想語に誤ることはないはずである。また，カラスの絵を見せ，その名称をいわせる課題で，単語の喚起が困難な喚語困難が生じているとき，「/ka/で始まることばです」と音韻キューを与えると正答することが多い。「か」で始まる単語はたくさんある。意味情報が保持されていなければ，音韻キュー「か」により正答「カラス」が発話される確率は低い。音韻キューが有効に働くのは意味情報が保持されているからである。意味認知症例では，意味自体が障害を受けているため，こうした誤りは生じない。失語症ではさらに，単語を聞かせ，その単語が意味する絵を複数の絵（目標語と音韻が類似する語の絵，意味が類似する語の絵など）の中から選ばせる課題を行うと，失語症では選択肢数が多くなるにつれて誤りが増加する。前頭前野にも損傷があるとこの傾向はさらに強まる。また，ある郵便ポストの絵を見せて，複数の選択肢（絵）の中から別のタイプの郵便ポストの絵を選ばせる場合にも，選択肢数が多くなると誤りが増える傾向がある。しかし意味認知症では，選択肢の多寡が正答率に影響することはない。意味そのものの障害だからである。

二つ目は，意味課題を実施中の脳活動を fMRI で観察する場合，必ずしも側頭葉前部の脳活動が見られるわけではなかったことに由来する。その原因は，側頭葉前部の脳活動が，PETでは問題なく観察できるが，fMRIでは歪みが大きく正確な画像が得られなかったからである（現在は補正することができる）。意味認知症例の脳の糖代謝（FDG）をPETで観察すると，代謝の低下は両側（りょうそく）の側頭葉前部に限定している。神経細胞のエネルギー源は糖なので，糖代謝の低下している部位は，神経細胞の機能が低下していることを示す。また，Pattersonらは，健常者を対象に意味関連課題を行った多数の脳イメージング研究における賦活部位を標準脳にプロットしているが，それを見ると活動は側頭葉前部に集中している。このように**意味のハブ**は側頭葉前部であるとする研究は少なくない[30)]。

余談だが，意味記憶に障害があると，**表層失読**（surface dyslexia）と呼ばれる読みの障害が出現する[32)]。表層失読では，つづりと読みの関係が規則的であれば，単語も非語も読める。日本語においては，文字と読みの関係がほぼ規則的な仮名で書かれた語（例えば「イギリス」「うどん」）や非語（例えば「イリギス」「できと」），漢字語では，単語を構成する漢字の読みが一通りしかない語，漢字の読みが多数派の読みである規則語（多くの場合音読みの漢字語，例えば「歌詞」）は読むことができる。しかし少数派の読みを持つ例外語ないし不規則語（多くの場合訓読みの漢字語，例えば「歌声」）や，熟字訓の語（例えば「明日」「小豆」「煙草」）の読みは困難になる。低頻度語では，この傾向がさらに強まる。

単語の読みの難易度は，学習の多寡により決まる。学習回数の多い高頻度語は，文字→音韻変換の効率が高く，障害に対して頑健である。これに対して低頻度語は，学習回数が少ないため，文字→音韻変換の効率が悪く，障害の影響を受けやすい。また，単語を構成する各文字に関しては，当該文字が少数派の読みのとき（訓読みや熟字訓の場合，例えば「歌姫」「明日」）に比べると，多数派の読みのとき（多くは音読みの場合，例えば「歌手」など）の方が学習回数も多いので，障害の影響を受けにくい。意味認知症例では，歌声を「かせい」と読んだりする。この傾向は低頻度語の場合に顕著となる。

上述のように，ウェルニッケ-リヒトハイムの図式における概念中枢は，最近までミッシングリンクであったが，両側側頭葉前部の意味のハブが，この概念中枢と考えられる。つぎの問題は，意味のハブが音声言語処理の脳内ネットワークにどう組み込まれているかである。

〔3〕 音声知覚から意味そして発話—言語情報の腹側路＝意味経路

図5.11は，Bajadaらによる音声言語情報の腹側路である[33]。上述のように，意味のハブは，両側側頭葉前部の腹側部（ventral anterior temporal lobe）にあると思われる。側頭葉前部と，後方にある側頭葉後部，頭頂葉，後頭葉を結ぶ神経線維束は4本ある。**中縦束**，**下縦束**，**最外包複合体**，**下前頭後頭束**，および**鉤状束**（uncinate fasciculus）である[34]。これらの連合線維が，言語処理にどう関わっているのかについては議論があるが，以下では推論を交えた解釈を述べることにする。

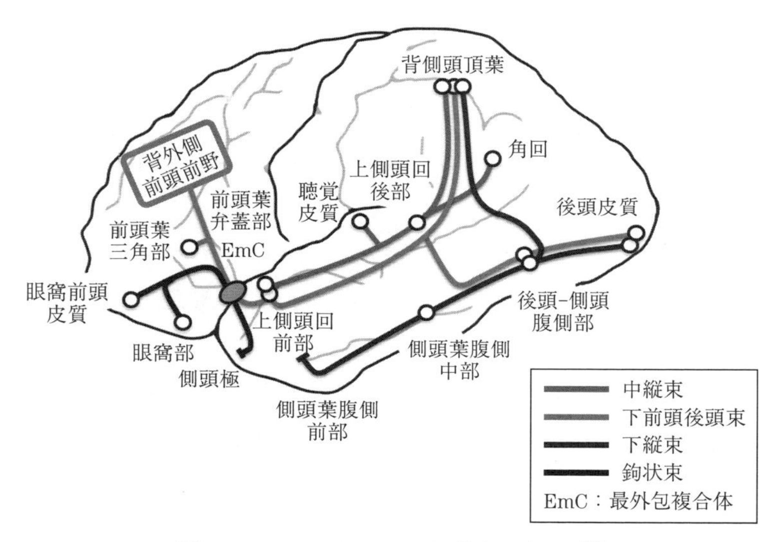

図5.11　Bajadaらによる言語情報の腹側路[33]

（1）中　縦　束　解剖学の本に図はあるが記述が少なく，言語情報処理との関連についてはまずなにも書かれていない。最近のトラクトグラフィを用いた研究などにより，中縦束（middle longitudinal fasciculus）の走行経路が明らかになりつつある。**トラクトグラフィ**（**拡散テンソルイメージング** DTI（diffusion tensor imaging）により得られたデータから構成する）とは，MRI により水分子の動きを観察し，皮質下を走る皮質領域間の情報連絡路である白質（神経線維束）の走行方向を三次元で検出する手法である。水の分子は神経線維内においてブラウン運動を行っている。障害物がない状態ではあらゆる方向にランダムに動ける。神経線維が細長い円筒形をしているとすると，円筒内の水分子は円筒の軸方向（神経線維の走行方向）には大きく動けるが，それとは垂直方向には神経線維の壁に妨げられ，動きが小さくなる。水分子の動きの大きい方向を検出していけば，神経線維の走行方向を知ることができる。

それらの研究を参照し，言語情報処理に関連づけてその走行を見ると，中縦束は，聴覚情報の大脳皮質への入口である**聴覚皮質**（auditory cortex）に分枝があり，そこが音声情報処理の始点であろう。そこからルートは二つに分かれる。後方に向かう経路は，ウェルニッケ野の一部と考えられる上側頭回後部を経て，頭頂葉背側部（dorsal parietal lobe），および角回（angular gyrus）に至る。この後方への経路は中縦束の背側路であるが，音声言語に関しては前述のように，中縦束とは別の神経線維束である弓状束（図 5.9）が背側路であり，音韻処理を担うと考えられる。一方，聴覚皮質から前方に向かう腹側路は，音声言語の意味ルートであり，意味のハブの一部である上側頭回前部に至り，音声言語の意味処理を行う。ただし中縦束に磁気刺激（TMS）を与えても言語の乱れは生じないとする報告もある。

（2）　下縦束—文字言語処理に関与　　下縦束は後頭皮質（occipital cortex）から出発する。視覚情報の入口は後頭葉にあり，視覚情報処理が行われる。下縦束（inferior longitudinal fasciculus）は，そこから後頭-側頭腹側部（ventral occipito-temporal lobe）に向かう。ここでルートは 2 分する。前述のように，視覚情報の処理ルートには背側路と腹側路とがある。背側路（where ルート）は，頭頂葉背側部へのルートであり，見ている対象の空間上の位置，動きなどに関する情報を処理する。これに対して，腹側路（what ルート）は，見ているものがなにかを処理するルートであり，後頭-側頭腹側部から，側頭葉腹側部の中部（mid ventral temporal lobe）を経由し，両側側頭葉前部の腹側部の意味のハブに線維束が走る。下縦束は，文字言語情報の処理ルートであり，文字言語の意味処理を担うと考えられる[37),44)]。また下縦束はある種の精神疾患に関わりがあるようである。

脳における文字言語処理に関しては，現在でも18世紀末のDejerineの古典論や20世紀中頃のGeschwindの離断説が広くいきわたっている[21)～23)]。それらによれば，後頭葉からの文字情報は（腹側路ではなく背側路の）角回に伝わり，文字列の認知が行われる。角回は文字言語の中枢とされ，文字列を読むときには，角回の情報が隣接するウェルニッケ野（上側頭回後方）に伝わり，文字列が音韻列に変換されると考えられた。書くときには，角回で音韻列から文字列への変換が行われ，この情報に基づき文字が書かれるとする。このため文字言語中枢の角回が損傷を受けると，単語の読み書きが困難になる**失読失書**（alexia with agraphia）が生じる。また，連絡線維などの障害によって，文字言語中枢の角回に左右視野からの文字情報が到達しないと，文字単語の読みだけが障害を受ける**純粋失読**（pure alexia）が生じるが，角回自体は生きているので失書は生じないとされた。

しかし近年の健常者を対象とした脳イメージング研究では，語の音読などの課題で角回が賦活しないことが明らかにされている。音読などの課題で賦活される部位は，角回ではなく左後頭-側頭腹側部であり，この部位はVWFA（visual word form area）とも呼ばれ，この部位の損傷は純粋失読を生じる[35)～37)]。

日本語の文字体系は，ほかの言語の文字体系に比べると特殊である。英語，フランス語，ドイツ語，スペイン語などではアルファベット，中国では漢字と，1種類の文字だけを用いる。これはほぼどの言語圏でも同様と思われる。しかし日本語には，モーラ文字の仮名と，形態素文字の漢字の2種類があり，これらを混在させて使う。日本語話者の失読症例では，後頭-側頭腹側部が損傷されると漢字主体の失読が生じ，角回付近の損傷で仮名に顕著な失読が生じるなどの報告が多い。このため漢字と仮名を処理する脳内のルートは異なるとする説が提唱されている。しかしこれらの研究で用いられた刺激語は，単語属性の統制が不十分なことが多く，再検討が必要である。どの研究も漢字語としては，普通漢字で書く語を用い（例えば「経済」），仮名語としては，それらを仮名書きしたものを用いている（例えば「けいざい」）。「けいざい」は，音韻符号に変換すれば単語だが，つづりは過去に見たことがなく，文字面は非語である。また漢字と仮名の違いに注目するあまり，日本語で普通に見られる漢字と仮名の混在する動詞などの述語や文に目が向けられなかった。述語では，語幹が漢字で活用語尾が仮名で書かれるものが多い（例えば「食べる」「赤い」）。名詞にも難しい漢字を仮名書きするものや（例えば「だ捕」「補てん」），動詞由来の名詞（例えば「許し」「気づき」）などがある。文には漢字と仮名が混在するのが普通である。もし漢字と仮名が別のルートで処理されるなら，それらはどう再統合されるのだろう。

詳細は別報[38]に譲るが，単語を音読する場合，漢字語でも仮名語でも，あるいは漢字と仮名の混在語であっても，同じ処理経路が使われる。すなわち音韻ルートの背側路と意味ルートの腹側路が協働し，音韻符号が生成される。漢字語と仮名語の処理のされ方の違いは，二つのルートが受け持つ処理量の違い（分業，division of labor）にある。仮名語は音韻ルートへの依存度が高く，漢字語は意味ルートへの依存度が高いと思われる[38]。

（3）最外包複合体と下前頭後頭束　最外包複合体（extreme capsule complex：EmC）は，解剖学の本には，島と基底核の外側にある前障を隔てる構造物として図示されている以外には，なんの記述もないことが多い。最近になり，最外包複合体は，下頭頂小葉（inferior parietal lobule）と上側頭回，さらに下前頭回をつなぐ連合線維であることがわかってきた[39]。最外包複合体は，下前頭後頭束（inferior fronto-occipital fasciculus）との重なりが多いが，前者が側頭極（temporal pole，BA 38）への分枝があるのに対し，後者は後頭葉へ分枝を伸ばしているという。おそらく複数の神経線維束が合わさったものなのだろう。下前頭後頭束は，下縦束および中縦束の始点・終点との重なりがある。後頭葉では下縦束と同様，後頭皮質から後頭-側頭腹側部への線維走行があり，その先で下縦束と分かれて，頭頂背側部からの線維束と合流する。下前頭後頭束は，さらに前方に伸び，中縦束と同じく上側頭回前部に収束する。そこからさらにブローカ野（BA 44，BA 45），そして背外側前頭前野（dorsolateral prefrontal cortex）に至る。最外包複合体が言語情報処理に果たす役割は現在のところ明らかではない。下前頭後頭束は言語との関わりがあるとする研究もあり，また後頭皮質，頭頂葉下部と意味のハブである側頭葉前部，さらにブローカ野を結んでおり，音声言語や文字言語の意味情報を前頭葉に伝えている可能性がある。上記3ルートは，線維連絡の密な側頭葉前部で収束する。

鉤状束は，側頭極と前頭葉前部（眼窩（がんか）部，眼窩前頭皮質，BA 11，BA 12）を結ぶ連合線維である。言語情報との関連については記述が少ないが，意味のコントロールに関与するとの説がある[33)]。

これら4ルートは，なんらかの形で言語情報処理に関与すると思われる。音声情報は，聴覚皮質から上側頭回後部へと伝わる。前述のように，音声言語処理には腹側路のほかに背側路がある。背側路は，上側頭回後部から弓状束経由で，音韻情報処理やその短期記憶に関与する縁上回下部に分枝を出し，その先の調音を司る島-運動野に至る。これが音声言語処理の音韻ルートである。一方，腹側路は意味ルートで，聴覚皮質から中縦束，下前頭後頭束，最外包複合体などにより意味のハブがある側頭葉前部で意味処理が行われる。さらに意味情報は，最外包複合体や下前頭後頭束経由でブローカ野に送られ，調音を司る島-運動野に達する。意味処理が必要ないように思われる復唱でも，音韻処理と並行して意味処理が行われる。りんごの絵や実物を見て，/riNgo/と発話する呼称の場合には，意味情報に基づき発話が行われる。

図5.7に示したウェルニッケ-リヒトハイムの古典図式のうち，ミッシングリンクであった意味ルートが，脳イメージング技術の進歩や神経心理学的な損傷研究の進展により明らかになりつつある。ウェルニッケ-リヒトハイムの古典図式の現代版の誕生である。

5.4 失語症状のシミュレーション

5.4.1 単語の復唱，理解，発話のコネクショニストモデル

Lambon Ralph のグループは，“Lichitheim 2 ‥‥” と題する論文の中で，現代版の音声言語処理のモデルを提案している（**図 5.12**）[40]。この現代版モデルに基づき，ニューラルネットワークを構築し（**図 5.13**），単語を復唱する，聞いた単語の意味を同定する（理解），意味情報からそれに合致する単語を発話する，という学習を行わせた後に，いろいろな層（脳の部位）を損傷させ，失語症状のシミュレーションを行っている。

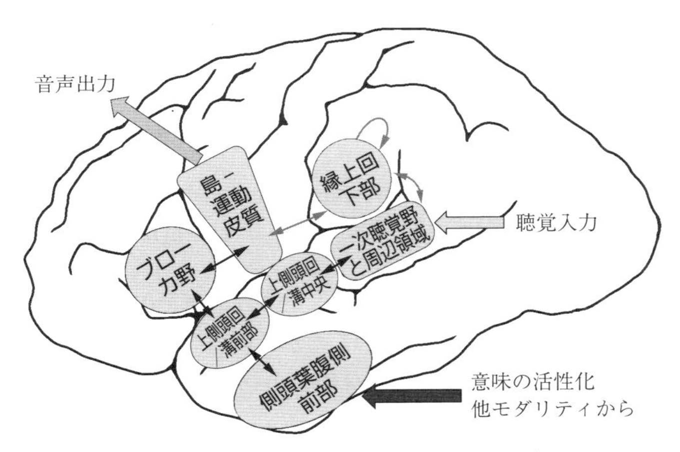

図 5.12 音声言語処理の背側路と腹側路[40]

Fodor，Chomsky，Pinker など古典論的言語観に立つ研究者は，言語機能は特殊であり，ほかの認知機能からは独立であるとする**領域特異的**（domain specific）な立場に立ち，文法（規則）やレキシコン（辞書）などの言語に特化したモジュールが存在すると考える。これに対して，**コネクショニスト**は，言語に特異的なモジュールである文法や辞書を仮定しない**領域一般的**（domain general）な立場に立ち，神経細胞を模した処理ユニット多数からなる層を組み合わせてニューラルネットワークを構築し，人間の（言語）行動がシミュ

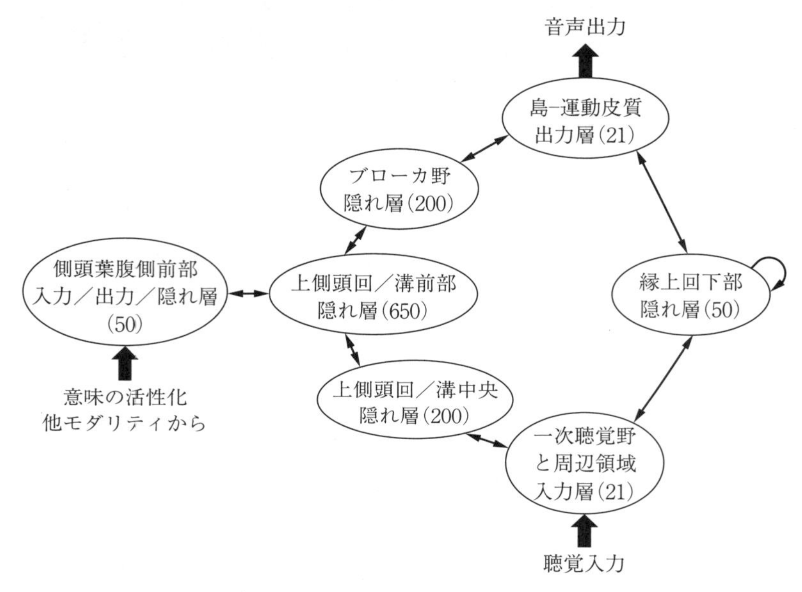

図 5.13　シミュレーションに用いたネットワーク（図 5.12 も参照）[40]

レートできるのかを検討する。両者の間では激しい論争がある。

辞書なしでどうして単語を理解できるのか。単純化すれば「経験」である。ニューラルネットワークが復唱や理解が可能になるためには，学習，つまり経験を積む必要がある。最初はなにも学習していない真っ白な状態から始まる。当然初期には誤るが，学習により，復唱や理解に必要な知識が，ニューラルネットの層間の結線の重みのセットとして蓄積される。学習においては正答を教えるが，正答とネットワークの出力との差を小さくするように，逆誤差伝搬法と呼ばれる方法で，ユニット間の結線の重みを変えていく。学習後には般化（はんか）（generalization）が起こり，学習していない単語の復唱や理解，同じく学習していない非語も人間と同程度に復唱できるようになる。

単語の復唱においては，まず単語を聞き取る過程があり，その後に聞き取った語を発話する。聞き取りの過程においてはモーラ列を継時的に受容し，その単語の音韻表象が活性化していく。発話に際しては，音韻表象を再度継時的なモーラ列に変換していき，復唱が完遂する。受容と生成のプロセスは，いずれも継時的である。

単語の理解においては，モーラ列を継時的に受容しながら意味の同定が進行していく。発話や呼称は，意味表象を継時的な音韻情報に変換していくプロセスである。図 5.13 に示したニューラルネットワークは，LENS の単純再帰エルマンネットワークにより構築された[41]。エルマンネットワークは，中間層の一時点前の状態が現時点の入力にフィードバックされる構造を持つ，時系列情報を処理することのできるネットワークである[42]。

図 5.13 のネットワークにおける復唱プロセスを考えてみよう。まず入力層の一次聴覚野と周辺領域の層に音声情報が呈示される。背側路では，音声情報が縁上回下部を経由して島–運動皮質に伝わる。同時に腹側路では，上側頭回／溝の中央部→前部を経由し，側頭葉腹側前部において意味が出力される。上側頭回／溝前部からは，さらにブローカ野を経由し，意味情報が島–運動皮質に伝わる。背側路経由の情報と，腹側路経由の情報に基づき，島–運動皮質で発話のための音韻列が継時的に計算されていく。「発話や呼称」においては，脳のいろいろな部位に分散して存在する意味情報が意味のハブである側頭葉腹側前部に伝わり，その後，ブローカ野から島–運動皮質で音韻符号列が計算される。

Ueno らは，子どもの言語習得を参考にして，ネットワークに復唱の訓練と理解の訓練，および発話や呼称の訓練を行った[40]。学習に用いた語は，日本語の語彙特性[5),6)]から選んだ 3 モーラの名詞，約 1 700 語（高／低頻度語，各半々）である。残る 3 モーラ名詞，約 3 500 語については学習を行わず，学習後のネットワークの般化能力を調べるための検査語とした。

ネットワークの一次聴覚と周辺領域層は，21 ユニットからなる。この層は，継時的に入力される一つのモーラだけを表現する。21 ユニット中，15 ユニットは子音の弁別素性を，5 ユニットは母音の弁別素性を，また残る 1 ユニットはピッチの高低（1/0）を表現する。復唱のプロセスは 6 ステップ（time ticks，以下単に tick または ticks と記す）からなる。例えば，2 モーラ目にアクセント核がある 3 モーラ語「卵」が入力されると，1 tick 目では，最初のモーラ /ta/ の子音 /t/ の弁別素性と，母音 /a/ の弁別素性，およびピッチ情報（低なので 0）が入力される。2 ticks 目では，つぎのモーラ /ma/ の子音と母音の弁別素性とピッチ情報（高なので 1）が入力され，3 ticks 目では，最後のモーラ /go/ の母音，子音の弁別素性とピッチ情報（低なので 0）が入力される。出力層（島-運動皮質の層）は，入力層と同じく 21 ユニットからなり，1 tick ごとに，入力の各モーラに相当する弁別素性とピッチ情報が出力される。出力層では，入力層で 3 モーラ目が入力される 3 ticks 目まではなにも出力されない。つまり単語を聞き終わるまではなにも出力されない。その後の 4 ～ 6 ticks においては，入力層にはなにも入力されないが，出力層では聞き取られた単語に対するネットワークの応答が 1 モーラずつ継時的に出力される。

復唱においては，図 5.13 の右側の背側路すなわち音韻ルートと，左側の腹側路すなわち意味ルートの両方に情報が流れる。背側路は，入力層から 50 ユニットで構成される隠れ層（縁上回下部層）を経由し，出力層に至るルートである。図には示されていないが，縁上回下部の層ではコピーが作られ，それがつぎの tick で縁上回下部層にフィードバックされる。この構造により，先行情報の記憶バッファが形成され，入力層からの情報とバッファの情報を同時に処理することにより，単独のモーラ処理ではなく，モーラの時系列の処理が可能となる。縁上回下部層だけではなく，出力層においてもコピーが作られ，つぎの tick の処理時に縁上回下部の層にフィードバックされる。音声信号のような系列情報の処理においては，現在のモーラのみならず先行モーラからの情報をも含めて処理する必要がある。

左側の意味経路においては，入力層から，上側頭回／溝中央の隠れ層と，上側頭回／溝前部の隠れ層を経由し，側頭葉腹側前部層において意味が抽出される。側頭葉腹側前部層（意味層）には，図 5.13 には明示されていないが，1 tick 前の状態を保持する層があり，つづく 1 tick でその情報が上側頭回／溝前部層にフィードバックされる。意味処理は，入力層に最初のモーラが呈示された時点から進行し，最後のモーラが呈示される3 ticks目で終わる。すなわち理解である。このシミュレーションでは，仮想的な意味表現が採用された。各単語の意味表象は50ビットで表現された。各ビットは意味素性に相当する。つまり，単語の意味は50の意味素性により表され，学習に用いた2 700語のおのおのに対して異なる意味素性パターンを任意に割り当てた。意味処理が終わるまでは，島-運動皮質の層にはなにも出力されない。4 ticks目からは，意味表象に基づく音韻符号列の計算が進行し，1 tickごとに1モーラ分の情報が島-運動皮質の層に入力される。

単語の理解においては，1～3 ticksで復唱の場合の腹側路における意味抽出と同じ処理がなされる。課題は理解なので，音声出力層の島-運動皮質の層にはなにも出力されない。

発話や呼称においては，単語の意味情報に基づいて音声出力層にモーラが継時的に出力される。1 tick当り1モーラが出力されるので，3モーラすべてが出力されるには3 ticksを要する。

ネットワークの出力と正答との誤差は，クロスエントロピーで表され，層間の結線の重みは誤差逆伝搬法（back propagation）により更新され，その際には単語の頻度が考慮される。

学習により，復唱，理解，そして発話や呼称が可能になる。復唱は理解より早く，また理解は発話や呼称より早く学習できたが，低頻度語の理解，発話や呼称は最後に可能となった。般化も起こり，未訓練の単語3 500語や非語（実在語よりbi-mora頻度が低い。音韻の並びに関して日本語らしさが低い）もある程度復唱できるようになった。ネットワークは，健常者の復唱，理解，発話や呼称の成績パターンを再現していた。

5.4.2　ネットワークを損傷させる—失語症状のシミュレーション

学習が終わった後に，ネットワークの各層を損傷させ，失語症状のシミュレーションが行われた[40]。具体的には，灰白質（皮質）の損傷として層のユニットからの出力にガウス雑音を重畳し，同時に白質（神経線維束）の損傷として入力の結線数をランダムに減らした。損傷の程度は軽度から重度まで細かく変えている。失語症状に関しては定性的な記述で終わることが多いが，量的（損傷の重症度）な視点も重要と思われる。

〔1〕 **ブローカ失語のシミュレーション**　図5.13（および図5.12）のブローカ野（BA 44，BA 45）の層と白質に損傷を加えた。損傷が軽度なうちは，言語症状は出ない。損傷の程度が大きくなると，最も影響を受けるのは発話や呼称で，最初に成績が低下し始める。ブローカ野は発話や呼称の処理ルート上にあるからと思われる。高頻度語の成績が，低頻度語の成績よりよい頻度効果が見られた。これに対して，理解は最も損傷の影響を受けにくく，損傷が重度になるまで成績の低下が見られない。理解の成績も頻度効果を示す。理解における最終層は意味のハブである側頭葉腹側前部であり，ブローカ野は音声単語の理解ルートからははずれているため，理解は影響を受けにくいと思われる。損傷が大きくなると影響が出てくるが，影響は大きくない。復唱は両者の中間の成績を示すが，重度になるとほとんど不可能になる。頻度効果はない。ブローカ失語の言語症状の特徴は，発話は困難だが，理解は相対的によいことである。このシミュレーションの結果は，ブローカ失語の症状を再現していると見なせる。

復唱のルートには背側路と腹側路がある。背側路にはまったく障害がない。復唱は，無傷の背側路を使えば可能に思える。しかし復唱には障害があり，重度になるとほとんど不可能となる。これは，出力層（島-運動皮質層）の状態が，背側路からの入力だけで決まるのではなく，損傷のある腹側路からの入力も併せて計算されるためと考えられる。この結果は，脳はそうフレキシブルではなく，損傷が生じたからといって，処理ルートを簡単に変えられるわけではないことを示唆する。前述のように，損傷がブローカ野のみに限定している症例では，発話が非流暢にはならないとする報告があるが，それらの症例の損傷は軽いのかもしれない。

〔2〕 **ウェルニッケ失語のシミュレーション**　音声符号の入力にあたる一次聴覚野と周辺領域の層に損傷を加えている。単語の理解は最も損傷の影響が

大きく，軽度のときから低下し始め，損傷が重度になると理解が不可能になる。頻度効果も見られる。他方，復唱には頻度効果がなく，損傷が重度になっても不可能にはならない。入力層に損傷があると理解も復唱も影響を受けるが，その程度に差があるのは，復唱が，受容されたものと同じかきわめて類似した音声符号への写像であって，写像のsystematicityは非常に高い。これに対して，理解は音声符号から意味符号への写像である。音声符号と意味符号の対応関係は任意であって，写像のsystematicityが著しく低いことが原因と思われる。systematicityの低い写像は，障害に対して脆弱である。発話や呼称はその中間の成績であった。これもおおむねウェルニッケ失語の症状を再現している。

〔3〕 意味認知症のシミュレーション　失語症ではないが，意味記憶に障害がある意味認知症のシミュレーションも行っている。側頭葉腹側前部すなわち意味のハブに損傷を加えた。復唱の二つの経路，背側路と腹側路は，直接の損傷を受けていないので，意味のハブの損傷が重度になっても，復唱はほとんど影響を受けない。これに対して，意味のハブが出力層となる理解，および意味のハブが入力層となる発話や呼称は，損傷が軽度であっても顕著な影響を受け，すぐに不可能な状態になる。「銀行ってなんですか」と聞かれて，「銀行，銀行？・・・・聞いたことあるみたいだけど，なんですか」と，意味はわからないが流暢に聞き返すことはできる，意味認知症例の症状を模している。

〔4〕 伝導失語症のシミュレーション　前述のように伝導失語には，産生タイプと，短期記憶／復唱タイプの2型がある。産生タイプの伝導失語では，復唱のみならず発話や呼称も障害を受けるが，理解はよい。産生タイプの伝導失語のシミュレーションでは，島-運動皮質を損傷させている。それによると，理解は損傷が重度になっても保たれた。一方，復唱と発話や呼称は層の損傷が重度になるに従い徐々に低下していったが，不可能にはならなかった。頻度効果は見られないか，あってもきわめてわずかであった。復唱と発話や呼称を比べると，復唱の方がより困難であった。

もう一方の短期記憶／復唱タイプのシミュレーションにおいては，縁上回下部層に損傷を加えた。復唱は，損傷が軽度のときから急激に低下し，損傷が中等度になると復唱はほぼ不可能になる。しかし理解は損傷が重度になってもほとんど低下しない。発話や呼称はその中間であり，損傷が中等度までは保たれる。すなわち，損傷が中等度になっても，障害は復唱にしか現れず，短期記憶／復唱タイプの伝導失語の障害をシミュレートできている。損傷がさらに重度になると，発話や呼称も困難になり始め，上記の産生タイプの症状と似てくる。短期記憶／復唱タイプの伝導失語はまれとされるが，復唱だけの障害は損傷が軽いうちしか出現せず，中等度以上になると産生タイプと混同されるためとしている。こうした見方は重症度を考慮する必要性を示唆している。

Uenoらは，さらに短期記憶／復唱タイプの伝導失語に見られる接近行為ないし段階的接近について検討している[43]。接近行為とは，「りんご」という語を復唱するときに，「にんご」→「みんご」→「りんご」のように目標語の音韻列に徐々に近づいていく現象をいう。接近行為は，言語機能が回復後に生じ，また意味障害のない症例で起こり，ジャーゴン発話があって意味障害のある症例では起こりにくい，非語より単語の復唱で多い，といった特徴があるが，以下，この現象がシミュレートできるか否かを検討する。

まずネットワークに復唱，理解，発話や呼称の学習をさせ，その後で背側路の縁上回下部層とそこからの出力に損傷を加え，短期記憶／復唱タイプの伝導失語の症状が出ることを確かめる。実際の失語症例では，症状は徐々にではあるが改善していく。言語聴覚士による適切な言語訓練や，日常生活の中で自分で行う発話練習や試行錯誤などが言語機能を改善させる。この状況をシミュレートするため，損傷を与えたネットワークに再度，復唱，理解，発話や呼称の学習を行った。ただし復唱のやり方は2通りとした。最初の復唱と同じく1～3 ticksで単語を聞き，その後の4～6 ticksでモーラ列を継時的に出力させる場合と，ネットワークが復唱を誤ったとき，さらなる3 ticksでもう一度モーラ列を出させる場合の2通りである。知りたいことは，接近行為が起こっているのか否かである。すなわち最初の復唱が誤りだったとき，つぎの反応に正答がどの程度出るかである。ある程度出るなら接近行為がシミュレートされていると見なすことができる。結果を見ると，最初の復唱が誤りであったとき，2番目の反応が正答である割合は，単語で25%，非語で15%ほどであった。復唱における接近行為が再現されていると考えられる。再訓練により，損傷を受けている音韻経路の機能は改善し，単語のみならず非語の復唱成績も上がる。ネットワークには音韻経路と意味経路があるが，意味経路は無傷なので，単語の復唱においては意味経路に依存する度合いが強まり，分業が再編される。その結果，単語の復唱の成績が非語の成績より改善したものと解釈される。

意味経路への依存度が高まったのか否かを調べるため，再訓練後に意味経路（上側頭回／溝前部と側頭葉腹側前部）に損傷を加えた。すると単語の復唱成績が非語より大きく低下することがわかった。腹側路の意味ルートへの依存度が増していたためである。伝導失語症例における接近行為は，意味経路からの情報が音韻経路からの誤った音韻符号を消去するため，新たな音韻符号の生成が起こり，これが繰り返される現象だとしている。

以上をまとめると，音声言語情報の処理ネットワークは，左半球の背側にある音韻ルートと，腹側路である意味ルートかならなる。背側路は，音声言語の入口である聴覚野から弓状束を通り，音韻の短期記憶機能を持つ縁上回下部を介して，発話を行う島-運動皮質に至る。腹側路は，聴覚野から中縦束を通り意味のハブと目される側頭葉腹側前部に至る。そこで意味処理を受け，さらに最外包複合体と下前頭後頭束を介してブローカ野に至り，発話を実行する島-運動皮質へと情報が伝達される。音韻処理を担うルートと，意味処理を担うルートの協働により音韻出力が計算される。この言語ネットワークのいろいろな部位を損傷させることにより，古典分類のブローカ失語，ウェルニッケ失語，伝導失語などの言語症状がある程度シミュレートできる。

5.5 まとめと課題

加齢に伴い聴覚機能は低下していく。前半では，その特徴と音声知覚や音声生成に与える影響について述べた。加齢しか原因が見当たらない聴力損失すなわち老人性難聴は，音声知覚を阻害する大きな要因である。老人性難聴があると，雑音下や残響の大きいところでの聞き取りが困難になる。速い（歪んだ）発話の理解も困難になる。ただし，単語の聞き取りに関しては，どの単語の聞き取りも一様に困難になるのではなく，親密度，心像性などの単語属性の低い単語の聞き取りがより困難になる。

一方で，加齢の影響もわずかながら現れる。音声知覚における加齢の影響は大きくないが，老人性難聴の場合と同様に単語属性の低い語の聞き取りを困難にする。速く（歪んで）発話された，統語構造の複雑な文の理解にも加齢の影響が現れる。文処理以外にも，いろいろな認知機能が加齢により低下する。作動記憶，注意などの認知能力である。これらも言語情報処理に影響を与える要因であろう。補聴器は老人性難聴に対して有効と思われるが，伝音性難聴の場合ほどの効果は期待できない。雑音や残響の影響を除けないことが一つの原因であろう。また音声知覚における加齢の影響やより高次の認知機能の低下には別の手立てが必要であろう。

音声生成機能にも加齢の影響は見られるが，聴覚機能の低下が直接の引き金になるものはわずかなようである。単語レベルでは，高齢者は若年者より語彙が豊富だが，語の想起に困難がある。特に固有名詞の想起が困難なことはよく知られている。

後半では，脳内の言語情報処理ルートについて述べた。加齢とともに脳血管障害は増加する。その後遺症として生じる失語症や，進行性の意味認知症の症状，損傷部位と言語機能の障害との関係を調べる従来からの損傷研究，および最近の脳イメージング研究やシミュレーション研究などから，言語情報の処理には，左頭頂葉を経由して左前頭葉に至る背側路経由の音韻ルートと，側頭葉前部で意味処理を行い，さらに左前頭葉に至る腹側路である意味ルートがあることが明らかになった。音声情報は，この2ルートが相互に影響を与え合いながら処理されることを述べた。現在のところ言語処理の脳内ネットワークに関する研究は少ない。さらなる研究が必要である。

引用・参考文献

1） K. J. Cruickshanks, T. L. Wiley, T. S. Tweed, B. E. Klein, R. Klein, J. A. Mares-Perlman, and D. M. Nondahl：Prevalence of hearing loss in older adults in Beaver Dam, Wisconsin. The Epidemiology of Hearing Loss Study, Am. J. Epidem., 148, pp.879-886（1998）

2） J. D. Pearson, C. H. Morrell, S. Gordon-Salant, L. J. Brant, E. J. Metter, L. L. Klein, and J. L. Fozard：Gender differences in a longitudinal study of age-associated hearing loss, J. Acoust. Soc. Am., **97**, 2, pp.1196-1205（1995）

3） 辰巳　格 著，入来正躬，那須宗一 編：聴覚，老人を動きやすくするためのケアを考える，垣内出版（1983）

4） S. Gordon-Salant and P. J. Fitzgibbons：Temporal factors and speech recognition performance in young and elderly listeners, J. Speech. Hear. Res., **36**, pp.1276-1285（1993）

5） 天野成昭，近藤公久：日本語の語彙特性　第1期，三省堂（1999）

6） 天野成昭，近藤公久：日本語の語彙特性　第2期，三省堂（2000）

7） 佐久間尚子，伊集院睦雄，伏見貴夫，辰巳　格，田中正之，天野成昭，近藤公久：日本語の語彙特性　第3期，三省堂（2005）

8） 伏見貴夫，須賀昌昭，辰巳　格：高齢者の単語認知（未発表）

9） A. Wingfield, S. L. McCoy, J. E. Peelle, P. A. Tun, and L. C. Cox：Effects of adult aging and hearing loss on comprehension of rapid speech varying in syntactic complexity, J. Am. Acad. Audiol., **17**, pp.487-497（2006）

10） T. A. Salthouse：The processing-speed theory of adult age differences in cognition, Psychol. Rev., **103**, pp.403-428（1996）

11） I. F. Tatsumi, S. Sasanuma, H. Hirose, and S. Kiritani：Acoustic properties of ataxic and Parkinsonian speech in syllable repetition tasks, Ann. Bull. Res. Inst. Logopedics & Phoniatrics, **13**, pp.99-104（1979）

12） 辰巳　格：ことばのエイジング―ことばと脳と老化の科学，大修館書店（2012）

13） 物井寿子：ブローカタイプ（Shuell Ⅲ群）失語症患者の仮名文字訓練について―症例報告―，聴覚言語障害 5，3，pp.105-117（1976）

14） 杉下守弘，紺野加奈江，加部澄江，柚木和太，富樫　修，河村　満：純粋語唖の二症例の音声学的分析，失語症研究 5，pp.42-53（1985）

15） 正木信夫，辰巳　格，笹沼澄子：発語失行症患者の単語アクセント生成におけ

る調音器官と発声器官の協調運動の異常，音声言語医学 38，2，pp.186–194（1990）

16) S. Masaki, I. F. Tatsumi, and S. Sasanuma：Analysis of the temporal relationship between pitch control and articulatory movements in the realization of Japanese word accent by a patient with apraxia of speech, Clinical Aphasiology, **20**, pp.307–317（1991）

17) 渡辺眞澄，種村　純，長谷川恒雄，佐々木浩三，辰巳　格：動詞の語幹が新造語だが，語幹末音素と活用語尾は保たれていた流暢性失語の1例，失語症研究 21，3，pp.206–215（2001）

18) 渡辺眞澄，筧　一彦，種村　純：文の音読において助詞の探索が見られた小児失語の1症例，高次脳機能研究 24，1，pp.21–28（2004）

19) 渡辺眞澄：失語症者に対する文法（レキシカル，統語，形態，音韻）障害の訓練の進め方について教えてください，種村　純 編：失語症 Q&A　検査結果のみかたとリハビリテーション，pp.83–92，新興医学出版（2013）

20) C. Weiller, T. Bormann, D. Saur, M. Musso, and M. Rijntjes：How the ventral pathway got lost – and what its recovery might mean, Brain Lang., **118**, 1–2, pp.29–39（2011）

21) N. Geschwind：Disconnexion syndromes in animals and man I, Brain, **88**, 2, pp.237–294（1965）

22) N. Geschwind：Disconnexion syndromes in animals and man II, Brain, **88**, 3, pp.585–644（1965）

23) N. Geschwind：Specialization of the human brain, Scientific American, **241**, 3, pp.180–199（1979）

24) T. Shallice and E. K. Warrington：Auditory-verbal short-term memory impairment and conduction aphasia, Brain Lang., **4**, pp.479–491（1977）

25) G. Hickok and D. Poeppel：Dorsal and ventral streams：a framework for understanding aspects of the functional anatomy of language, Cognition, **92**, pp.67–99（2004）

26) G. Hickok and D. Poeppel：The cortical organization of speech processing, Nat. Rev. Neurosci., **8**, pp.393–402（2007）

27) D. Poeppel, K. Emmorey, G. Hickok, and L. Pylkkänen：Towards a new neurobiology of language, J. Neurosci., **32**, 41, pp.14125–14131（2012）

28) G. Hickok, K. Okada, and J. T. Serences：Area Spt in the human planum temporale supports sensory-motor integration for speech processing, J. Neurophysiol., **101**,

pp.2725-2732（2009）

29） B. R. Buchsbaum, J. Baldo, M. D'Esposito, N. Dronkers, K. Okada, and G. Hickok：Conduction aphasia, sensory-motor integration, and phonological short-term memory：an aggregate analysis of lesion and fMRI data, Brain Lang., **119**, 3, pp.119-128（2011）

30） K. Patterson, P. J. Nestor, and T. T. Rogers：Where do you know what you know? The representation of semantic knowledge in the human brain, Nat. Rev. Neurosci., **8**, pp.976-987（2007）

31） H. Damasio, T. J. Grabowski, D. Tranel, R. D. Hichwa, and A. R. Damasio：A neural basis for lexical retrieval, Nature, **380**, pp.499-505（1996）

32） 辰巳　格：失語症と失読症の認知神経心理学 ―その接点，高次脳機能研究 26, 2，pp.129-140（2006）

33） C. Bajada, M. Lambon-Ralph, and L. Cloutman：Transport for language south of the Sylvian fissure：the routes and history of the main tracts and stations in the ventral language network, Cortex, **69**, pp.141-151（2015）

34） A. S. Dick and P. Tremblay：Beyond the arcuate fasciculus：consensus and controversy in the connectional anatomy of language, Brain, **135**, Pt 12, pp.3529-3550（2012）

35） L. Cohen, S. Lehericy, F. Chochon, C. Lemer, S. Rivard, and S. Dehaene：Language-specific tuning of visual cortex? Functional properties of the visual word form area, Brain, **125**, pp.1054-1069（2002）

36） Q. R. Mano, C. O. Humphries, R. H. Desai, M. S. Seidenberg, D. C. Osmon, B. C. Stengel, and J. R. Binder：The role of the left occipitotemporal cortext in reading：reconciling stimulus, task, and lexicality effects, Cereb. Cortex, **23**, pp.988-1001（2013）

37） P. Hoffman, M. Lambon-Ralph, and A. Woollams：Triangulation of the neurocomputational architecture underpinning reading aloud, Proc. Nat. Acad. Sci. USA., **112**, 28, pp.E3719-3728（2015）

38） 辰巳　格，渡辺眞澄：「漢字」と「ひらがな」の処理経路は同じである，紙上討論『「漢字」と「ひらがな」の知覚部位は同じか？』，BRAIN and NERVE, **68**，8，pp.965-971，医学書院（2016）

39） N. Makris and D. N. Pandya：The extreme capsule in humans and rethinking of the language circuitry, Brain Struct. Funct., **213**, 3, pp.343-358（2009）

40） T. Ueno, T. Saito, T.T. Rogers, and M. A. Lambon-Ralph：Lichtheim 2：

synthesizing aphasia and the neural basis of language in a neurocomputational model of the dual dorsal-ventral language pathways, Neuron, **72**, 2, p.385（2011）

41）D. L. T. Rohde：LENS：The light, efficient network simulator, Technical Report CMU-CS-99-164, Carnegie Mellon Univ, Dept Computer Sci, Pittsburgh, PA.（1999）

42）J. L. Elman：Finding Structure in Time, Cognitive Science, **14**, 2, pp.179-211（1990）

43）T. Ueno and M. A. Lambon-Ralph：The role of the "ventral" semantic and "dorsal" pathways in conduite d'approche：a neuroanatomically-constrained computational modelling investigation, Front. Hum. Neurosci., **7**, pp.1-7,（2013）

44）M. Behrmann, and D. C. Plaut：Distributed circuits, not circumscribed centers, mediate visual cognition, Trends Cogn. Sci., **17**, pp.210-219（2013）

第6章 音声脳科学研究の課題と今後の展望

6.1 「聞くと話す」の相互作用の時間発展

人間は音声の話し手であると同時に聞き手でもあることから，音声知覚と音声生成の間には相互作用があると考えられてきた。このことを示す事例として，2，3章では母語の音声言語を獲得した成人，4章では言語獲得期の乳幼児，5章では高齢者と失語症患者に対する知覚，行動および脳機能計測実験，さらに相互作用を考慮した音声言語モデルを紹介した。いずれも「聞くと話す」の相互作用が音声言語の発達，知覚および生成において重要な役割を果たすことを示していたが，その重要性は音声言語の獲得段階と獲得後で異なる可能性がある。ここでは，各章を総合し，「聞くと話す」の相互作用の時間発展について論じる。

4章で述べた通り，新生児はほぼあらゆる言語の音声を弁別できる能力を持っており，新生児～6ヶ月児までの音声知覚は音響信号依存的な処理により行われる。したがって，少なくとも生後6ヶ月以内の乳児の音声知覚メカニズムにおいては，「聞くと話す」の相互作用は利用されておらず，聴覚説に近い処理が行われていると考えられる。そして生後1年以内に，母語の音声入力から母語の規則と音韻カテゴリーを学習することで，母語に特異的な音声知覚メカニズムを獲得する。

さて，音声知覚が「聞くと話す」の相互作用に基づき行われるためには，調音運動に対してどのような音声が生成され，聞こえるかという音声生成に関する情報を聞き手が知っている必要があると考えられる。ここでは，この情報を調音–聴覚マッピングと呼ぶ。調音–聴覚マッピングが生得的に獲得されているのか，音声生成の発達によって獲得されるのかについてはわかっていない。

音声生成における聴覚フィードバックは，乳幼児が音声言語を獲得するために重要である。3章で紹介したDIVAモデルでは，乳幼児は喃語を発することにより，調音運動を行うための運動野の活動と，聴覚フィードバックによる自らの音声に対する聴覚野の活動の間の関係，つまり調音–聴覚マッピングを脳内に獲得すると考えられている。そして，この調音–聴覚マッピングは，養育者の音声をまねて発話する，つまり聴覚（音声）ターゲットから調音運動を計画するために利用されるとしている。

4.4.6項で論じたように，乳児は喃語が始まる生後7ヶ月頃から調音–聴覚マッピングを獲得し始めると考えられる。また生後1年程度で喃語に変わり初語が出てくるが，そのためには，乳幼児が養育者の音声を聞きまねすることが必要であるため，調音–聴覚マッピングは生後1年程度で獲得されていると考えられる。このことは，MEGによる音声知覚時のブローカ野の活動は新生児では見られないが，生後1年で見られるようになる[8)]，また音声口形マッチングが遅くとも生後1年でできるようになるということと関連しているかもしれない。つまり，生後1年以降の乳幼児は調音–聴覚マッピングを獲得している可能性があるため，相互作用が音声知覚に利用されていても不思議ではない。しかしながら，乳幼児における音声知覚と音声生成の相互作用を示す直接的な証拠はいまのところない。

ところで，**難聴**の乳幼児は聴覚フィードバックを利用することが困難である。先天的難聴の場合，音声言語の獲得が困難になる一方で，音声言語を獲得した後の後天的難聴の場合，これまで獲得してきたフィードフォワード制御により，比較的流暢に発話できることが知られている。先天的難聴の場合でも，**人工内耳**を装用することで音声言語の獲得ができるようになり，音韻を区別して発話することや安定した発話ができるようになるが，訓練が必要である。

成人は，母語の音韻，韻律，語彙，文法規則や調音–聴覚マッピングを獲得している。頑健な音声知覚を実現するためには，複数の情報の利用が有効であることから，音声信号から抽出した複数の特徴によりパターン認識を行う腹側経路と，調音–聴覚マッピングが重要な役割を果たす背側経路による並行処理が存在するのではないかと考えられる（2.3.2項）。腹側経路は聴覚説に対応し，背側経路は運動理論に対応するという仮説，また腹側経路は“what”を処理し，背側経路は“how”を処理するという仮説があるが，いずれも腹側経路は音声理解の中心的役割を果たしていると考えられている。しかしながら，背側経路の機能的役割については未解明である。現時点では，音声知覚は腹側経路において複数の音響的特徴に基づき行われており，音響的特徴が十分に利用できない場合に，背側経路において調音ジェスチャを利用することで頑健な音声知覚を実現しているとする考えに皆の関心が集まっている。そして，調音結合の問題の解決を目的とした運動理論を支持する脳機能計測の結果は示されておらず，音声知覚が調音ジェスチャのみに基づいて行われている可能性はきわめて低いといえる。また，音声の基本単位が音節であるという証拠から，音声知覚における調音結合の問題を運動理論により解決する必要がないともいえる。

成人の音声生成においては，3章の変形聴覚フィードバック実験の結果から，音声生成におけるターゲットは音響特徴であり，調音–聴覚マッピングが安定した発話を行うために利用されていると考えられる。DIVAモデルでは，音声生成におけるフィードフォワードの重みを0.8，フィードバックの重みを0.2（重みの合計は1）とすることで，成人の音声生成を模擬できるとしており，音響ターゲット説を支持している。しかしながら，調音ジェスチャそのものが音声生成におけるターゲットであるとする報告もあり[13]，議論の余地がある。

高齢者は，加齢により聴力が低下し，雑音・残響下における聞き取りが困難である（5.2節）。雑音環境下での音声知覚において，高齢者は，若年者よりも運動前野の活動が大きくなることが報告されている[3]。つまり，高齢者は聞こえを補うために，脳内で「聞くと話す」の相互作用を利用しているのではないかと考えられる。また高齢者は，聴力低下に伴って発話が困難になることはほとんどないため，いったん獲得されたフィードフォワード制御に基づき音声生成を実現していると考えられる。

現時点では，調音–聴覚マッピングは概念の域を出ておらず，脳のどの部位に存在するのか，どのような形（フォワードモデルあるいは聴覚野と運動野のつながり）で存在するのか，どのような特徴が用いられているのかについてわかっていない。復唱障害のある伝導失語症と Spt の損傷の関係が指摘されている（5.3.2 項）が，調音–聴覚マッピングとも関係があるかもしれない。

以上，「聞くと話す」の相互作用の時間発展を調音–聴覚マッピングの観点から論じた。しかしながら，乳幼児における「聞くと話す」の相互作用についての研究は少なく，調音–聴覚マッピングの存在を示す証拠は不十分である。乳幼児は，聴覚器官および音声器官が未発達であり，かつ脳機能計測が成人に比べて難しいという問題はあるが，相互作用の発達は興味深いテーマであり，今後の進展が期待される。また，相互作用の研究において，運動理論という説が存在するにもかかわらず，調音運動の計測を考慮した研究が少ない。さらに音声知覚と音声生成における体性感覚の役割や，連続音声の知覚に対して生成機構を利用しているかどうかについても未解明であり，今後の課題である。

6.2　外国語音声学習

6.2.1　外国語音声学習と「聞くと話す」の相互作用

4 章のコラムにもあったが，外国語音声の学習は多くの日本語母語話者にとって興味のある話題である。特に英語は日本において必修科目であり，学習に多くの時間を費やしているにもかかわらず，英語を用いての音声コミュニケーションに苦手意識を持っている日本語母語話者が多い。

この原因は，日本の英語教育が読み書き中心であるということだけではない。一般に，外国語音声の学習は母語の影響を受けるといわれている。つまり，**音韻**（母音の種類，英語の /r/ と /l/ など）や**韻律**などが，日本語と英語の間で大きく異なることも原因の一つであると考えられる。音声言語の獲得においては，母語の規則，音韻カテゴリーや調音–聴覚マッピングを獲得する，つまり母語の聞き取りや発話に特化した脳内メカニズムを構築する。このことは，母語の聞き取りや発話の安定化・効率化につながる。しかし，この母語の脳内メカニズムは，外国語音声の聞き取りにおいて母語の音韻カテゴリーを当てはめる，あるいは外国語の発話において母語に近い音で代用する結果につながる。したがって，日本語母語話者は，英語母語話者の話が聞き取れない，自分のしゃべった言葉が伝わらず聞き返されるなどの問題が生じると考えられる。

効率的な**外国語音声学習**法の開発には，脳における音声の情報処理について正しく理解し，ふまえることが有効であると考えられる。本書で示してきた「聞くと話す」の相互作用をふまえれば，外国語音声を聞くことが，外国語を上手に話すことにつながるのではないだろうか。これについては，英語の /r/ と /l/ を聞き分ける訓練を行った日本語母語話者は，訓練前と比べて英語の /r/ と /l/ の発音が上手になることが報告されており，効果が期待される[2)]。しかしながら，外国語を話すことが，外国語音声を上手に聞くことにつながるかどうかの調査には課題がある。なぜなら，話すことは聴覚フィードバックにより自らの音声を聞くことになるため，純粋に話すことが聞くことに影響しているかどうかを調べることが難しい。Baese–Berk らは，スペイン語母語話者がバスク語の音節を弁別するのみの学習を行う場合と，音節の弁別に続いて同一の音節を復唱する一連の学習を行う場合とを比較し，前者では学習により音節弁別の正答率が改善するが，後者では改善しないことを報告している[1)]。また，後者で同一の音節を復唱する代わりに異なる単語を発話しても正答率は改善しなかった。このことから，知覚と生成を同時に学習する場合に知覚が改善しないのは，弁別対象となるバスク語の誤った発話を聴覚フィードバックにより聞いていることが原因ではなく，同時に二つの学習を行うため，脳に負荷がかかることが原因であるとしている。しかしながら，外国語音声学習において，話すことが聞くことに有効かどうかの調査は今後の課題である。

近年の調音計測技術の進歩により，外国語の発話訓練のため，リアルタイムに自らの舌の動きなどを観察できるようになってきた[11]。今後，外国語音声学習において，調音運動の視覚的なフィードバックが聞き取りにも影響するかどうかの調査は興味深い。外国語音声学習における脳情報処理メカニズムの解明につながることが期待される。

6.2.2 発話リズム

音声信号には音素の時間–周波数情報と超分節的時間情報の両方が含まれている。これまで「聞くと話す」の相互作用の研究においては，周波数情報の操作や情報の削減を行った刺激音声を用いた実験（カテゴリー知覚や正弦波音声など）が行われてきたが，超分節的時間情報についてはほとんど検討されていない。

世界の言語には，大きく分けて三つの**発話リズム**があるといわれている。英語やドイツ語などの強勢拍リズム，フランス語やスペイン語などの音節拍リズム，日本語のモーラ拍リズムである。Low らは，発話リズムを定量化するために，文章発話時における母音の継続長の変動を求めた nPVI（normalized pairwise variability index）[10]を提案している。強勢拍リズムでは，母音の継続長が強勢音節において長く，弱勢音節において短いことから，nPVI の値は大きい。一方，モーラ拍リズムでは，モーラの継続長が大体同じであることから，nPVI の値は小さい。したがって，英語と日本語の発話リズムは大きく異なるといえる。

外国語音声学習は母語の影響を受けるため，日本語母語話者は日本語の発話リズムで英語を話す傾向がある。このことは，日本語母語話者が発話した英語の nPVI が，日本語母語話者が発話した日本語の nPVI とほとんど同じであり，また英語母語話者が発話した英語の nPVI と比較して小さいという結果からも裏づけられている[12]。しかしながら，発話リズムの違いが発話運動関連領域の脳活動にどのように影響するかについて調べた研究はこれまでなかった。

発話リズムの影響を調べるためには，音韻，韻律や話者を変えずに，音声の発話リズムのみを変換する必要がある。Hiroyaは，音声信号を音素ごとの周波数スペクトル（周波数情報）と時間関数（時間情報）に分解する非負値時空間分解法（non-negative temporal decomposition：NTD）[6]を提案した。英語母語話者と日本語母語話者が発話した同一の英語文章の音声をそれぞれNTDで分解する。そして，日本語母語話者の時間関数を英語母語話者の時間関数に置き換え，再び周波数スペクトルと時間関数を掛け合わせることで，ネイティブっぽい発話リズムの日本語母語話者の英語音声を生成することができる。

この方法による刺激音声を用いたネイティブの脳機能計測実験が行われており，ネイティブにとって自然でない日本語発話リズムの英語音声を知覚する際に，左の補足運動野（supplementary motor area：SMA）が活動することを見出した[7]。補足運動野は音声生成において発話リズムのプランニングを行うとされており，発話リズムと補足運動野の活動が音声知覚においても関連することは整合性がある。しかしながら，音声知覚における補足運動野の活動の機能的役割については今後の課題である。

6.3 コンピュータの「聞くと話す」

コンピュータあるいは機械による「聞くと話す」をそれぞれ（自動）**音声認識**，**音声合成**と呼ぶ。計算機や機械学習技術の進歩により，音声認識および音声合成技術はわれわれにとって身近な存在となり，カーナビゲーションシステム，スマートフォンでのQ&Aやテレビ番組のナレーションなどで広く利用されている。しかしながら，現在の音声認識システムは，人間の音声知覚と比較すると精度に差があり，まだ多くの課題が残されている。また，音声合成の品質も以前に比べれば格段によくなったとはいえ，たまに違和感を覚えることがある。

現在の音声認識技術は，音声信号から抽出した複数の特徴を用いた**HMM**（**hidden Markov model**，**隠れマルコフモデル**）や**DNN**（**deep neural network**，**深層学習**）によるパターン認識に基づいており，音声知覚における聴覚説と同じような考え方であるといえる。また，現在のHMM音声合成などのボコーダ方式による音声合成技術は，聴覚フィードバックを考慮しておらず，フィードフォワード制御に基づき音声を合成しているといえる。

つまり，現在の音声認識・合成技術と人間の音声情報処理の大きな違いの一つは，調音ジェスチャを利用する背側経路および聴覚フィードバック経路の処理の有無であると考えられる。この背側経路およびフィードバック経路における音声脳情報処理の理解が音声認識の性能や合成音声の品質を向上させる鍵となるかもしれない。

音声認識において音声生成の知識を考慮する研究もいくつか行われているが，これらの認識精度は，大規模な音声コーパスを用いたパターン認識技術を用いたものよりも低いというのが現状である[9]。これは，音声生成時の大量な調音運動データを集めることが難しい，あるいは人間の音声生成過程を精度よく再現した音声生成モデルが存在しないなど，音声生成に関するデータと知識が十分でないことが原因であると考えられる。そのため，調音−聴覚マッピングの学習が不十分となり，音声生成の知識を考慮した音声認識の精度向上につながらない可能性がある。音声生成の知識が音声認識の精度を向上させるためには，まずは音声生成に関する大量のデータを集めることが必要である。

音声認識における音声生成の知識の考慮に関連して，雑音環境下において，音声に加え，唇の動きの情報を入力すると音声認識精度が向上するという報告がある[4]。これは，唇の動きの情報から音声区間を適切に検出できることがおもな理由であり，唇と音声の対応関係を積極的に利用できているということではない。この意味を広げて考えれば，調音ジェスチャに基づくリズムが音声の分節化に重要な役割を担っているといえる。

背側経路およびフィードバック経路の処理を工学的に実現するためには，音声信号から調音ジェスチャを逆推定する必要がある。逆推定のための一つの方法は，2.1節にあった**A-b-S**（**analysis-by-synthesis**，**合成による分析**）である。これは，脳内の調音−聴覚マッピング（フィードフォワードモデル）を用いて，入力された音声を再現できるまで，調音ジェスチャからの音声の生成および聴覚予測誤差に基づく調音ジェスチャの修正を繰り返すことで，調音ジェスチャを決定する方法である。もう一つは，脳内に構築した調音-聴覚マッピングの逆モデルを参照して，入力された音声から直接調音ジェスチャを推定する方法である（3.4.2 項参照）。いずれの方法でも，1.5.1 項〔3〕で述べた通り，ある音声信号を実現するような調音ジェスチャは一意に決まらない。Hiroya らは，調音ジェスチャの時間的連続性を考慮することで，この問題が解決される可能性を示しているが[5]，より精度の高い技術が求められている。また，人間がどのようにして音声信号から調音ジェスチャを推定しているのかについてはわかっていない。音声信号からの調音ジェスチャの逆推定は，音声をまねて発声する，音響ターゲットから音声を生成するためにも必要であり，「聞くと話す」の相互作用を研究するうえで避けては通れない問題である。今後の研究の進展が期待される。

6.4 おわりに

音声知覚の運動理論が提案された時代，脳機能計測技術は十分ではなかったため，運動理論の証明のほとんどは知覚実験により行われたが，直接的な証拠を示すことはできなかった。時代は変わって現在，脳機能計測技術は発展を見たが，残念ながら運動理論を支持する結果は得られていない。しかし，音声知覚と音声生成の相互作用を直接的に示す結果は多数得られており，音声知覚と音声生成が密接に関わっていることについては疑う余地はないといえる。

本書の目的は，人間の「聞く」ことと「話す」ことの「相互作用」について論じることであった。「聞く」ことと「話す」ことを一体化して音声コミュニケーションを研究する必要があることを述べてきたが，もう一つの「相互作用」も考慮する必要があろう。それは，音声科学と音声工学の相互作用である。近年，人間の音声脳情報処理メカニズムの理解が大きく進んだ理由の一つとして，音声信号処理技術の進歩が挙げられる。また，人間の音声情報処理メカニズムをふまえ，新たな音声信号処理技術が生まれている。本書が，「聞くと話す」の脳科学に興味を持つきっかけとなり，人間の音声脳情報処理メカニズムの理解および音声信号処理技術がともに発展する一助となれば幸いである。

引用・参考文献

1）M. M. Baese-Berk and A. G. Samuel：Listeners beware：speech production may be bad for learning speech sounds, J. Mem. Lang., **89**, pp.23-36（2016）

2）A. R. Bradlow, D. B. Pisoni, R. Akahane-Yamada, and Y. Tohkura：Training Japanese listeners to identify English /r/ and /l/：IV. some effects of perceptual learning on speech production, J. Acoust. Soc. Am., **101**, 4, pp.2299-2310（1997）

3）Y. Du, B. R. Buchsbaum, C. L. Grady, and C. Alain：Increased activity in frontal motor cortex compensates impaired speech perception in older adults, Nature Communications, **7**, p.12241（2016）

4）S. Dupont and J. Luettin：Audio-visual speech modeling for continuous speech recognition, IEEE Trans. Multimedia, **2**, 3, pp.141-151（2000）

5）S. Hiroya and M. Honda：Estimation of articulatory movements from speech acoustics using an HMM-based speech production model, IEEE Trans. Speech Audio Proc., **12**, 2, pp.175-185（2004）

6）S. Hiroya：Non-negative temporal decomposition of speech parameters by multiplicative update rules, IEEE Trans. Audio Speech Lang. Proc., **21**, 10, pp.2108-2117（2013）

7）廣谷定男, K. Jasmin, S. Evans, S. Krishnan, C. Lima, M. Ostarek, D. Boebinger, and S. K. Scott：非母語発話リズム音声聴取時における脳機能計測，音講論（春），pp.433-434（2016）

8）T. Imada, Y. Zhang, M. Cheour, S. Taulu, A. Ahonen, and P. K. Kuhl：Infant speech perception activates Broca's area：a developmental magnetoencephalography study, Neuroreport, **17**, 10, pp.957-962（2006）

9）S. King, J. Frankel, K. Livescu, E. McDermott, K. Richmond, and M. Wester：Speech production knowledge in automatic speech recognition, J. Acoust. Soc. Am., **121**, 2, pp.723-742（2007）

10）E. L. Low, E. Grabe, and F. Nolan：Quantitative characterisations of speech rhythm：syllable-timing in Singapore English, Lang. Speech, 43, pp.377-401

（2000）

11）末光厚夫：磁気センサシステムを用いたバイオフィードバックアプローチによる外国語発音学習，音響会誌，**71**，10，pp.532-538（2015）

12）J. Sugimoto：Quantitative analysis of english rhythm spoken by Japanese learners-focusing on vowel duration, Lexicon, 33, pp.74-95（2003）

13）S. Tremblay, D. M. Shiller, and D. J. Ostry：Somatosensory basis of speech production, Nature, **423**, 6942, pp.866-869（2003）

索　　　　引

—— 編著者・著者略歴 ——

廣谷　定男（ひろや　さだお）

1999年　東京理科大学理学部第一部応用数学科卒業
2001年　東京工業大学大学院総合理工学研究科修士課程修了（知能システム科学専攻）
2001年　日本電信電話株式会社勤務
2006年　東京工業大学大学院総合理工学研究科博士課程修了（物理情報システム専攻）
　　　　博士（工学）
2007年～08年　ボストン大学客員研究員
2017年　NTTコミュニケーション科学基礎研究所主任研究員（特別研究員）
　　　　現在に至る

筧　一彦（かけひ　かずひこ）

1965年　早稲田大学理工学部電気工学科卒業
1967年　早稲田大学大学院理工学研究科修士課程修了（電気工学専攻）
1967年　日本電信電話公社勤務
1993年　博士（工学）（早稲田大学）
1994年　名古屋大学大学院教授
2004年　名古屋大学名誉教授
2004年～12年　中京大学教授
2004年　中京大学人工知能高等研究所研究員
　　　　現在に至る

辰巳　格（たつみ　いたる）

1967年　電気通信大学電波通信学部通信工学科卒業
1969年　電気通信大学大学院電波通信研究科修士課程修了
1972年　東京都老人総合研究所勤務
1989年　医学博士（東京大学）
1990年　東京都老人総合研究所グループリーダー
2005年　LD・Dyslexiaセンター理事（研究顧問）
　　　　現在に至る

皆川　泰代（みながわ　やすよ）

1993年　国際基督教大学教養学部語学科卒業
2000年　東京大学大学院医学系研究科博士課程修了（脳神経医学専攻）
　　　　博士（医学）
2001年　日本学術振興会特別研究員（PD）
2004年　科学技術振興機構CREST研究員
2006年　ロンドン大学客員研究員，フランスENS-EHESS-CNRS研究員
2008年　慶應義塾大学特任准教授
2013年　慶應義塾大学准教授
2017年　慶應義塾大学教授
　　　　現在に至る

持田　岳美（もちだ　たけみ）
1992年　早稲田大学理工学部電気工学科卒業
1994年　早稲田大学大学院理工学研究科修士課程修了（電気工学専攻）
1994年　日本電信電話株式会社勤務
　　　　現在に至る
2011年　博士（システム情報科学）（はこだて未来大学）

渡辺　眞澄（わたなべ　ますみ）
1989年　神奈川大学外国語学部英語英文学科卒業
1991年　国際基督教大学教育学研究科博士前期課程修了
1994年　伊豆韮山温泉病院勤務
1998年　多摩リハビリテーション学院専任教員
2004年　名古屋大学大学院人間情報学研究科博士課程単位取得後退学
2007年　博士（学術）（名古屋大学）
2007年　新潟医療福祉大学准教授
2013年　県立広島大学准教授
　　　　現在に至る

聞くと話すの脳科学
The Brain Science of Speech Perception and Production

2017 年 11 月 6 日　初版第 1 刷発行

検印省略

編　者	一般社団法人	日本音響学会
発 行 者	株式会社	コ ロ ナ 社
	代 表 者	牛 来 真 也
印 刷 所	萩 原 印 刷	株 式 会 社
製 本 所	有限会社	愛千製本所

112-0011　東京都文京区千石 4-46-10
発 行 所　株式会社　**コ ロ ナ 社**
CORONA PUBLISHING CO., LTD.
Tokyo Japan
振替 00140-8-14844・電話(03)3941-3131(代)
ホームページ　http://www.coronasha.co.jp

ISBN 978-4-339-01337-5　C3355　Printed in Japan　(三上)

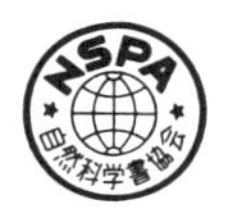